全国高等职业院校食品类专业第二轮规划教材

（供食品营养与健康、食品检验检测技术、食品质量与安全专业用）

营养配餐设计与实践

第2版

主　编　张迅捷　赵　琼

副主编　王　英　徐小娟　杨　萌

编　者　（以姓氏笔画为序）

马　闯（长春医学高等专科学校）

王　英（广州城市职业学院）

杨　萌（山东药品食品职业学院）

张迅捷（福建生物工程职业技术学院）

郑若男（福建生物工程职业技术学院）

赵　琼（重庆医药高等专科学校）

徐小娟（湖南食品药品职业学院）

龚　琬（四川中医药高等专科学校）

温媛媛（山东中医药高等专科学校）

中国健康传媒集团

中国医药科技出版社

内容提要

本教材为"全国高等职业院校食品类专业第二轮规划教材"之一,系根据本套教材的编写指导思想和原则要求,结合专业人才培养目标和本课程的教学目标、教学任务和教学特点编写而成。本教材内容主要包括食品营养价值与评价、营养配餐设计基础知识、营养食谱编制等,还包含了食谱编制实训、特殊人群营养配餐设计、慢性非传染性疾病营养配餐设计等实训项目。本教材为"书网融合"教材,即纸质教材有机融合电子教材、教学配套资源(PPT、微课、视频、图片等)、题库系统、数字化教学服务(在线教学、在线作业、在线考试),使教学资源更加生动化、立体化。

本教材主要供高等职业院校食品营养与健康、食品检验检测技术、食品质量与安全专业师生教学使用,也可作为运动营养、护理、智慧养老、健康管理、预防医学、康复治疗、中医养生等专业人员参考用书。

图书在版编目(CIP)数据

营养配餐设计与实践/张迅捷,赵琼主编. —2 版. —北京:中国医药科技出版社,2023.12
全国高等职业院校食品类专业第二轮规划教材
ISBN 978 – 7 – 5214 – 4306 – 6

Ⅰ.①营… Ⅱ.①张… ②赵… Ⅲ.①膳食营养 – 高等职业教育 – 教材 Ⅳ.①R151.3

中国国家版本馆 CIP 数据核字(2023)第 236175 号

美术编辑 陈君杞
版式设计 友全图文

出版 **中国健康传媒集团** | 中国医药科技出版社
地址 北京市海淀区文慧园北路甲 22 号
邮编 100082
电话 发行:010 – 62227427 邮购:010 – 62236938
网址 www.cmstp.com
规格 889×1194mm $\frac{1}{16}$
印张 14 $\frac{1}{4}$
字数 410 千字
初版 2019 年 1 月第 1 版
版次 2024 年 1 月第 2 版
印次 2024 年 1 月第 1 次印刷
印刷 三河市万龙印装有限公司
经销 全国各地新华书店
书号 ISBN 978 – 7 – 5214 – 4306 – 6
定价 **49.00 元**

获取新书信息、投稿、为图书纠错,请扫码联系我们。

为了贯彻党的二十大精神，落实《国家职业教育改革实施方案》《关于推动现代职业教育高质量发展的意见》等文件精神，对标国家健康战略、服务健康产业转型升级，服务职业教育教学改革，对接职业岗位需求，强化职业能力培养，中国健康传媒集团中国医药科技出版社在教育部、国家药品监督管理局的领导下，通过走访主要院校，对2019年出版的"全国高职高专院校食品类专业'十三五'规划教材"进行广泛征求意见，有针对性地制定了第二轮规划教材的修订出版方案，并组织相关院校和企业专家修订编写"全国高等职业院校食品类专业第二轮规划教材"。本轮教材吸取了行业发展最新成果，体现了食品类专业的新进展、新方法、新标准，旨在赋予教材以下特点。

1.强化课程思政，体现立德树人

坚决把立德树人贯穿、落实到教材建设全过程的各方面、各环节。教材编写将价值塑造、知识传授和能力培养三者融为一体。深度挖掘提炼专业知识体系中所蕴含的思想价值和精神内涵，科学合理拓展课程的广度、深度和温度，多角度增加课程的知识性、人文性，提升引领性、时代性和开放性。深化职业理想和职业道德教育，教育引导学生深刻理解并自觉实践行业的职业精神和职业规范，增强职业责任感。深挖食品类专业中的思政元素，引导学生树立坚持食品安全信仰与准则，严格执行食品卫生与安全规范，始终坚守食品安全防线的职业操守。

2.体现职教精神，突出必需够用

教材编写坚持"以就业为导向、以全面素质为基础、以能力为本位"的现代职业教育教学改革方向，根据《高等职业学校专业教学标准》《职业教育专业目录(2021)》要求，进一步优化精简内容，落实必需够用原则，以培养满足岗位需求、教学需求和社会需求的高素质技能型人才，体现高职教育特点。同时做到有序衔接中职、高职、高职本科，对接产业体系，服务产业基础高级化、产业链现代化。

3.坚持工学结合，注重德技并修

教材融入行业人员参与编写，强化以岗位需求为导向的理实教学，注重理论知识与岗位需求相结合，对接职业标准和岗位要求。在不影响教材主体内容的基础上保留第一版教材中的"学习目标""知识链接""练习题"模块，去掉"知识拓展"模块。进一步优化各模块内容，培养学生理论联系实践的综合分析能力；增强教材的可读性和实用性，培养学生学习的自觉性和主动性。在教材正文适当位置插入"情境导入"，起到边读边想、边读边悟、边读边练的作用，做到理论与相关岗位相结合，强化培养学生创新思维能力和操作能力。

4.建设立体教材，丰富教学资源

提倡校企"双元"合作开发教材，引入岗位微课或视频，实现岗位情景再现，激发学生学习兴趣。依托"医药大学堂"在线学习平台搭建与教材配套的数字化资源(数字教材、教学课件、图片、视频、动画及练习题等)，丰富多样化、立体化教学资源，并提升教学手段，促进师生互动，满足教学管理需要，为提高教育教学水平和质量提供支撑。

本套教材的修订出版得到了全国知名专家的精心指导和各有关院校领导与编者的大力支持，在此一并表示衷心感谢。希望广大师生在教学中积极使用本套教材并提出宝贵意见，以便修订完善，共同打造精品教材。

数字化教材编委会

主　编　张迅捷　赵　琼
副主编　王　英　徐小娟　杨　萌
编　者　(以姓氏笔画为序)

马　闯 (长春医学高等专科学校)

王　英 (广州城市职业学院)

杨　萌 (山东药品食品职业学院)

张迅捷 (福建生物工程职业技术学院)

郑若男 (福建生物工程职业技术学院)

赵　琼 (重庆医药高等专科学校)

徐小娟 (湖南食品药品职业学院)

龚　琬 (四川中医药高等专科学校)

温媛媛 (山东中医药高等专科学校)

前 言

营养配餐设计与实践是高等职业院校食品专业一门必修的专业课程，通过本课程的学习为后续临床营养学、药膳食疗等课程学习奠定理论基础和技能基础。营养与健康有着密切的关系，科学营养配餐能实现中国居民合理营养、平衡膳食，积极响应国家"健康中国建设"的号召，其有着深远的意义。

自本教材第一版出版以来，得到全国高等职业院校师生的关注和支持，我们心怀感激；使用教材过程中，大家提出了宝贵的意见和建议，使我们深受感动。高等职业教育改革日新月异，为适应新形势的需要，我们对第一版教材做了相应的修改，我们深知一本好的教材，要经过不断的锤炼和打磨，才能使其日臻完善。新版教材仍然是主要供高等职业院校食品营养与健康、食品检验检测技术、食品质量与安全专业师生教学使用，也可以为从事营养保健和健康管理行业的专业人员，及广大群众提供膳食设计和营养配餐的指导。

本教材与第一版相比，在教材内容编排形式上做了较大的变动，这次主要修订内容为：依据公共营养师或营养配餐员职业岗位特点，修订教材以项目任务化形式设计与编排，便于满足高职学生学习和实训的需求。由于2022年4月中国营养学会对"中国居民膳食指南"进行了修订，并发布了《中国居民膳食指南（2022）》最新版本，因此本书对相关内容进行了修订。本次修订改变了实训项目编写模式，以理实一体化项目工作任务单的形式完成配套实训内容的修改。

本教材由张迅捷、赵琼担任主编。具体编写分工如下：项目一由徐小娟、温媛媛编写，项目二由杨萌、龚琬编写，项目三由王英编写，项目四由赵琼编写，项目五、项目七由张迅捷编写，项目六由郑若男、马闯编写。

本教材编写得到了编者及编者所在单位的大力支持和鼎力合作，在此，对所有支持和帮助教材编写的领导、专业同行表示衷心感谢！

限于水平与经验，书中难免有疏漏与不足之处，敬请广大读者提出宝贵的意见，以便我们不断修订完善。

编 者
2023 年 9 月

目 录

食品营养价值与评价

学习目标

知识目标

1. **掌握** 常见食品的营养特点及食品营养价值的评价内容和方法。
2. **熟悉** 预包装食品营养标签的内容。
3. **了解** 烹调、加工和储存对食品营养价值的影响。

能力目标

能运用所学知识对预包装食品营养标签进行解读和实际应用，具备食品质量感官鉴定的能力。

素质目标

通过本项目的学习，树立合理选择食物的意识，培养心系人民健康的大局意识和恪守职业道德的精神；发扬杜绝浪费的优良传统。

任务一 食品营养价值认知 🅔微课

PPT

情境导入

情境 近几年，牛油果、奇亚籽、藜麦等成为网红"超级食物"，因宣称其营养丰富或含有特殊的物质，具有抗衰、防老、提高免疫力等作用，故让消费者心动不已，但价格也很高昂。其实这些"超级食物"含有的营养，一些普通食物中也含有，比如，牛油果富含油酸、膳食纤维、钾，花生中也富含类似的营养物质，可成为替代食物。

思考 1. 花生的营养价值主要体现在哪些方面？
   2. 除了各种食物中特定的营养素组成决定其营养价值外，还有哪些因素会影响食品的营养价值？

一、谷物及其制品营养价值认知

谷物种类繁多，分为谷（籼谷、粳谷、糯谷）、麦（大麦、小麦、荞麦、元麦）和杂粮（玉米、甘薯、高粱、小米、青稞）等。其制品包括以谷物为原料经蒸煮、膨化或冷加工制成的直接入口的各种食品，也有半成品谷物制品，如面条、米粉、面粉等。

（一）谷物的结构与营养素分布

各种谷类种子除形态大小不一外，其结构基本相似，都是由谷皮、糊粉层、胚乳和谷胚 4 部分组成。

1. 谷皮　占谷粒重量的13%~15%，主要由纤维素、半纤维素构成，并含有较多的矿物质、B族维生素和脂肪。由于纤维和植酸含量高，在加工中作为糠麸除去。

2. 糊粉层　介于谷皮与胚乳之间，占谷粒重量的6%~7%。除含纤维素外，含有较多的蛋白质、脂类物质、矿物质和维生素，营养价值较高。但在碾磨加工时，易与谷皮同时脱落，而混入糠麸中，使大部分营养素损失。

3. 胚乳　占谷粒重量的80%~90%。含有大量淀粉和一定量的蛋白质，维生素和矿物质等营养素的含量很低。日常消费的精白米和富强粉中以胚乳为主要成分。

4. 谷胚　营养价值最高的部分，仅占谷粒重量的2%~3%，含有丰富的脂肪、蛋白质、B族维生素、维生素E和矿物质，在精白处理后，谷胚大部分被除去，加工精度越高，丢失越多，降低了产品的营养价值。

(二) 谷物的营养特点

1. 蛋白质　谷物蛋白质的含量一般在7%~16%，随品种、种植的土壤、气候及栽培条件等不同而有一定的差异。按照溶解度可将谷物蛋白质分为4种，即谷蛋白、醇溶蛋白、白蛋白和球蛋白，谷类蛋白质以醇溶蛋白和谷蛋白为主，清蛋白和球蛋白含量相对较低。

谷物蛋白质一般为半完全蛋白质，所含的必需氨基酸中赖氨酸、苯丙氨酸和蛋氨酸的含量都较低，且各类粮食所缺的氨基酸又各不相同。多数谷物食品的第一限制氨基酸是赖氨酸，第二限制氨基酸往往是色氨酸或苏氨酸。燕麦和荞麦的蛋白质是例外，其中赖氨酸含量充足，生物价值较高。玉米中色氨酸含量很低而小米中却含量较高。如果玉米和小米混合食用就可取长补短，发挥蛋白质的互补作用。

2. 碳水化合物　谷物的碳水化合物主要是淀粉，集中在胚乳的淀粉细胞内，含量可达70%以上，是我国膳食能量供给的主要来源。谷物淀粉按结构可分为直链淀粉和支链淀粉，前者一般占20%~30%，后者一般占70%~80%。两种淀粉的含量因品种而异，可直接影响食用风味。与支链淀粉相比，直链淀粉使血糖升高的幅度较小，如糯米几乎全为支链淀粉。

除淀粉之外，谷物中还含有少量的可溶性糖和糊精，如葡萄糖、果糖、麦芽糖和蔗糖，含可溶性糖最多的部分是谷胚。

谷物中的膳食纤维含量在2%~12%，主要存在于谷壳、谷皮和糊粉层中，包括纤维素和半纤维素，果胶物质较少。胚乳部分的纤维素含量不足0.3%，因此，长期偏食精米精面容易引起膳食纤维不足的问题。

3. 脂类　脂类在谷物中的含量不高，只占1%~2%，但玉米和小米可达4%，荞麦高达7%。谷物的脂类主要集中在糊粉层和胚芽，以甘油三酯为主，还含有少量的植物固醇和卵磷脂。小麦和玉米胚芽中富含多不饱和脂肪酸，可达80%以上，其中亚油酸占60%，具有防止动脉粥样硬化的作用。因此，从玉米和小麦胚芽中可提取玉米油和麦胚油，从米糠中可提取米糠油、谷维素和谷固醇。

4. 维生素　谷类食物是人体B族维生素的重要来源，如维生素B_1、维生素B_2、烟酸、泛酸和吡哆醇等，特别是维生素B_1和烟酸含量较高。谷胚芽中还含有维生素E。维生素集中分布在糊粉层和胚芽，因此谷物碾磨加工的方法会影响维生素的含量。值得注意的是，谷类的烟酸有一部分以结合型存在，必须经过适当的烹调加工转变为游离型烟酸，才能被人体吸收利用。谷类不含维生素C、维生素D和维生素A。

5. 矿物质 谷物矿物质以灰分计算含量为 1.5%~3%，有 30 多种，其中主要是磷、钙、镁、铁等，谷物籽粒中的矿物质元素组成和含量随谷物种类、种植区域、气候条件、施肥状况的差异而有所不同。谷粒中以磷的含量最为丰富，占矿物质总量的 50%~60%，钾、镁次之，钙含量较低，仅为磷含量的 1/10。

矿物质主要存在于谷皮和糊粉层部分。以糊粉层中的含量最高，内胚乳中的含量最低。粮谷类含有一定量植酸，能与无机盐形成不溶性植酸盐，很难被人体消化吸收，因此谷类无机盐的营养价值比较低。谷物中含有植酸酶可分解植酸盐，该酶在 55℃时活性最高，当米面经过蒸煮或烘焙时约有 60% 的植酸被水解。此外，谷物发酵如制成面包后，大部分的植酸盐也可以被水解，有利于矿物质的吸收利用。

（三）烹调、加工及储存对谷物营养价值的影响

1. 谷物的烹调 谷类食品的烹调，改善了感官性状，促进了消化吸收，但营养素在烹调过程中也受到一定的损失。如与淘洗次数、浸泡时间、用水量及温度密切相关。不同的烹调方式营养素损失的程度不同，米和面在蒸煮过程由于加热而受损失的主要是 B 族维生素。制作米饭时，用蒸的方式 B 族维生素的保存率较捞、蒸方式（即弃米汤后再蒸）要高得多。米饭在电饭煲中保温，随时间延长，维生素 B_1 损失可达所余部分的 50%~90%；在制作面食时，一般蒸、烤、烙方法，B 族维生素损失较少，但用高温油炸则损失较大。如制作油条时，因碱及高温作用，使维生素 B_2 和烟酸被破坏达 50% 左右，维生素 B_1 几乎损失殆尽。烹调方法对面食中的 B 族维生素含量的影响见表 1-1。

表 1-1 烹调方法对面食中的 B 族维生素含量的影响

样品	加工烹调方法	面粉/样品比例	维生素 B_1		维生素 B_2	
			含量（mg/100 g）	损失率（%）	含量（mg/100 g）	损失率（%）
饼	烙	1:1.33	0.285	3.69	0.058	14.71
油条	油炸	1:1.46	0.104	64.75	0.21	69.12
麻花	油炸	1:1.27	0.023	92.20		
面条	水煮	1:2.60	0.237	19.60	0.066	2.94
面汤			0.034		0.005	
标准粉			0.295		0.068	

2. 谷物的加工 谷物加工的精度与其营养素的保留程度有着密切关系。谷物加工越精细，维生素和矿物质损失越多，尤以 B 族维生素改变显著。但加工粗糙，会残留大量纤维素和植酸，使食物感官性状不佳，还会影响其他营养素的吸收利用。所以，谷物在加工时，既要保持良好的感官性状和利于消化吸收，又要最大限度地保留各种营养素。我国对稻米和小麦的加工提出的标准米（九五米）和标准粉（八五粉）比精白米和精白粉保留较多的维生素、膳食纤维和矿物质，在节约粮食和预防营养缺乏病方面起到良好的效果。可通过营养强化、改良加工方法及提倡粗细粮搭配等方法来克服精白米、面营养的缺陷。如"含胚精米"可以保留 80% 以上的米胚，在普通大米中添加营养素生产营养强化米，以强化维生素 B_1、维生素 B_2、烟酸、叶酸、赖氨酸、铁和钙等营养素。

3. 谷物的储存 温度和湿度是影响谷物储存的重要因素。温度高、环境湿度大，可造成谷物蛋白质、脂肪分解产物积聚程度升高，最后霉烂变质，失去食用价值。由于粮谷贮藏条件和水分含量不同，各类维生素在储存过程中变化不尽相同。如谷粒水分为 17% 时，5 个月后维生素 B_1 损失 30%；水分为

12%时损失减少至12%；谷类不去壳贮存2年，维生素B$_1$几乎无损失。故谷类应贮存在避光、通风、干燥和阴凉的环境下，控制霉菌及昆虫的生长繁殖条件，减少氧气和日光对营养素的破坏，保持谷物的原有营养价值。

二、豆类及其制品营养价值认知

豆类根据其营养成分及含量大致分为两类：一类是大豆类，如黄豆、黑豆和青豆；另一类是其他豆类，如豌豆、蚕豆、绿豆。豆制品是由大豆（或绿豆）等原料制作的食品，包括豆浆、豆腐、豆腐干等。

（一）豆类的营养特点

1. 蛋白质 大豆含有35%~40%的蛋白质，是一般粮谷类的4~6倍，主要是球蛋白，少量为白蛋白。大豆蛋白质的氨基酸组成接近人体需要，除蛋氨酸含量略低外，其余与动物性蛋白相似，且富含谷类蛋白较为缺乏的赖氨酸，具有较高的营养价值，属于优质蛋白，是谷类蛋白互补的天然理想食品。其他豆类蛋白质含量均低于大豆，一般在20%~30%。主要食用豆类蛋白质含量见表1-2。

表1-2 我国主要食用豆类蛋白质含量

单位：g/100 g

豆类	大豆	蚕豆	豌豆	豇豆	绿豆	小豆	菜豆
含量	39.0	27.9	24.5	24.2	23.8	22.3	23.3

2. 脂肪 大豆脂肪的含量为15%~20%，其中不饱和脂肪酸约占85%，饱和脂肪酸约占15%，脂肪酸中亚油酸约占55%。此外，大豆中含有较多磷脂，占脂肪含量的2%~3%。其他豆类脂肪含量仅为1%左右。

3. 碳水化合物 大豆中的碳水化合物含量为20%~30%，有蔗糖、纤维素、半纤维素、果胶、甘露聚糖等。其中约有一半是棉子糖和水苏糖，它们存在于大豆细胞壁中，不能被人体消化吸收，在肠道中经细菌作用可发酵而产酸产气，引起腹胀，但它们同时也是肠内双歧杆菌的生长促进因子。其他豆类碳水化合物含量较为丰富，占50%~60%，主要形式为淀粉。

4. 维生素 大豆中富含硫胺素、核黄素和烟酸，其中硫胺素及核黄素含量均高于谷类或某些动物食品。大豆中还含有具有较强抗氧化能力的维生素E、维生素K和胡萝卜素等。大豆和其他豆类不含维生素C，但用大豆或绿豆做成的豆芽，其维生素C的含量却很高，可作为一年四季的常备蔬菜。

5. 矿物质 大豆富含钙、磷、铁和锌，而钠含量低，是一类高钾、高镁、低钠食品，适合低血钾患者食用。但由于膳食纤维等抗营养因子的存在，钙与铁的消化吸收率并不高。

6. 膳食纤维 豆类含有丰富的膳食纤维，每100 g可达10~15 g，其中黄豆含量较高，其次为黑豆和青豆，其豆制品含量较少，多数不到1%。

7. 其他成分 除营养物质之外，大豆还含有多种有益预防慢性疾病的物质，如大豆皂苷、大豆异黄酮、大豆卵磷脂等。大豆皂苷在大豆中的含量为0.62%~6.12%，具有广泛的生物学作用；大豆异黄酮主要分布于大豆种子的子叶和胚轴中，含量为0.1%~0.3%；大豆卵磷脂对高脂血症和冠心病等具有一定的预防作用。

（二）豆类的抗营养因素

豆类中含有一些抗营养因素，可影响人体对某些营养素的消化吸收，甚至对健康有害。

1. 蛋白酶抑制剂　是存在于大豆、棉籽、花生、油菜籽等植物种子中，能抑制胰蛋白酶、糜蛋白酶、胃蛋白酶等 13 种蛋白酶的物质的总称。生大豆的蛋白质消化吸收率很低。消除蛋白酶抑制剂的方法很简单，只要加热处理即可消除。常压蒸汽加热 30 分钟，或 1 kg 压力加热 10 ~ 25 分钟，即可破坏大豆中的抗胰蛋白酶因子。但近来发现蛋白酶抑制剂也具有有益的生物学作用，如抗艾滋病病毒作用。

2. 豆腥味　大豆中含有丰富的脂肪氧化酶，在该酶作用下脂肪部分氧化产生乙醛、乙醇及羰基化合物，从而出现豆腥味。脂肪氧化酶不仅是豆腥味的原因之一，而且储藏中容易造成不饱和脂肪酸的氧化酸败。

3. 胀气因子　占大豆碳水化合物一半的水苏糖和棉子糖不能被机体消化，但能被大肠中的微生物发酵产气。大豆通过加工制成豆制品（如豆腐、腐乳）时，胀气因子已被除去。水苏糖和棉子糖属于大豆低聚糖，具有活化肠道内双歧杆菌并促进其生长繁殖的作用，故被称为"益生元"。

4. 植酸　大豆中存在的植酸可与铁、锌、钙、镁等螯合而影响其吸收利用。但近年来发现植酸也有有益的生物学作用，如具有防止脂质过氧化损伤和抗血小板凝集作用。

5. 植物红细胞凝集素　是一种糖蛋白，能与人和动物的红细胞特异性结合，使其凝集，可影响动物的生长，加热可被破坏。

（三）豆制品的营养价值

1. 豆浆　大豆经浸泡、碾磨、过滤、煮沸后就成为豆浆。1∶8 豆浆（500 g 豆出 4 kg 浆）含蛋白质 4.4%，比牛奶略高，蛋白质利用率可达 90%，含铁 2.5 mg/100 g，是牛奶含铁量的 25 倍，但其他营养成分则不如牛奶。生豆浆中含有蛋白酶抑制剂，制备豆浆时加热煮沸要充分。

2. 豆腐　豆腐在加工的过程中除去了大量的膳食纤维，各种营养素的利用率都有所增加。豆腐蛋白质消化率达 92% ~ 96%，大豆本身含有较多的钙，而豆腐常以钙盐（石膏）或镁盐（卤水）作为凝固剂，使豆腐中的钙、镁含量大大增加。但是，大豆中的水溶性维生素在豆腐的制作过程中有较大损失，维生素 B_1、维生素 B_2 和烟酸含量下降。

3. 腐竹　是由煮沸后的豆浆，经过一定时间的保温，豆浆表面蛋白质成膜形成软皮，揭出烘干而成的。其蛋白质含量高达 42% ~ 50%，脂肪含量 25% 左右，属于高蛋白、高能量的优质食品，且钙、磷、铁和硫胺素等的含量也相当高。

4. 豆豉　我国主要生产毛霉、曲霉型豆豉及少量细菌型豆豉（俗称水豆豉）。豆豉具有更好的营养价值，其可溶性氮、可溶性糖、异黄酮、维生素 B_1、维生素 B_2 以及维生素 A、维生素 E 的含量均高于原料大豆。传统豆豉的加工处理可提高矿物质的利用率，矿物质的可溶性可增加 2 ~ 3 倍，利用率可增加 30% ~ 50%。同时可使糖苷型大豆异黄酮转化为活性更高的游离型大豆异黄酮等，进一步提高豆豉的营养与保健功能。

5. 豆芽　是大豆经水泡发芽制成，除原有营养成分外，维生素 C 含量增加。经过发芽后，每 100 g 大豆中维生素 C 的含量可达 15 ~ 20 mg，绿豆芽约 20 mg，可作为一些特殊气候与环境条件下维生素 C 的良好来源。

（四）加工、烹调、储存对豆类营养价值的影响

不同的加工和烹调方法，对大豆蛋白质的消化率有明显的影响。如将大豆浸泡，使细胞壁软化，并磨细制成豆浆、豆腐等，比整粒煮熟大豆的消化率要高，大豆及其制品必须经过充分加热煮熟后再食用。

豆类进行发酵是一种非常合理的加工方式。由于微生物的作用，某些蛋白质预先发酵分解，更容易被人体消化吸收，而且增加了维生素 B_1、维生素 B_{12} 的含量，营养价值较高。

三、蔬菜及水果类的营养价值认知

蔬菜和水果是人们日常生活中的重要食物，它们在营养素的组成和含量上有一定的共性，都含有较多的水分，蛋白质和脂类的含量很低，含有一定量的碳水化合物，是维生素 C、胡萝卜素、维生素 B_2、钙、铁、钾和膳食纤维等的重要来源。蔬菜与水果中含有一些非营养物质，如色素、有机酸、芳香物质等，赋予蔬菜和水果良好的感官性质，对增进食欲、帮助消化与调节体内酸碱平衡等方面具有重要的意义。

（一）蔬菜及水果类的营养特点

1. 碳水化合物　蔬菜、水果中所含碳水化合物包括糖、淀粉、纤维素和果胶等物质。大部分蔬菜的碳水化合物含量较低，仅为 $2\% \sim 6\%$。蔬菜中以胡萝卜、洋葱和南瓜等含糖较多，以单糖和双糖为主；而根茎类蔬菜如土豆、山药、藕、红薯等中碳水化合物的含量可达到 $10\% \sim 25\%$，而一般蔬菜中淀粉的含量只有 $2\% \sim 3\%$。

水果含糖量高于蔬菜，但因其种类和品种不同，含糖的种类和数量有较大差异。水果中的浆果类（如葡萄、草莓、猕猴桃）以葡萄糖和果糖为主，柑橘类（如柑、橘）、核果类（如桃、李、杏）以含蔗糖为主，仁果类（如苹果、梨）则以果糖为主。

蔬菜、水果中含有的纤维素、半纤维素和果胶是膳食纤维的主要来源。一般叶菜类和茎菜类的蔬菜中含有比较多的纤维素与半纤维素，南瓜、胡萝卜、番茄等则含有一定量的果胶。水果中的膳食纤维主要以果胶类物质为主，山楂、苹果、柑橘含果胶类物质较多。

2. 蛋白质及脂肪　蔬菜中蛋白质的含量很低，为 $1\% \sim 3\%$。菠菜、豌豆苗、韭菜等赖氨酸比较丰富，可和谷类发生蛋白质营养互补。大多数蔬菜不含或仅含有微量的脂肪。

水果蛋白质含量多在 $0.5\% \sim 1.0\%$，此外还含有游离氨基酸。水果中的蛋白质主要为酶蛋白，包括果胶酶类和酚氧化酶。某些水果中含有较丰富的蛋白酶类，如菠萝、木瓜、无花果、猕猴桃等。水果中脂类物质含量很低。

3. 维生素　蔬菜水果是提供维生素 C、胡萝卜素、核黄素和叶酸的重要来源，尤其维生素 C 的含量极其丰富。表 1-3 列出了常见蔬菜、水果中维生素的含量。维生素 C 一般在各种新鲜绿叶蔬菜中含量最高，其中叶部比根茎部高，嫩叶比枯叶高，深色的菜叶比浅色的高。与叶菜类相比，大多数瓜类和茄果类的维生素 C 含量相对较低，但苦瓜的维生素 C 含量可达 84 mg/100 g，辣椒的维生素 C 含量更是高达 $62 \sim 105$ mg/100 g。水果中鲜枣含维生素 C 较丰富，含量达 243 mg/100 g；其次为山楂和柑橘类，如柑、橘、橙、柚、柠檬等；一般仁果、核果类含量较少。

胡萝卜素是我国居民膳食中维生素 A 的主要来源，具有绿、黄、橙等色泽的蔬菜，均含有较高的胡萝卜素，尤其是深色的蔬菜，如黄色胡萝卜、菠菜、韭菜、青菜等含量均在 1.5 mg/100 g 以上。水果中胡萝卜素含量较高的有芒果、柿子、枇杷、杏、柑橘类等。

维生素的含量与蔬菜水果的品种、栽培条件有关，也受到成熟度、栽培地域、肥水管理、气候条件、采收成熟度、储藏时间等的影响，即使同一品种也可能产生较大的差异（表 1-3）。

表 1 - 3　常见蔬菜、水果中维生素的含量

种类	维生素 C (mg/100 g)	胡萝卜素 (μg/100 g)	维生素 B$_2$ (mg/100 g)	种类	维生素 C (mg/100 g)	胡萝卜素 (μg/100 g)	维生素 B$_2$ (mg/100 g)
鲜枣	243	240	0.09	柿子椒	72	340	0.03
猕猴桃	62	130	0.02	菠菜	32	487	0.11
柑	28	890	0.04	花菜	61	30	0.08
橘	19	520	0.03	冬瓜	18	80	0.01
草莓	47	30	0.03	南瓜	8	890	0.04
芒果	23	8050	0.04	胡萝卜	16	4010	0.04
苹果	4	20	0.02	苋菜	47	2100	0.21

4. 矿物质　蔬菜中含有的矿物质元素中以钾含量为最高，占其灰分总量的 50% 左右。含钾较多的有豆类蔬菜、辣椒等；蔬菜也是钙和铁的重要膳食来源。不少蔬菜中的钙含量超过了 100 mg/100 g，如油菜、苋菜、萝卜缨、芹菜等。绿叶蔬菜铁含量较高，含量在 2 ~ 3 mg/100 g。值得注意的是，由于大多数蔬菜中含有较高的草酸及膳食纤维，影响了无机盐的消化吸收。

水果中的矿物质含量在 0.4% 左右，主要矿物质是钾、镁、钙等，钠含量较低。在膳食中，水果是钾的重要来源。其中一些水果含有较为丰富的镁和铁，同时富含维生素 C 和有机酸，生物利用率提高。

5. 芳香物质、色素和有机酸　蔬菜、水果中常含有各种芳香物质和色素，芳香物质的主要成分有醇、醛、酮、酯和烃等，有些芳香物质是以糖或氨基酸状态存在的，需要经过酶的作用分解成精油（如蒜油）。

蔬菜水果中含有各种不同的色素物质，分为三大类：酚类色素、吡咯色素、多烯色素，表现出多种不同的颜色。主要有叶绿素、叶黄素、类胡萝卜素、花青色素、姜黄等，从中可以提取天然色素。

蔬菜和水果中含有有机酸，一般蔬菜均含有草酸，草酸有一定涩味会影响口感且不利于钙、铁的吸收。水果中的有机酸类主要有苹果酸、柠檬酸和酒石酸，合称果酸，是水果酸味的来源。水果中的有机酸可以刺激消化液的分泌，增进食欲，可维持维生素 C 的稳定。

6. 其他物质　蔬菜、水果中还含有一些酶类、杀菌物质和具有特殊生理活性的植物化学物。如萝卜含有淀粉酶，生食有助于消化；大蒜中含有植物杀菌素和含硫化合物，具有抗菌消炎、降低血清胆固醇的作用；苹果、洋葱、西红柿等含有生物类黄酮，为天然抗氧化剂，除具有保护心脑血管、预防肿瘤等，还可保护维生素 C、维生素 A、维生素 E 等不被氧化破坏。

（二）蔬菜水果中的抗营养因子

1. 皂角苷　又称皂素，有溶血作用，主要有大豆皂苷和茄碱两种，前者无明显毒性，后者则有剧毒。茄碱主要存在于茄子、马铃薯等茄属植物中，分布在表皮，虽然含量并不是很高，但多食会引起喉部、口腔瘙痒和灼热感。需要注意的是，茄碱即使煮熟也不会被破坏。

2. 草酸　草酸几乎存在于一切植物中，如菠菜中草酸的含量为 0.3% ~ 1.2%，甜菜中的含量为 0.3% ~ 0.9%。草酸对食物中各种无机盐，特别是钙、铁、锌等的消化和吸收有明显的抑制作用。

3. 亚硝酸盐　一些蔬菜中的硝酸盐含量较高，施用硝态化肥会使蔬菜中的硝酸盐含量增加，蔬菜在腐烂时易形成亚硝酸盐，而新鲜蔬菜若存放在潮湿和温度过高的地方也容易产生亚硝酸盐，腌菜时放盐过少、腌制时间过短都有可能产生亚硝酸盐。亚硝酸盐长期少量摄入会对人体产生慢性毒性作用，特别是亚硝酸盐在人体内与胺结合，产生亚硝胺时，有致癌作用。

4. 生物碱　鲜黄花菜中含有秋水仙碱。秋水仙碱本身无毒，但经肠道吸收后在体内氧化成二秋水仙碱，具有很大的毒性作用。秋水仙碱可溶解于水，因而通过烫漂、蒸煮等过程可减少其含量。

（三）储存、烹调、加工对蔬菜和水果营养价值的影响

1. 储存对蔬菜和水果营养价值的影响　多数蔬菜在1~2℃和85%~90%的相对湿度贮藏时，维生素C损失较小，而室温下贮藏时或冰箱低湿度贮藏时，维生素C损失较大。萎蔫和高温会促进维生素C的损失。绿叶蔬菜放在室温下24小时后，不仅维生素的含量显著下降，而且亚硝酸盐含量急剧增加，温度越高，变化越快。故需要短时间储藏蔬菜时，不宜放在室温下，以0~4℃为好，而且应注意放在袋中，防止水分散失。酸性的水果在常温储藏中维生素C的保存率较高，如柑橘类水果。

2. 烹调对蔬菜和水果营养价值的影响　维生素C是在蔬菜烹调中最易被破坏的营养素。烹调过程中，食物的切碎程度、切后放置的时间和条件、烹调方式、用水量及pH、加热温度及时间、烹调中使用其他原料的性质、烹调用具的材料以及烹调后放置的时间和条件等都可明显地影响蔬菜营养价值破坏和损失的程度。蔬菜清洗不科学，如先切后洗或长时间浸泡会使维生素C严重损失；在80℃以上快速烹调，一般绿叶蔬菜炒2~3分钟，维生素C损失较少；维生素C含量高、适合生吃的蔬菜应尽可能凉拌生吃，或在沸水中焯1分钟后再拌；凉拌加醋可减少维生素C的损失。因此，采用合理的烹调方法，即先洗后切、急火快炒、现做现吃，可有效保存蔬菜中的维生素。水果大都以生食为主，不受烹调加热影响。不同烹调方法对蔬菜中维生素C保留率的影响见表1-4。

表1-4　不同烹调方法对蔬菜中维生素C保留率的影响

单位：%

蔬菜	生食	开锅煮	盖锅煮	蒸	加压煮
甘蓝	88	35	71	86	84
花椰菜	52	37	55	71	70
洋葱	16	36	68	67	53

胡萝卜素不溶于水，除光可促进其氧化外，性质一般比较稳定，在通常烹调加工条件下，不易遭受大量损失，保存率可达80%~90%以上。胡萝卜素含量较高的绿叶蔬菜宜采用急火快炒的方法，因为油脂可促进胡萝卜素的吸收。

3. 加工对蔬菜和水果营养价值的影响　蔬菜、水果经加工可制成罐头食品、果脯、菜干、干果等，果蔬加工各步骤中都有损失因素。

热烫是蔬菜加工品的关键工艺步骤，易引起维生素C、维生素B$_1$、叶酸的较大分解损失和溶水损失，同时造成钾元素的损失，应严格控制热烫时间并提高冷却效率。但热烫也可除去2/3以上的草酸、硝酸盐、亚硝酸盐和有机磷农药，对于提高营养素的利用率和食品安全性均有利。同时，热烫可钝化氧化酶和水解酶类，有助于在加工和贮藏过程中减少营养素的损失，并帮助保存多酚类等有益健康的成分。

四、畜禽及其制品类营养价值认知

畜肉和禽肉具有很高的营养价值，可供给人体所必需的多种氨基酸、脂肪酸、无机盐和维生素，吸收率高，味道鲜美，饱腹作用强。畜肉通常包括猪肉、牛肉、羊肉等，有的地区也食用兔肉、马肉、驴肉等；禽肉包括鸡肉、鸭肉、鹅肉、鹌鹑肉等。

（一）畜禽肉类的营养特点

1. 蛋白质　肉类蛋白质含量一般为10%~20%，主要存在于肌肉组织和结缔组织中。通常牛羊肉蛋白质含量高于猪肉，其中牛瘦肉蛋白质含量较高，可达16%~21%，猪瘦肉含量为11%~18%，鸡肉含量为17%~22%，鸭肉含量为13%~17%，肥肉的含量较低，如猪肥肉仅为2.2%。

畜、禽类肌肉中蛋白质的氨基酸组成基本相同，含有人体所需的各种必需氨基酸，尤其富含赖氨酸、苏氨酸、蛋氨酸、精氨酸和组氨酸等，生物价在 80 以上，故属于完全蛋白质或优质蛋白质。但存在于结缔组织中的间质蛋白，主要是胶原蛋白和弹性蛋白，其必需氨基酸组成不平衡，如色氨酸、酪氨酸、蛋氨酸含量很少，蛋白质的利用率低，为不完全蛋白质，因此以猪皮和筋腱营养价值较低，但其对保持皮肤弹性和延缓衰老有一定作用。禽类的肌肉组织中结缔组织的含量相对于畜类来说比较少，因而肉质细嫩，易被人体消化吸收。

2. 脂肪　畜禽肉的脂肪含量变化比较大，为 10%～30%，主要成分为各种脂肪酸的甘油三酯及少量卵磷脂、胆固醇和游离脂肪酸等。猪瘦肉的脂肪含量较牛羊肉高。畜肉脂肪中以饱和脂肪酸为主，其中又以棕榈酸和硬脂酸居多，不饱和脂肪酸主要为油酸，其次为亚油酸。禽类的脂肪含量低于畜类，一般而言，野生禽的脂肪含量低于家禽，鹌鹑脂肪含量比较低，鸡肉的脂肪含量低于鸭、鹅的脂肪含量。禽类的中性脂肪熔点与畜类相比较低，并含有 20% 左右的亚油酸，营养价值比较高。胆固醇多存在于动物的内脏，尤以脑、肝、肾含量高。

3. 碳水化合物　畜禽肉中碳水化合物的含量很低，平均为 1%～5%，主要以糖原形式贮存于肌肉和肝脏中。动物宰杀后贮存过程中由于酶的分解作用，糖原的含量下降，乳酸含量上升，pH 逐渐下降。禽肉中碳水化合物的含量与年龄有关，同一品种老禽的碳水化合物含量比幼禽要高。

4. 维生素　畜禽肉含有丰富的维生素，其肌肉组织和内脏的维生素含量差异较大，肌肉组织中维生素 A、维生素 D 含量少，B 族维生素较高。内脏器官各种维生素含量都较高，尤其肝脏，是动物组织中多种维生素含量最丰富的器官，心、肾除含蛋白质外也含多种维生素，但畜禽肉中的维生素 C 含量极微。

5. 矿物质　肉类矿物质总量为 0.8%～1.2%。一般瘦肉中的含量高于肥肉，内脏含量高于瘦肉。肉类是磷和铁的良好来源，并含有少量铜，其中磷的含量达 100～200 mg/100 g，铁含量为 0.4～3.4 mg/100 g，而且以血红素铁的形式存在，生物利用率较高，吸收率不受食物其他成分的干扰。肉类含钙量较低，仅为 6～11 mg/100 g。禽肉中钙、磷、铁、锌等含量均高于猪、牛、羊肉，硒含量明显高于畜肉。

6. 含氮浸出物　肉中含有可溶于水的含氮浸出物，包括肌肽、肌酸、肌酐、嘌呤碱、尿素、磷肌酸、胆碱和氨基酸等非蛋白含氮浸出物，是畜禽肉主要的呈味物质，可增加肉的香味，刺激胃液的分泌，一般成年动物中含量较幼年动物高。

(二) 肉类的合理利用

1. 合理烹调　畜禽肉类的烹调方法多种多样，常用的有煎、炸、蒸、煮、焖、烤等。通常的加工烹调方法对蛋白质影响不大。采用炖、煮、焖、烧等烹调方法时，一部分营养素如无机盐、维生素可部分溶于汁液或汤中，如果连汤一起食用则营养素的损失较少，维生素尤其是 B 族维生素，随着加热方法的不同而有不同程度的损失。急炒方式可以保存较多的 B 族维生素，如猪肉中硫胺素在红烧、清炖时损失最多（可达 65%），煎和油炸次之（约 45%），炒肉最少（仅 13%）。肉类在烹调时要注意控制温度，如过度受热，易产生对胃黏膜有刺激作用的酯醛类和具有致癌作用的物质。高温热油烹调时，应采用挂糊和上浆（上芡）的方法，可大大减少营养素的破坏。

2. 合理加工　畜禽肉在加工中主要损失维生素 B$_1$、维生素 B$_2$ 和烟酸等水溶性维生素，而蛋白质和矿物质的损失不大。脂肪含量可能因处理方式不同而有较大的变化。肉类的加工以加热为主，一般加工温度的加热对蛋白质的影响不大，但高温长时间加热会引起蛋白质的较大破坏。用传统的干燥方法生产肉干易使肉类表层的必需脂肪酸受到氧化，并可能受到微生物的作用使蛋白质分解，但这也是肉干产生特殊风味的原因之一。采用冷冻干燥对营养素的影响则较小。

3. 合理贮存　肉类食品的储藏温度应在 −18℃ 以下，一般认为冷冻过程中营养素的损失是很小的，冷冻可能是肉类保藏最好的方法。值得注意的是，贮存时间过长或温度不够低易导致蛋白质分解、脂肪氧化、B 族维生素损失等问题，尤其是脂肪氧化的问题较严重。

五、水产类的营养价值认知

水产类是指在水域中捕捞、获取的水产资源，常见的有鱼类、甲壳类和软体类。它们是蛋白质、矿物质、维生素和多种活性物质的良好来源，而且肉质细嫩，味道鲜美，易于消化吸收，在膳食中占有相当重要的地位。

（一）水产类的化学组成与营养价值

1. 蛋白质　鱼的肌肉组织蛋白质达 15%～20%，肌肉纤维细短，间质蛋白含量少，水分含量高，比畜、禽类肌肉更容易消化吸收。鱼类肌肉蛋白质属完全蛋白质，利用率可达 85%～95%。但鱼类的一些制品，如鱼翅，虽然蛋白质的含量也很高，但主要以结缔组织蛋白为主，如胶原蛋白和弹性蛋白，属不完全蛋白质。

河蟹、对虾、章鱼的蛋白质含量约为 17%，甲壳类肌肉蛋白质中的缬氨酸和赖氨酸含量低于鱼肉；贝类的蛋氨酸、苯丙氨酸、组氨酸含量较鱼类和甲壳类低，但精氨酸和胱氨酸含量却远比其他水产动物高。

2. 脂肪　水产类的脂肪含量各不相同。鱼类脂肪含量一般在 3%～5%，主要存在于皮下和脏器的周围，肌肉组织中含量很少。鱼脂肪主要由多不饱和脂肪酸组成，海水鱼中不饱和脂肪酸含量高达 70%～80%，熔点较低，通常呈液态，消化吸收率为 95% 左右。鱼类脂肪尤其是海鱼的另一特点是富含 20～24 碳的长链不饱和脂肪酸，包括 EPA、DHA 等，对防治动脉粥样硬化和冠心病具有一定的作用。蟹、河虾等脂肪含量不高，约 2%，软体动物的脂肪含量平均为 1%。鱼类的胆固醇含量不高，通常在 60～114 mg/100 g，但鱼籽、虾籽、蟹黄胆固醇含量高达 354～940 mg/100 g。

3. 碳水化合物　鱼类中碳水化合物的含量很低，约为 1.5%，主要以糖原形式存在于鱼类肝脏和肌肉内，有些鱼类几乎不含碳水化合物，如草鱼、银鱼、鲑鱼、鲢鱼、鲈鱼等。软体动物的碳水化合物含量平均为 3.5%，海蜇、鲍鱼、牡蛎和螺蛳等可达 6%～7%。

4. 维生素　水产品是维生素的良好来源，如鱼贝肉中所含的维生素 A、维生素 D、维生素 E 均高于畜禽肉类。鱼类，特别是海产鱼的肝脏中富含维生素 A 和维生素 D，常作为生产药用鱼肝油的来源。水产类中水溶性维生素（如硫胺素、核黄素、烟酸等）的含量也较高，仅维生素 C 含量较低。

5. 矿物质　水产品中的各种矿物质含量丰富，鱼肉中矿物质含量为 1%～2%，高于畜肉，主要包括钙、磷、铁、钾、碘等，特别是钙和碘的含量较高，其中海水鱼的含量又比淡水鱼高。虾、蟹及贝类都富含多种矿物元素，如牡蛎中锌含量高达 128 mg/100 g，铜含量高达 30 mg/100 g。

6. 含氮浸出物　鱼肉中含氮浸出物含量为 2%～5%，包括游离氨基酸、氧化三甲胺、肌酸及肌酐、肌肽和鹅肌肽、甜菜碱、牛磺酸和尿素等。氧化三甲胺是鱼类鲜味的重要物质，在细菌的作用下会被还原成三甲胺，使鱼肉产生腥臭味。

7. 其他物质　鲨鱼、鲥鱼等的软骨和鱼翅中含有丰富的软骨素，是构成皮肤弹性纤维的重要物质；鱼类、虾类、牡蛎等含有丰富的核酸，不仅在蛋白质合成中起重要作用，对各种代谢也有一定的影响；许多鱼类中含有超氧化物歧化酶（SOD），具有抗氧化和延缓衰老的作用。

（二）水产类的合理利用

水产类在烹调加工过程中，蛋白质含量的变化不大，而且经烹调后，蛋白质更有利于消化吸收。矿物质和维生素在用煮的方法时，损失相对不大。在高温制作过程中，B族维生素损失较多。

烹制水产品时，应根据不同品种的特性分别加以处理，使其营养成分能充分被人体吸收。鲜活的鱼类最好清蒸，以保存鱼的本色本味，肉质鲜美，营养成分也不易流失。冰冻鱼可炸、可煎，使其水分充分蒸发，通过调味品消除其异味。在烹调鱼时加点醋和酒，有利于解腥。烹调水产品时一定要烧熟煮透，避免细菌性食物中毒或不良反应现象的发生。

六、乳及乳制品的营养价值认知

乳类是指哺乳动物的乳汁，是一种营养成分齐全、组成比例适宜、易消化吸收、营养价值高的天然食物。在动物乳中以牛乳的食用最为普遍，其次还有羊乳和马乳。乳类主要是由水、脂肪、蛋白质、乳糖、矿物质、维生素等组成的一种复杂乳胶体，水分含量为86%~90%。乳脂肪变动幅度最大，蛋白质次之，而乳糖和钙的含量变化较小。

（一）乳的营养价值

1. 蛋白质　以牛乳为例，牛乳中的蛋白质含量比较恒定，为3.0%~3.5%，羊乳为1.5%，人乳为1.3%。牛乳蛋白质主要由酪蛋白、乳清蛋白和乳球蛋白组成，三者约占总蛋白的80%、15%和3%。酪蛋白是一种耐热蛋白质，在20℃时，pH4.6的酸性条件下会凝结沉淀，酸奶即是以这个原理制造的。乳清蛋白对热不稳定，受热时发生凝固而对酪蛋白有保护作用。乳球蛋白与机体免疫有关，一般在初乳中的含量高于正常乳的含量。人乳中酪蛋白和乳清蛋白所占的比例与牛乳相反，酪蛋白少而乳清蛋白含量高，易于婴儿消化吸收。乳蛋白质中含有全部人体必需氨基酸，且消化吸收率高，是一种非常经济的优质蛋白源，特别是乳中富含赖氨酸。

2. 脂类　乳脂肪是乳的重要组成部分，牛乳中含量为2.8%~4.0%，与人乳大致相同。乳脂肪以微细的脂肪球状态分散于牛乳中，呈很好的乳化状态，易消化，吸收率高达98%。乳脂中油酸含量占30%，亚油酸和亚麻酸分别占5.3%和2.1%，故人体的必需脂肪酸含量不高。乳脂中的短链脂肪酸如丁酸、己酸等含量较高，赋予牛乳以柔润的质地和特有的香气，其中丁酸是反刍动物乳脂中的特有脂肪酸。乳中的磷脂含量为20~50 mg/100 mL，胆固醇含量约为168 mg/100 mL。

3. 碳水化合物　乳类碳水化合物的含量为3.4%~7.4%，人乳含量最高，羊乳居中，牛乳最少，主要以乳糖形式存在。乳糖具有调节胃酸、促进胃肠蠕动和肠内乳酸细菌特别是双歧杆菌的繁殖，改善人体微生态平衡的作用，还有利于钙、铁等矿物质的吸收。随着年龄增长，体内乳糖酶的活性和含量会逐渐下降。当食用乳及乳制品时，乳糖不能被人体吸收，而被肠道细菌分解，转化为乳酸，并伴有胀气、腹泻等症状，称为乳糖不耐症。通过在一定时期内坚持食用乳制品以促进机体产生乳糖酶的方法来克服乳糖不耐症。

4. 维生素　牛乳是各种维生素的优良来源。它几乎含有所有种类的脂溶性和水溶性维生素，包括维生素A、维生素D、维生素E、维生素K及B族维生素和微量维生素C。

牛乳是B族维生素尤其是维生素B_2的良好来源。牛乳中的烟酸含量不高，但由于蛋白质中的色氨酸含量高，可以帮助人体合成烟酸。牛乳中含有少量维生素D，作为婴儿的主要食品时需强化维生素D。乳中维生素C含量很低，尤其高温消毒后的牛乳其含量更低。牛乳的淡黄色来自类胡萝卜素和核黄素。

5. 矿物质　牛乳中的矿物质含量为0.7%~0.75%，其中钙、磷、钾尤为丰富。乳中的矿物质含量因品种、饲料、泌乳期等因素而有差异，初乳含量最高，常乳含量略有下降。牛乳中的钙80%以酪蛋白酸钙复合物的形式存在，并在氨基酸、乳糖、维生素 D 等的作用下，易被人体消化吸收，是人体钙的最好食物来源。但乳中铁的含量仅为 0.30 mg/100 mL，用牛乳喂养婴儿时应注意铁的补充。羊奶中的矿物质含量比牛奶略高，达 0.85%，其中钙、磷含量丰富，也是天然补钙品。其中铁含量与牛奶相当，钴含量比牛奶高 6 倍。

6. 其他有益健康的物质　乳中含有大量的生理活性物质，其中较为重要的有乳铁蛋白、免疫球蛋白、生物活性肽、共轭亚油酸、激素、生长因子和多种活性肽类等。

（二）乳制品的营养价值

奶制品主要包括液态奶、奶粉、炼乳、酸奶、奶酪等。因加工工艺不同，乳制品营养成分大有差异。乳及乳制品的主要营养素含量见表 1-5。

表 1-5　乳及乳制品的主要营养素含量

食物名称	蛋白质（g/100 g）	脂肪（g/100 g）	维生素 A（µg/100 g）	维生素 B_1（mg/100 g）	维生素 B_2（mg/100 g）	烟酸（mg/100 g）	维生素 E（mg/100 g）	钙（mg/100 g）	铁（mg/100 g）	锌（mg/100 g）	硒（µg/100 g）
牛乳	3.0	3.2	24	0.03	0.14	0.1	0.21	104	0.3	0.42	1.94
羊乳	1.5	3.5	84	0.04	0.12	2.1	0.19	82	0.5	0.29	1.75
酸乳	2.5	2.7	26	0.03	0.15	0.2	0.12	118	0.4	0.53	1.71
奶酪	25.7	23.5	152	0.06	0.91	0.6	0.60	799	2.4	6.97	1.50
全脂奶粉	20.1	21.2	141	0.11	0.73	0.9	0.48	676	1.2	3.14	11.80
甜炼乳	8.0	8.7	41	0.03	0.3	0.3	0.28	242	0.4	1.53	3.26

1. 液态奶　分为巴氏杀菌奶和灭菌奶。各种液态牛奶产品的蛋白质含量差异不大，通常为 2.9%～3.1%。各产品之间的脂肪含量差异较大，如全脂乳、半脱脂乳、全脱脂乳的脂肪含量均不一样。巴氏杀菌奶和灭菌奶的蛋白质、乳糖、矿物质等营养成分含量基本上与原料乳相同，仅 B 族维生素有少量损失。

2. 奶粉　是将消毒后的鲜奶先经浓缩除去 70%～80% 的水分，然后进行脱水干燥形成的。加工对奶粉的色香味和营养成分影响很小，并能够保持某些酶的原有活性。原料乳中的蛋白质、无机盐、脂肪等主要营养成分损失不大。维生素 B_1、维生素 B_2 可有 10%～30% 的损失，其中维生素 C 破坏较大。脱脂奶的脂溶性维生素随之损失，但含有钙和 B 族维生素。调制奶粉主要以婴幼儿配方奶粉为主，其成分与普通奶粉差异较大，主要是减少了乳粉中酪蛋白、甘油三酯、钙、磷和钠的含量，添加了乳清蛋白、亚油酸和乳糖，强化维生素 A、维生素 D、维生素 B_1、维生素 B_2、维生素 C、叶酸和微量元素铁、铜、锌等，使其更适合婴幼儿的生理特点和需要。

3. 发酵乳　是以新鲜奶、脱脂奶、全脂奶粉、脱脂奶粉或炼乳等为原料接种乳酸菌，经过不同工艺发酵而成，其中以酸牛乳最为普遍。牛奶经乳酸菌发酵后，乳糖有 20%～30% 分解为葡萄糖和半乳糖，并进一步转化为乳酸或其他有机酸。有机酸的存在增加了人体对钙、磷和铁的消化吸收率；在乳酸杆菌的作用下，蛋白质被部分分解为肽和游离氨基酸，部分乳脂肪也发生分解，不仅形成酸乳独特的风味，而且更易被人体消化吸收；发酵过程中，乳酸杆菌还可以产生维生素 B_1、维生素 B_2、维生素 B_{12}、烟酸和叶酸等。酸奶的营养价值比普通乳高，几乎适合任何人群食用，尤其适合于消化功能不良的婴幼儿、老年人，能减轻原发性乳糖酶缺乏者的乳糖不耐受症状。

4. 炼乳　是由鲜牛奶加热浓缩而成，分为淡炼乳和甜炼乳。淡炼乳是将鲜乳在低温真空条件下除去 2/3 的水分，经均质、灭菌制成。通过加工过程的均质操作，可使牛乳中的脂肪球微细化，有利于消化吸收，但由于高温灭菌，对热不稳定的维生素 B_1 与赖氨酸有所损失，若予以强化，按适当比例稀释后，其营养价值与鲜奶几乎相同。淡炼乳适合喂养婴儿和对鲜奶过敏的人群。甜炼乳中含有大量的蔗糖，含量可达 45% 以上，稀释到正常甜度后，营养素的含量只为鲜奶的 1/3，因而不适宜婴儿食用。

5. 乳酪　主要成分是酪蛋白，经发酵后，产生了更多的游离氨基酸、小分子肽类以及特殊风味成分，消化吸收率增加，乳酪蛋白质的消化率可高达 96% ~ 98%。乳酪制作过程中，大部分乳糖随乳清流失，少量乳糖发酵产生乳酸。脂溶性维生素大多保留在蛋白质凝块当中，而水溶性维生素部分有所损失，但含量仍不低于原料乳。原料乳中微量的维生素 C 几乎全部损失。乳酪的外皮部分 B 族维生素含量高于中心部分。

（三）乳及乳制品的合理食用

在各类食品中，乳及乳制品是营养最丰富、容易消化的食品，所含的蛋白质、脂肪、糖类、无机盐、维生素等营养素的配合十分均衡，能充分满足初生婴儿生长发育的营养需要，也是老弱病患者的常用营养食品。

烹调牛乳时，如果长时间煮沸，易在容器壁上留下"奶垢"，成分主要是钙和蛋白质，以及少量脂类、乳糖等。奶垢的产生是由于牛乳营养素的重大损失造成的。因此，加热牛乳时应注意避免长时间的沸腾，使用微波炉对牛奶加热 1 ~ 2 分钟的方式比较合理。

母牛分娩后 1 周内的牛乳称为初乳，其成分与常乳有较大差异。乳清蛋白含量高，乳糖含量低，其中钙、磷、镁、氯等元素含量高，铁含量比常乳高 10 倍以上，并含有较多初生牛犊所必需的各种免疫球蛋白。

保存乳及乳制品时应注意避光。奶及其制品中的 B 族维生素见光后容易损失。

七、其他类食物的营养价值认知

（一）蛋类

蛋类的蛋白质是天然食品中最优质的蛋白质，氨基酸组成与人体需要最接近，和豆类、谷类食物混合食用，可弥补其赖氨酸和蛋氨酸的不足。蛋类的脂类含量为 9% ~ 15%，几乎全部存在于蛋黄中，不饱和脂肪酸比例较高，常温下呈乳融状，易消化吸收，同时伴存较多磷脂和胆固醇。每个鸡蛋含胆固醇 200 mg 左右，属胆固醇含量较高的食物，故食量要适当。蛋类几乎含有所有种类的维生素，其中维生素 A、维生素 D、硫胺素、核黄素、维生素 B_6、维生素 B_{12} 等较为丰富。蛋类含有多种矿物质，以钙、磷、铁较为丰富。蛋中的铁含量虽高，但因含有妨碍铁吸收的卵黄高磷蛋白，吸收利用率仅为 3% 左右。

（二）食用菌类

食用菌的共同特点是高蛋白质、低脂肪和低能量，食用菌蛋白质富含各种人体所需的必需氨基酸，其中赖氨酸和亮氨酸含量较多，消化吸收率达 80% 以上。脂肪含量较低，约 2% 左右，且多为不饱和脂肪酸。食用菌鲜品中的碳水化合物含量不高（小于 10%），以多糖为主。食用菌类多糖具有抗肿瘤、抗氧化、降血糖、调节免疫和抗衰老等作用。菌类含丰富的 B 族维生素，特别是烟酸，还有丰富的 Ca、Mg、Cu、Fe、Zn 等多种矿物元素。如木耳含有较多的维生素 B_1，香菇含维生素 B_2 较多，草菇中维生素 C 含量高于西红柿，黑木耳含有丰富的铁。

（三）坚果类

坚果类食品分成两类，一类是树坚果，包括杏仁、腰果、榛子、山核桃、松子、核桃、板栗、白果（银杏）、开心果、夏威夷果等；另一类是种子，包括花生、葵花子、南瓜子、西瓜子等。坚果类食品的营养素含量较高，坚果的蛋白质含量多在13%~35%，栗子较低，仅5%左右。大多数坚果脂肪含量高，富含必需脂肪酸和卵磷脂，具有补脑健脑的作用。坚果的碳水化合物含量占8%~73%，以淀粉为主。膳食纤维含量较多，甚至高于一般的谷类、蔬菜和水果。坚果是维生素E和B族维生素的良好来源，还含有钙、铁、锌、铜、锰、硒等多种矿物质。

（四）藻类

藻类含有丰富的蛋白质和糖类，脂肪含量很低，还含有多种维生素，包括胡萝卜素、核黄素、叶酸等，无机盐中K、Ca、Cl、Na、Mg常量元素和Fe、Zn、I等微量元素含量都很高。藻类还富含膳食纤维3%~9%，有防止便秘的作用。

🔗 知识链接

吃蔬菜请遵循"彩虹原则"

《中国居民膳食指南》推荐我国居民蔬菜的摄入量是每天300~500 g。摄入蔬菜时依据"彩虹原则"来搭配。

"彩虹原则"倡导在摄入足量蔬菜的同时，还要搭配绿色、红色、橙黄色、紫黑色、白色五种颜色的蔬菜。尽量保证每天都能摄入以上五种颜色的蔬菜，以及摄入合理且充足的人体所需的微量营养素。

绿色蔬菜如青菜、菠菜等富含叶酸、维生素K、叶黄素、钙、镁等。红色蔬菜如番茄、红辣椒等富含维生素C，具有非常强的抗氧化能力，有助于控制人体炎症的发生。橙黄色蔬菜如南瓜、胡萝卜等富含β-胡萝卜素，β-胡萝卜素对眼睛、皮肤和生殖系统的健康都有好处。紫黑色蔬菜如紫甘蓝、洋葱等富含花青素和异硫氰酸盐，花青素是强效的抗氧化剂和自由基清除剂，具备抗炎的作用，异硫氰酸盐可以降低氧化应激，有降低癌症发生风险的作用。《中国居民膳食指南》建议深色蔬菜每日的摄入量应占每日蔬菜总摄入量的1/2以上。

任务二　食品营养价值评价与鉴定

PPT

一、食品营养价值的评价及意义

食物的营养价值是指食物中所含各类营养素和能量满足人体营养需要的程度，其营养价值的高低取决于其所含营养素的种类是否齐全、数量及相互比例是否适宜、是否易被人体消化吸收和利用。除母乳对于六个月内的婴儿属于营养全面的食物外，没有一种天然食物能够满足人体对所有营养素的需要。不同的食物所含营养素的种类和数量不同，即使是同一种食物，因其品种、产地、可食部位、成熟度、储存和加工方法的不同，营养价值也不同。因此，食物多样、平衡膳食对满足机体的营养需求极其重要。

（一）食物营养价值评价常用指标

食物营养价值的评价需要考虑食物所含的能量、营养素的种类与含量、加工烹饪的影响等几个方面。另外，食物中植物化学物的含量和种类也会影响食物的营养价值。在评价食物的营养价值时必须注意以下几个问题。

首先，所有天然食物至少含有人体所需的一种营养素。例如，鸡蛋被认为可提供优质蛋白，是营养价值高的食物，但其并不含维生素C。同样地，牛奶被认为是营养价值高的食物，但其铁的含量和利用率并不高。通常被称为"营养价值高"的食物往往是指多数人容易缺乏的营养素含量较高或多种营养素都比较丰富的食物。

其次，不同的食物所含营养素的种类和数量不同，即使是同一种食物，因其品种、产地、可食部位、成熟度、储存和加工方法的不同，营养价值也不同。例如，大棚种植的番茄与露天种植的番茄其果实维生素 C 的含量有差异。因此，食物成分表中的营养素含量只是这种食物的一个代表值。

再次，储存、加工和烹调对食物的营养价值也会产生影响。如精加工的米和面会损失大量的 B 族维生素；被制成饮料、果脯和罐头的水果会损失大量的维生素 C，这些加工方式都降低了食物的营养价值。而有些加工方式会提高食物的营养价值，如大豆被加工成豆浆或豆腐能显著提高其蛋白质的消化率，面粉经过发酵可以减少植酸对钙、铁、锌吸收的影响。

最后，有些食物中存在一些天然抗营养因素或有毒物质，应通过加工、烹调去除或使之失活，否则不仅会降低食物的营养价值，还会对人体健康产生不利影响。如菠菜中的草酸会与钙结合生成草酸钙降低钙的吸收，生大豆中的抗胰蛋白酶影响蛋白质的吸收，生扁豆中含有皂素等有害物易引起中毒等。

1. 食物营养素的组成　是指食物含有的营养素的种类。食物中营养素种类越多其营养价值就越高。例如动物的肝脏，可提供给人体的营养素有蛋白质、脂类、碳水化合物、铁、锌、硒、维生素 A、维生素 D、B 族维生素等，营养素的种类比较多；而食用油脂所含的营养素主要为脂肪，营养素的种类单一，属于纯能量性营养素，其营养价值低于动物肝脏。

2. 食物营养素的含量　也是评价食物营养价值的重要指标，可以参考《中国食物成分表》来比较不同原料或食物中各种营养素的含量。《中国食物成分表》中营养素的含量通常是指 100 g 食物中营养素的量。

3. 营养素质量　营养质量指数（index of nutrition quality，INQ）是常用的评价食物营养价值的指标，其含义是指某食物中营养素能满足人体营养需要的程度与该食物能满足人体能量需要的程度的比值。

INQ = 某营养素密度/能量密度 =（某营养素含量/该营养素参考摄入量）/（能量含量/能量参考摄入量）

INQ = 1，代表食物提供能量的能力与提供某种营养素的能力相当，两者恰好满足人体所需，理想的食品应该是各种营养素的 INQ 值都等于 1，即"吃饱了也吃好了"。

INQ > 1，表示食物提供能量的能力小于提供营养素的能力，虽然营养素的供给足够了，但能量的供给还不能满足需要。

INQ < 1，表示食物提供能量的能力大于提供营养素的能力，长期摄入这种食物会导致该营养不良或能量过剩。

用营养质量指数对食物营养价值评价时，可根据不同人群的营养需求分别进行计算。INQ 常用作评价食物营养价值最直观的指标。

以 100 g 鸡蛋为例，计算出鸡蛋的 INQ 值，结果见表 1-6。

表 1-6　100 g 鸡蛋中主要营养素的 INQ 值

项目	能量（kJ）	蛋白质（g）	脂肪（g）	核黄素（mg）	硫胺素（mg）	抗坏血酸（mg）	钙（mg）	铁（mg）
含量	600.00	12.20	10.50	0.11	0.05	0.00	44.00	1.00
推荐摄入量	9620.00	75.00	65.00	1.40	1.40	100.00	800.00	15.00
营养素密度	6.23	16.20	16.20	7.90	3.60	0.00	5.50	6.70
INQ		2.60	2.60	1.26	0.58	0.00	0.88	1.07

由上表可见，鸡蛋的几种主要营养素，特别是蛋白质、脂肪的 INQ 值比较高，硫胺素和钙的 INQ 值小于 1，而抗坏血酸为 0。

🔗 **知识链接**

食物营养质量指数

食物营养质量指数（indexof nutritional quality，INQ）是一种评价食物营养质量的指标。消费者如果缺乏营养学知识，就无法科学地选用食物。随着我国经济社会的迅速发展，人民的生活水平日益提高，为了让广大消费者正确选择符合营养需要的食物，需要设计一种简明扼要、易于掌握的评价食物营养价值的方法。食物"营养质量指数"的应用，既可对居民普及营养知识，又促进我国公共营养事业的发展。

4. 营养素的生物利用率　食物中的营养素一般要先经过消化、吸收和转化才能被人体利用，消化吸收率和利用率越高，食物的营养价值就越高。所谓营养素的生物利用率，是指食物中的营养素经过消化、吸收和转化，在人体代谢中被利用的比率。影响营养素生物利用率的主要因素包括以下四个方面。

（1）食物的消化率　虾皮中富含钙、铁、锌等矿质元素，但是由于食用时一般不会完全被嚼碎，所以消化率较低，因此其营养素的生物利用率变低。

（2）食物中营养素的存在形式　铁在植物性食物中主要以非血红素铁的形式存在，在动物性食品中主要是血红素铁，而有机铁、二价铁较易吸收，所以，血红素铁较非血红素铁生物利用率高。

（3）食物中营养素与其他食物成分共存的状态　菠菜中草酸的存在降低了钙和铁的生物利用率，而牛奶中乳糖和维生素 D 的存在促进了钙的吸收。

（4）人体的需要状况与营养素的供应充足程度　在人体需求急迫或是食物供应不足时，许多营养素的生物利用率提高；反之，在供应过量时便降低。例如，人体因各种原因大量失血时对铁的吸收率升高，而服用铁剂时会使铁的吸收率降低。

5. 食物的血糖生成指数　血糖生成指数（glycemic index，GI），简称血糖指数，是指人体进食含 50 g 碳水化合物的待测食物后血糖应答曲线下的面积与食用含等量碳水化合物标准参考物后血糖应答曲线下的面积之比，以百分比表示。通常将葡萄糖作为标准参考物。

血糖指数 = 含 50 g 碳水化合物试验食物餐后 2 小时血糖应答曲线下面积/等量碳水化合物标准参考物餐后 2 小时血糖应答曲线下面积 ×100%

食物碳水化合物由于在机体中被消化吸收的速度不同可能有不同的 GI，GI 高的食物或膳食，表示胃肠对食物消化快，吸收完全，血糖升高幅度大；GI 低的膳食则表示消化分解慢，向血液中释放葡萄糖速度缓慢，血糖升高幅度也较慢。影响 GI 的因素包括食物的烹调加工方式、食物成分的含量、胃排空率、胰岛素反应强度、人们的摄食习惯及机体中酶的含量与活性等。通常每种食物都可以测定其 GI，对于混合食物可以用单一食物的 GI 和配比计算其 GI。

人们把 GI >70 的食物称为高 GI 食物，GI 在 55 ~ 70 的食物称为中 GI 食物，GI < 55 的食物称为低 GI 食物，常见食物 GI 见表 1 – 7。

表 1 – 7 常见食物 GI

食物	GI	食物	GI	食物	GI	食物	GI
葡萄糖	100.0	油条	74.9	大豆	18.0	苹果	36.0
麦芽糖	105.0	小麦片	69.0	蚕豆	79.0	柑橘	43.0
蔗糖	65.0	玉米片	73.0	扁豆	38.0	梨	36.0
蜂蜜	73.0	小米	71.0	绿豆	30.0	香蕉	52.0
乳糖	46.0	爆玉米花	55.0	豆腐干	23.7	李子	42.0
果糖	23.0	全脂牛奶	27.0	炖鲜豆腐	31.9	柚子	25.0
馒头	88.1	牛奶	27.6	土豆炖粉条	13.6	桃	28.0
米饭	83.2	脱脂牛奶	32.0	鲜土豆	62.0	葡萄	43.0
面条	81.6	酸奶	83.0	花生	14.0	猕猴桃	52.0

研究和应用实践表明，GI 对 2 型糖尿病、心血管疾病及体重控制、运动员的膳食指导等诸多方面都有积极的意义。GI 广泛应用于糖尿病患者膳食控制、肥胖患者的体重控制、运动员的补糖指导等多个方面。

6. 食物抗氧化能力　随着食物营养研究的深入，食物的抗氧化能力也是评价食物营养价值的重要内容。食物中具抗氧化能力的物质主要包括以下两类。

（1）具有抗氧化功能的营养素　主要包括维生素 E、维生素 C、β – 胡萝卜素等，可直接清除和猝灭体内的活性氧自由基。微量元素硒、铜、铁、锌等则可增强这种抗氧化作用的能力。

（2）具有抗氧化能力的植物化学物　主要包括番茄红素、类胡萝卜素、生物类黄酮等。

7. 食物中的抗营养因子　食物中有些小分子物质是一些天然存在的抗营养因子。如大豆蛋白中的抗胰蛋白酶因子、抗生物素因子；植物性食物中的草酸、植酸、单宁等。这些抗营养因子的存在，会影响人体对食物中营养素的消化和吸收。

（二）食物营养价值评价的意义

（1）全面了解各种食物的天然组成成分，包括各种营养素、非营养素类物质、抗营养因子等；找出现有主要食物的营养缺陷，并提出改进或创新食品的方向，解决抗营养素的问题，充分利用食物资源。

（2）了解食物在加工烹调过程中营养素的变化和损失，采取相应的有效措施，合理地进行加工、烹调，最大限度地保存食物中营养素的含量，提高食物的营养价值。

（3）指导人们科学地选购食物，合理平衡膳食、制定食谱计划以及生产加工各类营养食品，以达到增进健康、增强体质和预防疾病的目的。

二、食品质量感官鉴定

食品质量感官鉴定的基本方法，其实质就是依靠视觉、嗅觉、味觉、触觉和听觉等来鉴定食品的外观形态、色泽、气味、滋味和硬度（稠度）。食品感官质量评价常在理化和微生物检验之前进行，若某种食品感官鉴定结果不合格，则无须再进行理化和微生物检验。

（一）感官检验的种类

1. 视觉检验　主要针对食品的整体外形、组织状态、完整度、清洁度、表面光泽与颜色，一般在自然光照下进行以排除灯光对食品色泽的干扰。鉴别时应由表及里，逐步观察。液态食品最好倒入透明的玻璃器皿中，透光观察是否有杂质或沉淀物。

2. 嗅觉检验　一般在 20℃ 左右的室温下进行嗅闻。如若温度过低，可适当加热待测食品使其气味挥发后再进行鉴定，如液态食品可滴在清洁的手掌上摩擦，以增加气味的挥发。

3. 味觉检验　味觉检验时食品温度在 20 ~ 45℃ 最好，以免温度的变化增强或减低对味觉器官的刺激。鉴别要求检测者味觉灵敏度要好，能够敏感地察觉食品中极轻微的变化。鉴别几种不同味道食品的滋味时,最好按照滋味强弱先鉴别滋味弱的,应当注意的是,每换一种食品鉴别前应用温水漱口。

4. 触觉检验 同嗅觉检验,一般在20℃左右的室温下进行。触觉检验主要用于鉴别食品的质构,如膨、松、软、硬、弹性(稠度)等方面。

(二)食品质量感官分析的适用范围

凡是作为食品原料、半成品或成品的食物,其质量优劣与真伪评价,都适用于感官鉴别。其具体适用范围包括谷物及其制品、蛋及其制品、乳及其制品、水产品及其制品、肉及其制品、蔬菜水果、冷饮与酒类、调味品与其他食品等。

(三)常见食品(原料)的感官鉴别要点

1. 谷物及其制品 首先,观察谷类颗粒的饱满度和完整度,质地的紧密与疏松程度,色泽以及是否有霉变、虫蛀、杂物、结块等异常现象;其次,嗅闻谷物是否具有固有的气味;最后,口尝滋味是否正常。

2. 蛋及蛋制品 鲜蛋的感官鉴别分为两步,蛋壳评定和打开评定。蛋壳评定包括眼看、手摸、耳听、鼻嗅等方法,也可借助于灯光透视进行评定。打开评定包括观察蛋液的颜色、稠度、性状、有无血液、胚胎是否发育,嗅闻有无异味和臭味。

3. 乳及乳制品 液体乳主要通过色泽、质地、滋味、乳香味以及杂质、沉淀、异味等进行综合性感官评定。

4. 水产品及其制品 首先,观察水产品的各器官和生命活力判断其新鲜度;其次,看外观形体的完整性,注意有无伤痕、鳞爪脱落、骨肉分离等现象;再次,看其色泽是否正常;最后,嗅其气味,必要时还需品尝。

5. 食用植物油 进行植物油的感官鉴别时,首先,取少量油于透明玻璃容器中,透光观察色泽与透明度,正常油透明度好,不含杂质与异物。如果油质混浊,透明度低,说明油中水分多、黏蛋白和磷脂多,精炼程度差。质量好的液态油脂,20℃静置24小时后仍为透明状。其次,将植物油加热至50℃嗅闻,无酸臭、哈败味。最后,取少量倒入口中口尝滋味,除小磨麻油带有芝麻香味外,一般食用油多无任何滋味。

6. 罐头 罐头的感官鉴别分两个阶段,即开罐前与开罐后。开罐前的感官鉴别如下。

第一,眼看评定法。检查罐口严密程度,是否磨损生锈以及外观清洁程度等。玻璃瓶罐头可透光观察内容物的块形均一度,汤汁混浊度,必要时可轻轻摇动观察有无杂质与异物等。

第二,手捏评定法。用手指按压马口铁罐头或玻璃罐头盖,检查罐头是否出现胖听,即胀罐现象。

第三,敲听评定法。可用小木棍或手指敲击罐头的底盖中心,听声响来判断内容物质量。良质罐头的声音清脆,发实音;次质和劣质罐头声音浊、发空音,即"破破"的沙哑声。

第四,漏气评定法。将罐头沉入水中用手挤压其底部,如有漏气会出现气泡。

开罐后的感官鉴别指标主要是色泽、气味、滋味和汤汁。开罐后目测罐头内容物和汤汁的色泽是否正常,汤汁澄清程度,有无杂质。嗅闻并品尝,看是否具有固有的气味与滋味。

7. 酒水 对于酒水的感官鉴别应综合考虑酒的色泽、气味与滋味。进行酒类色泽鉴别时,可将酒瓶颠倒观察有无杂质下沉、有无悬浮物等,然后将样品倒入透明玻璃容器中在白色背景下观察透明度和色泽。对于啤酒,若失去固有色泽时用标准碘溶液进行对比,观察其颜色深浅,开瓶注入杯中时,要注意其泡沫的密集程度与挂杯时间。一般在常温下进行酒的气味与滋味的鉴别,应当注意的是红酒在进行气味与滋味鉴别时,倒入杯中后应轻轻转动杯子使酒充分与空气接触后再进行鉴定。

三、预包装食品营养标签应用

(一)营养标签的意义

根据国家营养调查结果,我国居民既有营养不足,也有营养过剩的问题,特别是脂肪和钠(食盐)的摄入较高，是引发慢性病的主要因素。通过实施营养标签标准，要求预包装食品必须标示营养标签内容，一是有利于宣传普及食品营养知识，指导公众科学选择膳食；二是有利于促进消费者合理平衡膳食和身体健康；三是有利于规范企业正确标示营养标签，科学宣传有关营养知识，促进食品产业健康发展。

《食品安全国家标准　预包装食品营养标签通则》（GB 28050—2011）向消费者提供食品营养信息和特性的说明，包括营养成分表、营养声称和营养成分功能声称。食品营养标签属于食品标签的一部分，按照国际食品法典委员会（CAC）定义，营养标签是指向消费者提供食品营养特性的一种描述，包括营养成分标识和营养补充信息。我国预包装食品营养标签须符合《食品安全国家标准　预包装食品营养标签通则》（GB 28050—2011）的规定。

（二）标准适用范围

《食品安全国家标准　预包装食品营养标签》（GB 28050—2011）用于预包装食品营养标签上营养信息的描述和说明，不适用于保键食品及预包装特殊膳食用食品的营养标签标示。

特殊膳食用食品是指为满足特殊的身体或生理状况和（或）满足疾病，紊乱等状态下的特殊膳食需求，专门加工或配方的食品，主要包括婴幼儿配方食品、婴幼儿辅助食品、特殊医学用途配方食品以及其他特殊膳食用食品。这类食品营养素和（或）其他营养成分的含量与可类比的普通食品显著不同。特殊食用食品的标签应符合《食品安全国家标准　预包装特殊膳食用食品标签》（GB 13432—2013）的要求。保健食品是指根据我国相关规定、取得保健食品许可并带有国家允许使用的保健食品标记的一类食品，其标签标识应遵循保健食品的相关标示要求。

（三）营养标签的内容

食品营养标签主要包括表格形式的"营养成分表"，以及在此基础上用来解释营养成分水平高低和健康作用的"营养声称""营养成分功能声称"。其中营养成分表是营养标签的核心。

（四）看懂营养成分表

营养成分表由营养成分名称、含量值、营养素参考值百分比（NRV%）组成。

1. 营养成分名称　营养成分表的第 1 列是营养成分名称，我国采取"1＋4"模式，指营养成分表中要强制标识出能量＋四种营养素（蛋白质、脂肪、碳水化合物、钠）。

2. 营养成分含量值　营养成分表的第 2 列就是对应的含量值，通常是每100克（毫升）或是每份食品可食用部分所含的对应营养成分含量。营养成分含量值可以是按照每100克（毫升），也可以是按每份食品给出的；如果按每份食品给出，还要注意每份食品的重量，这样有助于更准确地了解食品营养信息。

3. 营养素参考值百分比（NRV%）　营养成分表的第 3 列就是营养素参考值百分比（NRV%），它表示食品中所含营养成分占全天应摄入量的百分比。

（五）预包装食品营养标签应用

学习《食品安全国家标准　预包装食品营养标签通则》（GB 28050—2011），完成理实一体化项目工作任务单——预包装食品营养标签解读。

思考题

1. 奶类原料对改善中国居民膳食营养状况可产生哪些作用？
2. 豆类食物中含有哪些抗营养因子？如何消除其影响？
3. 比较畜类、禽类、水产类原料的营养价值，它们各有什么特点？
4. 评价食物的营养价值的方法有哪些？意义何在？

5.《食品安全国家标准 预包装食品营养标签通则》（GB 28050—2011）中规定的强制性标示内容有哪些?

实训一 预包装食品营养标签解读

小组成员				学时	
实训场地		指导教师		日期	
目标	**知识目标** 1. 掌握食品营养标签相关营养素含量的表达和意义。 2. 熟悉食品营养标签食品营养特性。 3. 了解食品标签的基本格式和基础知识。 **能力目标** 1. 会对营养标签进行解读。 2. 能运用营养标签的数据进行核算。				
工作要求 （任务描述）	1. 根据任务工单所给出的营养标签解读营养声称、营养成分功能声称。 2. 根据营养标签解读数据所表示的意义。 3. 根据给定的食物营养成分核算数据是否正确。				
国家/企业标准	《食品安全国家标准 预包装食品营养标签通则》（GB 28050—2011）				
工作条件 （实训条件）	营养配餐实训室、计算器、食物成分表、中国居民膳食营养素参考摄入量 DRIs。				

工作流程

一、工作准备

1. 营养标签的准备 选择 2~3 不同类型食品的营养标签，建议选择加工食品（焙烤食品、乳制品等）营养标签。

2. 准备必要的评价资料 1 套 NRVs 或中国居民膳食营养素参考摄入量表（DRIs）和食物营养成分表。中国食品标签规定的 32 种营养素参考值见 NRV 表。

3. 准备工具 计算器和营养标签解读记录表。

营养素参考值（NRV）

营养成分	NRV	营养成分	NRV
能量[a]	8400kJ	叶酸	400μg DFE
蛋白质	60g	泛酸	5mg
脂肪	≤60g	生物素	30μg
饱和脂肪酸	≤20g	胆碱	450mg
胆固醇	≤300mg	钙	800mg
碳水化合物	300g	磷	700mg
膳食纤维	25g	钾	2000mg
维生素 A	800μg RE	钠	2000mg
维生素 D	5μg	镁	300mg
维生素 E	14mg α–TE	铁	15mg
维生素 K	80μg	锌	15mg
维生素 B_1	1.4mg	碘	150μg
维生素 B_2	1.4mg	硒	50μg
维生素 B_6	1.4mg	铜	1.5mg
维生素 B_{12}	2.4μg	氟	1mg
维生素 C	100mg	锰	3mg
烟酸	14mg		

[a] 能量相当于 2000kcal；蛋白质、脂肪、碳水化合物供能分别占总能量的 13%、27% 与 60%。

续表

二、决策与计划

人员分配

时间安排

工具和材料

工作步骤

三、实施

1. 整体观察　观察食品标签的整体信息，是否有食物营养成分含量表、比较声称、属性声称和营养功能声称，填写记录表。

2. 查找食品标签的净含量　在食品标签上查找净含量/重量、小包装的重量和食用方法与推荐量。最后要确定食品是每100g（mL）标示的营养成分含量。

3. 对营养成分的含量及相关内容进行分析

（1）计算总能量（蛋白质、脂肪和碳水化合物）

蛋白质提供能量 $E_3 =$ 蛋白质（g）$\times 4$（kcal/g）

脂肪提供能量 $E_2 =$ 脂肪（g）$\times 9$（kcal/g）

碳水化合物提供能量 $E_1 =$ 碳水化合物的含量（g）$\times 4$（kcal/g）

食物总能量 $\sum E = E_1 + E_2 + E_3$

（2）计算三大营养素的供能比例

蛋白质供能比例 $= E_3 / \sum E \times 100\%$

脂肪供能比例 $= E_2 / \sum E \times 100\%$

碳水化合物供能比例 $= E_1 / \sum E \times 100\%$

将以上的结果整理成表格。

4. 营养标签评价。

营养标签评价表

项目	了解重点	判断依据
标示项目	主要营养素是否齐全	GB 28050—2011
能量供给	三大供能比例是否合理	NRVs 或 DRI
脂肪	脂肪含量、供能比例、胆固醇含量是否过高	
微量营养素	微量营养素占日需要量百分比	
钠	含量是否过高	GB 7718—2021
格式	是否规范	

四、检查

根据小组间讨论情况及教师讲解情况，对整个计算和评价结果进行检查和核对。

五、评估考核标准（技能和素质考核）

考评项目		组内评估	组间评估	教师（企业教师）评估	备注
素质考评 （15分）	工作纪律（5分）				
	团队合作（5分）				
	职业道德（5分）				
任务工单（实训报告）考评（30分）					
实操技能考评 （55分）	软件使用（10分）				
	任务方案（10分）				
	实施过程（15分）				
	完成情况（15分）				
	其他（5分）				
综合评价（100分）					

组长签字：　　　　　　　　教师签字：

实训二　食品质量感官鉴定

小组成员			学时	
实训场地		指导教师	日期	

目标	**知识目标** 1. 掌握食品感官鉴别的基本方法。 2. 熟悉食品感官鉴定的评分规则。 **能力目标** 1. 具备对食品进行初步感官鉴定的能力。 2. 能对食品进行优劣判断。 3. 能对消费者进行食品选购的指导。
工作要求 （任务描述）	1. 选取 3 种不同品牌的鸡蛋，从视觉、嗅觉、味觉、触觉、听觉 5 个方面对三种鸡蛋进行感官质量评价，并记录评价结果。 2. 记录实验结果，并进行结果分析。
工作条件 （实训条件）	市售鸡蛋、玻璃平皿

工作流程

一、工作准备

1. 选购 3 种不同品牌的鸡蛋，按照品牌给鸡蛋编号。
2. 准备好干净玻璃平皿。
3. 准备光源。

二、决策与计划

人员分配	
时间安排	
工具和材料	市售鸡蛋、玻璃平皿
工作步骤	（1）蛋壳的感官鉴别　①眼看，即用眼睛观察蛋的外观形状、色泽、清洁程度等。鲜蛋蛋壳清洁、完整、无光泽，壳上有一层白霜，色泽鲜明。②手摸，即用手摸蛋的表面是否粗糙，手掂蛋，把蛋放在手掌心上翻转等。鲜蛋蛋壳粗糙，重量适当。③耳听，把蛋拿在手上，轻轻抖动使蛋与蛋相互碰击，细听其声，或是手握蛋摇动，听其声音，蛋与蛋相互碰击声音清脆，手握蛋摇动无声。④鼻嗅，用嘴向蛋壳上轻轻吹一口热气，然后用鼻子嗅其气味，鲜蛋有轻微的生石灰味。 （2）鲜蛋的灯光透视评定　灯光透视是指在暗室中用手握住蛋体紧贴在照蛋器（或手电筒围上暗色纸筒）的光线洞口上，前后上下左右来回轻轻转动，靠光线的帮助观察蛋壳有无裂纹、气室大小、蛋黄移动的影子、内容物的澄明度、蛋内异物，以及蛋壳内表面有无霉斑、胚的发育等情况。如有阳光也可以用纸筒对着阳光直接观察。鲜蛋气室直径小于 11mm，整个蛋呈微红色，蛋黄见阴影或无阴影，且位于中央，不移动，蛋壳无裂纹。 （3）鲜蛋内容物评定　将鲜蛋打开，将其内容物置于玻璃平皿上观察，鲜蛋蛋黄、蛋清色泽分明，无异常颜色，蛋黄呈圆形凸起而完整，并带有韧性，蛋清浓厚、稀稠分明，系带粗白而有韧性，并紧贴蛋黄的两端，嗅闻时具有鲜蛋的正常气味，无异味。 （4）鲜蛋分级　鲜蛋按照下列规定分为三等三级。①等级规定：一等蛋，每个蛋重在 60 g 以上；二等蛋，每个蛋重在 50 g 以上；三等蛋，每个蛋重在 38 g 以上。②级别规定：一级蛋，蛋完清洁、坚硬、完整，气室深度 0.5 cm 以上者不得超过 10%，蛋白清明而质浓厚，胚胎无发育。二级蛋，蛋壳尚清洁、坚硬、完整，气室深度 0.6 cm 以上者不得超过 10%，蛋白略显明而质尚浓厚，蛋黄略显清明，但仍固定，胚胎无发育。三级蛋，蛋壳污壳者不得超过 10%，气室深度 0.8 cm 以上者不得超过 25%，蛋白清明，质稍稀薄，蛋黄显明且移动，胚胎微有发育。

三、实施

1. 选定小组，记录品评样品编号信息。
2. 按照感官质量评价方法对品评样品进行感官鉴别、透视评定等项目。
3. 记录实验结果，并进行结果分析。

续表

项目	等别	级别	蛋壳优劣	颜色优劣	性状优劣	气味优劣	综合评价
样品一							
样品二							
样品三							

四、检查

根据小组间讨论情况及教师讲解情况，对食品安全性、实验室安全等进行检查。

五、评估考核标准（技能和素质考核）

考评项目		组内评估	组间评估	教师（企业教师）评估	备注
素质考评（15分）	工作纪律（5分）				
	团队合作（5分）				
	职业道德（5分）				
任务工单（实训报告）考评（30分）					
实操技能考评（55分）	软件使用（10分）				
	任务方案（10分）				
	实施过程（15分）				
	完成情况（15分）				
	其他（5分）				
综合评价（100分）					

组长签字：   教师签字：

实训三　食物选择与烹调技巧

小组成员				学时	
实训场地		指导教师		日期	
目标	**知识目标** 1. 掌握食物营养价值的影响因素。 2. 熟悉食物所含营养成分及抗氧化因子的种类；各类食物营养价值。 **能力目标** 1. 具有有效甄别、食物选择的能力。 2. 能进行食物烹调，避免食物营养价值的损失。 3. 能掌握烹调技巧，分析食物营养价值的影响因素并确保食品安全。				
工作要求（任务描述）	1. 根据提供的不同类别食物，正确分析食物营养成分的分布及种类。 2. 利用提供食物进行食物的初加工，避免营养价值流失。 3. 制作保存食物营养成分相对完好的营养餐，为设计人群食谱打下基础。				
工作条件（实训条件）	1. 营养配餐实训室、膳食计算软件、计算机、食物模型等。 2. 烹调设备与工具、健康安全的食材等。				

工作流程

一、工作准备

1. 准备食材。
2. 认识食材，分析食材新鲜度。
3. 分析食材所含营养成分。

食物组	提供主要营养素
谷类、杂豆	碳水化合物、蛋白质、膳食纤维、B族维生素、铁、锌、镁等
薯类	碳水化合物、膳食纤维、钾
蔬菜类	β-胡萝卜素、叶酸、钙、钾、维生素C、膳食纤维；也是植物化学物的良好来源，如多酚类、类胡萝卜素、有机硫化物等
水果类	维生素C、钾、镁以及膳食纤维（果胶、半纤维）；也是植物化学物的良好来源
鱼畜禽肉类	优质蛋白质、脂类和脂溶性维生素、B族维生素和硒等；鱼油含有DHA和EPA
蛋类	优质蛋白质、脂类、磷脂、维生素和矿物质
乳类	优质蛋白质、钙、B族维生素等；酸奶、奶酪还提供益生菌
大豆及其制品	蛋白质、脂肪、维生素E；另外还含磷脂、大豆异黄酮、植物甾醇等
坚果	脂肪、必需脂肪酸、蛋白质、维生素E、B族维生素、矿物质等；栗子富含淀粉
油	脂肪和必需脂肪酸、维生素E

二、决策与计划

人员分配
时间安排
工具和材料
工作步骤

三、实施

1. 将不同类别的食物进行正确归类，并叙述其营养价值。
2. 将食物进行初加工，叙述保留其营养成分的烹调方法。
3. 进行进一步加工及烹调。

四、检查

根据小组间讨论情况及教师讲解情况，对整个食物选择与制作过程、食品安全性、实验室安全等进行检查。

五、评估考核标准（技能和素质考核）

考评项目		组内评估	组间评估	教师（企业教师）评估	备注
素质考评（15分）	工作纪律（5分）				
	团队合作（5分）				
	职业道德（5分）				
任务工单（实训报告）考评（30分）					
实操技能考评（55分）	软件使用（10分）				
	任务方案（10分）				
	实施过程（15分）				
	完成情况（15分）				
	其他（5分）				
综合评价（100分）					

组长签字：　　　　　　　　　　　教师签字：

答案解析

练习题

单选题

1. 下列关于谷物的描述中，错误的是（ ）

　　A. 谷类食物中维生素绝大部分存在于胚乳中

　　B. 糙米是全谷物

　　C. 玉米中的烟酸是结合型，不易被人体吸收利用

　　D. 谷物提供的碳水化合物是最经济的能量来源

2. 全谷物中应包含的谷粒结构是（ ）

　　①谷皮；②糊粉层；③胚乳；④谷胚

　　A. ①②　　　　　　　　B. ①②③　　　　　　　　C. ②③④　　　　　　　　D. ①②③④

3. 谷类食物含有丰富的碳水化合物，主要存在于（ ）

　　A. 谷胚　　　　　　　　B. 胚乳　　　　　　　　C. 糊粉层　　　　　　　　D. 谷皮

4. 属于大豆类制品的是（ ）

　　①腐竹；②烤麸；③豆浆；④粉丝；⑤酱油

　　A. ①③⑤　　　　　　　B. ①③　　　　　　　　C. ②④⑤　　　　　　　　D. ②③④

5. 下列食品中，不以大豆作为原料的是（ ）

　　A. 百叶　　　　　　　　B. 烤麸　　　　　　　　C. 千张　　　　　　　　D. 素鸡

6. 下列蔬菜与植物化合物对应关系正确的是（ ）

　　①萝卜—硫苷；②洋葱—有机硫化物；③西兰花—β-谷甘醇；

　　④紫甘蓝—花青素；⑤紫茄子—类胡萝卜素

　　A. ①③⑤　　　　　　　B. ②④⑤　　　　　　　C. ①②③　　　　　　　　D. ①②④

7. 下列关于水果的描述，正确的是（ ）

　　A. 水果中含有的果胶是一种可溶性膳食纤维

　　B. 水果和果汁可以相互代替

　　C. 蔬菜和水果可以相互代替

　　D. 糖尿病患者一般不建议食用富含果糖的水果

8. 畜肉通常呈现红色，颜色深浅与（ ）有关

　　A. 血红蛋白　　　　　　B. 肌红蛋白　　　　　　C. 肌球蛋白　　　　　　D. 肌动蛋白

9. 关于畜禽肉营养价值叙述正确的是（ ）

　　①畜禽肉是铁良好的来源；②畜禽肉含丰富的含氮浸出物，炖汤时味道更加鲜美；③畜禽肉含丰富的结缔组织，是完全蛋白质；④畜肉较禽肉含丰富的维生素 C 和维生素 B_{12}

　　A. ①②③④　　　　　　B. ②③　　　　　　　　C. ①③　　　　　　　　D. ①④

10. 下列乳制品中，经发酵制成的是（ ）

　　①奶酪；②奶粉；③炼乳；④酸奶

　　A. ①②　　　　　　　　B. ①③　　　　　　　　C. ①④　　　　　　　　D. ②④

11. 煮鸡蛋时，如果煮的时间过长后会使蛋黄外面呈墨绿色，这是因为生成了（ ）所导致的

　　A. 硫酸铁　　　　　　　B. 磷酸铁　　　　　　　C. 氯化铁　　　　　　　D. 硫化铁

12.《食品安全国家标准 预包装食品营养标签通则》（GB 28050—2011）于（ ）

    A. 2012 年 1 月 1 日 强制性实施

    B. 2013 年 1 月 1 日 强制性实施

    C. 2013 年 1 月 1 日 推荐实施

    D. 2012 年 1 月 1 日 推荐实施

13.《食品安全国家标准 预包装食品营养标签通则》强制要求所有营养标签都必须标示"1+4"，"1+4"是（ ）

    A."1"指能量；"4"指蛋白质、脂肪、碳水化合物和钠

    B."1"指碳水化合物；"4"指蛋白质、脂肪、维生素和钠

    C."1"指蛋白质；"4"指碳水化合物、脂肪、维生素和钠

    D."1"指脂肪；"4"指蛋白质、矿物质、维生素和钠

书网融合……

本章小结　　　　　　微课　　　　　　题库

营养配餐设计基础知识

学习目标

知识目标

1. 掌握 中国居民膳食指南中一般人群膳食指南核心推荐；食物成分表的应用；膳食调查的方法、体格测量的方法。

2. 熟悉 中国居民膳食指南中特殊人群膳食指南核心推荐；中国居民膳食宝塔各层大类食物和食物量；膳食营养素计算与评价；机体营养状况评价。

3. 了解 膳食调查的意义；营养缺乏症临床检查方法。

技能目标

1. 能够依据中国居民膳食宝塔评估日常膳食情况，并依据中国居民膳食指南指导日常膳食，调整饮食结构。

2. 能够应用食物成分表，开展膳食调查，完成膳食评价。

3. 能够规范测量常用体格指标，进行营养综合评定。

素质目标

通过本项目的学习，学思践悟"健康中国"战略，关注合理营养、健康等现实问题，增强职业责任感、职业使命感、社会责任感。

情境导入

情境 陈女士，60岁，身高160 cm，体重56 kg，一日膳食情况如下。

餐次		食物名称	用量
早餐	主餐	杂粮包	燕麦10 g　玉米面10 g　面粉50 g
		蒸蛋	鸡蛋50 g
		素炒绿豆芽	绿豆芽50 g　胡萝卜20 g　油5 g
		百合莲子粥	糯米10 g　粳米20 g　百合5 g　莲子10 g
	水果	猕猴桃	80 g
	甜点	麦冬枸杞蒸南瓜	麦冬5 g　枸杞5 g　南瓜80 g
午餐	主餐	红薯米饭	烟薯50 g　粳米50 g
		炖牛肉	牛肉40 g　白萝卜100 g
		三鲜菌菇	金针菇15 g　平菇15 g　海鲜菇15 g　丝瓜50 g
		杏仁豆腐	杏仁10 g　黄豆20 g
		素炒洋葱木耳	木耳10 g　洋葱80 g
	水果	葡萄	葡萄100 g
	甜点	桂花糯米藕	糯米20 g　藕100 g

续表

餐次		食物名称	用量
晚餐	主餐	小米发糕	小米面30 g 奶粉20 g 面粉90 g
		蒸鱼	鲈鱼100 g
		素炒菠菜	菠菜100 g
		上汤娃娃菜	娃娃菜100 g
		杂粮豆浆（1份）	黑豆10 g 黄豆10 g 燕麦10 g 黑芝麻10 g
	水果	无花果	无花果80 g
	甜点	润肺炖梨	荸荠20 g 银耳5 g 秋梨50 g
加餐	酸奶	酸奶	酸奶100 g

问题 陈女士的膳食是否合理？请提出改善建议。

任务一 认识平衡膳食与合理营养

PPT

一、中国居民膳食指南认知

膳食指南（dietary guidelines，DG）是根据营养科学原则和当地百姓健康需要，结合当地食物生产供应情况及人群生活实践，以政府或权威机构研究并提出的食物选择和身体活动的指导意见。膳食指南根据食物生产供应及各国居民实际生活情况，将现有的膳食营养与健康的证据研究转化为以食物为基础的平衡膳食的指导性文件，旨在帮助人们作出科学的食物选择，合理搭配膳食，以维持和促进健康，预防和减少营养相关疾病的发生。膳食指南作为科学共识和指导，可直接或间接地指导健康教育工作者、政策的制定者等开展相关工作；作为国家或地区发展食物生产及规划的依据，从而满足国家健康和食物生产策略，指导居民食物消费；作为公众营养健康信息传播之源，引导居民合理选择食物、促进健康。

基于近年来营养、膳食与健康研究科学证据的更新和发展，以及中国居民饮食方式和膳食结构不断发生新变化，2016年经中国营养学会常务理事会研究决定，我国居民膳食指南将根据需要每5～10年修订一次。中国营养学会2020年6月启动了《中国居民膳食指南》修订工作，于2022年4月26日发布。

《中国居民膳食指南（2022）》包含2岁以上大众膳食指南，以及妊娠期妇女、哺乳期妇女、0～6个月龄婴幼儿、7～24个月龄、学龄前儿童、学龄儿童、老年人、高龄老人、素食人群9类特定人群膳食指南。除了24个月以下的婴幼儿、素食人群外，其他人群都需要结合一般人群膳食指南的准则而应用。

（一）一般人群膳食指南 微课1

2022年指南遴选8条基本准则，作为2岁以上健康人群合理膳食的必须遵循原则，强调了膳食模式、饮食卫生、三餐规律、饮水和食品选购、烹饪的实践能力。

1. 食物多样，合理搭配 核心推荐：①坚持谷类为主的平衡膳食模式。②每天的膳食应包括谷薯类、蔬菜水果、畜禽鱼蛋奶和豆类食物。③平均每天摄入12种以上食物，每周25种以上，合理搭配。④每天摄入谷类食物200～300 g，其中包含全谷物和杂豆类50～150 g；薯类50～100 g。

2. 吃动平衡，健康体重 核心推荐：①各年龄段人群都应天天进行身体活动，保持健康体重。②食不过量，保持能量平衡。③坚持日常身体活动，每周至少进行5天中等强度身体活动，累计150分钟以上；主动身体活动最好每天 6000 步。④鼓励适当进行高强度有氧运动，加强抗阻运动，每周 2 ~ 3 天。⑤减少久坐时间，每小时起来动一动。

3. 多吃蔬果、奶类、全谷、大豆 核心推荐：①蔬菜水果、全谷物和奶制品是平衡膳食的重要组成部分。②餐餐有蔬菜，保证每天摄入不少于 300 g 的新鲜蔬菜，深色蔬菜应占 1/2。③天天吃水果，保证每天摄入 200 ~ 350 g 的新鲜水果，果汁不能代替鲜果。④吃各种各样的奶制品，摄入量相当于每天 300 mL 以上液态奶。⑤经常吃全谷物、大豆制品，适量吃坚果。

4. 适量吃鱼、禽、蛋、瘦肉 核心推荐：①鱼、禽、蛋类和瘦肉摄入要适量，平均每天 120 ~ 200 g。②每周最好吃鱼 2 次或 300 ~ 500 g，蛋类 300 ~ 350 g，畜禽肉 300 ~ 500 g。③少吃深加工肉制品。④鸡蛋营养丰富，吃鸡蛋不弃蛋黄。⑤优先选择鱼，少吃肥肉、烟熏和腌制肉制品。

5. 少盐少油，控糖限酒 核心推荐：①培养清淡饮食习惯，少吃高盐和油炸食品。成年人每天摄入食盐不超过 5 g，烹调油 25 ~ 30 g。②控制添加糖的摄入量，每天不超过 50 g，最好控制在 25 g 以下。③反式脂肪酸每天摄入量不超过 2 g。④不喝或少喝含糖饮料。⑤儿童青少年、妊娠期妇女、哺乳期妇女以及慢性病患者不应饮酒。成年人如饮酒，一天饮用的酒精量不超过 15 g。

6. 规律进餐，足量饮水 核心推荐：①合理安排一日三餐，定时定量，不漏餐，每天吃早餐。②规律进餐、饮食适度，不暴饮暴食、不偏食挑食、不过度节食。③足量饮水，少量多次。在温和气候条件下，低身体活动水平成年男性每天喝水 1700 mL，成年女性每天喝水 1500 mL。④推荐喝白水或茶水，少喝或不喝含糖饮料，不用饮料代替白水。

7. 会烹会选，会看标签 核心推荐：①在生命的各个阶段都应做好健康膳食规划。②认识食物，选择新鲜的、营养素密度高的食物。③学会阅读食品标签，合理选择预包装食品。④学习烹饪、传承传统饮食，享受食物天然美味。⑤在外就餐，不忘适量与平衡。

8. 公筷分餐，杜绝浪费 核心推荐：①选择新鲜卫生的食物，不食用野生动物。②食物制备生熟分开，熟食二次加热要热透。③讲究卫生，从分餐公筷做起。④珍惜食物，按需备餐，提倡分餐不浪费。⑤做可持续食物系统发展的践行者。

（二）特定人群膳食指南 微课 2 ~ 6

1. 备孕和妊娠期妇女膳食指南 妊娠期适宜增重有助于孕育健康胎儿，减少妊娠并发症、母体产后体重滞留和肥胖的风险。主动身体活动有助于维持妊娠期体重适宜增长，户外活动接触阳光有利于维生素 D 合成。吸烟和被动吸烟可能导致流产、早产、胎盘发育异常、死胎、低出生体重和先天畸形。妊娠期饮酒可能导致胎儿酒精综合症、增加流产、死产和其他胎盘并发症的风险。愉快、健康的生活方式有助于优孕优生，充分准备有利于成功母乳喂养。因此，备孕和妊娠期妇女膳食指南核心推荐共 6 条：①调整妊娠前体重至正常范围，保证妊娠期体重适宜增长；②常吃含铁丰富的食物，选用碘盐，合理补充叶酸和维生素 D；③孕吐严重者，可少量多餐，保证摄入含必需量碳水化合物的食物；④妊娠中晚期适量增加奶、鱼、禽、蛋、瘦肉的摄入；⑤经常户外活动，禁烟酒，保持健康生活方式；⑥愉快孕育新生命，积极准备母乳喂养。

2. 哺乳期妇女膳食指南 哺乳期妇女的营养是泌乳的基础，尤其是那些母体储备量较低、容易受膳食影响的营养素。哺乳期妇女的心理及精神状态是影响乳汁分泌的重要因素，哺乳期间保持愉悦心情可以提高母乳喂养的成功率。坚持哺乳、适量的身体活动，有利于身体复原和体重恢复正常。吸烟、饮酒会影响乳汁分泌，其含有的尼古丁和乙醇也可通过乳汁进入婴儿体内，影响婴儿睡眠及精神运动发育，哺乳期间应忌烟酒。茶和咖啡中的咖啡因可以造成婴儿兴奋。因此，哺乳期妇女膳食指南核心推荐共 5 条：①产褥期食物多样不过量，坚持整个哺乳期营养均衡；②适量增加富含优质蛋白质及维生素 A 的动物性食物和海产品，选用碘盐，合理补充维生素 D；③家庭支持，愉悦心情，充足睡眠，坚持母乳喂养；④增加身体活动，促进产后恢复健康体重；⑤多喝汤和水，限制浓茶和咖啡，忌烟酒。

3. 0~6个月龄婴儿喂养指南 针对我国6月龄内婴儿的喂养需求和可能出现的问题，基于目前已有的充分证据，同时参考世界卫生组织（WHO）、联合国儿童基金会（UNICEF）和其他国际组织的相关建议，提出6月龄内婴儿母乳喂养指南，包括如下6条准则：①母乳是婴儿最理想的食物，坚持6月龄内纯母乳喂养；②出生后1小时内开奶，重视尽早吸吮妈妈乳头；③顺应喂养，建立良好的生活规律；④适当补充维生素D，母乳喂养不需补钙；⑤任何动摇母乳喂养的想法和举动，都必须咨询医生或其他专业人员，并由他们帮助作出决定；⑥定期监测婴儿体格指标，保持健康生长。

4. 7~24个月龄婴幼儿喂养指南 7~24月龄婴幼儿处于生命早期1000天健康机遇窗口期的第三阶段，适宜的营养和喂养不仅关系到婴幼儿近期的生长发育，也关系到长期的健康。对于7~24月龄婴幼儿，母乳仍然是重要的营养来源，但单一的母乳喂养已经不能完全满足其对能量及营养素的需求，必须引入其他营养丰富的食物。7~24月龄婴幼儿消化系统、免疫系统的发育、感知觉及认知行为能力的发展，均需要通过接触、感受和尝试，来体验各种食物，逐步适应并耐受多样的食物，从被动接受喂养转变到自主进食。父母及喂养者的喂养行为对7~24月龄婴幼儿的营养和饮食行为也有显著的影响。回应婴幼儿摄食需求，有助于健康饮食习惯的形成，并具有长期而深远的影响。针对我国7~24月龄婴幼儿营养和喂养的需求以及现有的主要营养问题，基于目前已有的证据，同时参考WHO、UNICEF和其他国际组织的相关建议，提出7~24月龄婴幼儿的喂养指南共6条：①继续母乳喂养，满6月龄起必须添加辅食，从富含铁的泥糊状食物开始；②及时引入多样化食物，重视动物性食物的添加；③尽量少加糖盐，油脂适当，保持食物原味；④提倡回应式喂养，鼓励但不强迫进食；⑤注重饮食卫生和进食安全；⑥定期监测体格指标，追求健康生长。

5. 学龄前儿童膳食指南 2~5岁仍处于快速生长发育阶段，营养需求较大，所摄入的食物种类和膳食模式已接近成年人，但消化功能尚未完全成熟，其膳食制备与成年人有一定的差异。此时儿童的自主性、好奇心、学习模仿能力增强，学龄前期是形成良好饮食行为和健康生活方式的关键时期。基于儿童的生理和营养特点及饮食习惯培养规律，结合我国学龄前儿童膳食营养现状和饮食行为问题，其膳食指南应在一般人群膳食指南基础上增加5条核心推荐：①食物多样，规律就餐，自主进食，培养健康饮食行为；②每天饮奶，足量饮水，合理选择零食；③合理烹调，少调料少油炸；④参与食物选择与制作，增进对食物的认知和喜爱；⑤经常户外活动，定期体格测量，保障健康成长。

6. 学龄儿童膳食指南 学龄儿童是指从6岁到不满18岁的未成年人。学龄儿童正处于生长发育阶段，对能量和营养素的需要量相对高于成年人。全面、充足的营养是其正常生长发育，乃至一生健康的物质保障，因此，更需要强调合理膳食。学龄期是建立健康信念和形成健康饮食行为的关键时期。学龄儿童应积极学习营养健康知识，主动参与食物选择和制作，提高营养健康素养。在一般人群膳食指南的基础上，学龄儿童膳食指南提出5条准则：①主动参与食物选择和制作，提高营养素养；②吃好早餐，合理选择零食，培养健康饮食行为；③天天喝奶，足量饮水，不喝含糖饮料，禁止饮酒；④多户外活动，少视屏时间，每天60分钟以上的中高强度身体活动；⑤定期监测体格发育，保持体重适宜增长。

7. 老年人膳食指南 随着年龄增加，尤其是超过65岁，衰老的特征比较明显地表现出来。生理上的变化主要体现在代谢能力下降，呼吸功能衰退，心脑功能衰退，视觉和听觉及味觉等感官反应迟钝，肌肉衰减等。这些变化会影响老年人摄取、消化食物和吸收营养物质的能力，使他们容易出现蛋白质、微量营养素摄入不足，产生消瘦、贫血等问题，降低了身体的抵抗能力，增加罹患疾病的风险。在一般成年人平衡膳食的基础上，老年人膳食指南核心推荐有4条：①食物品种丰富，动物性食物充足，常吃大豆制品；②鼓励共同进餐，保持良好食欲，享受食物美味；③积极户外活动，延缓肌肉衰减，保持适宜体重；④定期健康体检，测评营养状况，预防营养缺乏。

8. 高龄老年人膳食指南 高龄老年人常指 80 岁及以上的老年人。高龄、衰弱老年人往往进食受限、味觉、嗅觉、消化吸收能力降低，营养摄入不足。因此需要能量和营养密度高、品种多样的食物，多吃鱼、畜禽肉、蛋类、奶制品及大豆类等营养价值和生物利用率高的食物，同时配以适量的蔬菜和水果。精细烹制，口感丰富美味，食物质地细软，适应老年人的咀嚼、吞咽能力。根据具体情况，采取多种措施鼓励进食，减少不必要的食物限制。体重丢失是营养不良和老年人健康状况恶化的征兆信号，增加患病、衰弱和失能的风险。老年人要经常监测体重，对于体重过轻（BMI < 20 kg/m²）或近期体重明显下降的老年人，应进行医学营养评估，及早查明原因，从膳食上采取措施进行干预。如膳食摄入不足目标量的 80%，应在医生和临床营养师指导下，适时合理补充营养，如特医食品、强化食品和营养素补充剂，以改善营养状况，提高生活质量。高龄、衰弱老年人需要坚持身体和益智活动，动则有益，维护身心健康，延缓身体功能的衰退。高龄老年人膳食指南核心推荐有 6 条：①食物多样，鼓励多种方式进食；②选择质地细软，能量和营养素密度高的食物；③多吃鱼禽肉蛋奶和豆，适量蔬菜配水果；④关注体重丢失，定期营养筛查评估，预防营养不良；⑤适时合理补充营养，提高生活质量；⑥坚持健身与益智活动，促进身心健康。

9. 素食人群膳食指南 素食人群是指以不食畜禽肉、水产品等动物性食物为饮食方式的人群，主要包括全素和蛋奶素。素食人群更应认真设计自己的膳食，合理利用食物，搭配恰当，以确保满足营养需要和促进健康；并定期进行营养状况监测，以尽早发现潜在的营养问题从而及时调整饮食结构。合理设计和安排的膳食，可有效避免营养素缺乏。对素食人群的 6 大核心推荐：①食物多样，谷类为主；适量增加全谷物；②增加大豆及其制品的摄入，选用发酵豆制品；③常吃坚果、海藻和菌菇；④蔬菜、水果应充足；⑤合理选择烹调油；⑥定期监测营养状况。

二、中国居民平衡膳食宝塔认知

中国居民平衡膳食宝塔（Chinese food guide pagoda，以下简称"宝塔"）是根据《中国居民膳食指南（2022）》的准则和核心推荐，把平衡膳食原则转化为各类食物的数量和所占比例的图形化表示。

中国居民平衡膳食宝塔形象化的组合，遵循了平衡膳食的原则，体现了在营养上比较理想的基本食物构成。宝塔共分 5 层，各层面积大小不同，体现了 5 大类食物和食物量的多少。5 大类食物包括谷薯类、蔬菜水果、畜禽鱼蛋奶类、大豆和坚果类以及烹调用油盐。食物量是根据不同能量需要量水平设计，宝塔旁边的文字注释，标明了在 1600 ~ 2400 kcal 能量需要量水平时，一段时间内成年人每人每天各类食物摄入量的建议值范围（图 2 - 1）。

第一层：谷薯类食物

谷薯类是膳食能量的主要来源（碳水化合物提供总能量的 50% ~ 65%），也是多种微量营养素和膳食纤维的良好来源。膳食指南中推荐 2 岁以上健康人群的膳食应做到食物多样、合理搭配。谷类为主是合理膳食的重要特征。在 1600 ~ 2400 kcal 能量需要量水平下的一段时间内，建议成年人每人每天摄入谷类 200 ~ 300 g，其中包含全谷物和杂豆类 50 ~ 150 g；另外，薯类 50 ~ 100 g，从能量角度，相当于 15 ~ 35 g 大米。

谷类、薯类和杂豆类是碳水化合物的主要来源。谷类包括小麦、稻米、玉米、高粱等及其制品，如米饭、馒头、烙饼、面包、饼干、麦片等。全谷物保留了天然谷物的全部成分，是理想膳食模式的重要组成，也是膳食纤维和其他营养素的来源。杂豆包括大豆以外的其他干豆类，如红小豆、绿豆、芸豆等。我国传统膳食中整粒的食物常见的有小米、玉米、绿豆、红豆、荞麦等，现代加工产品有燕麦片等，因此把杂豆与全谷物归为一类。2 岁以上人群都应保证全谷物的摄入量，以此获得更多营养素、膳食纤维和健康益处。薯类包括马铃薯、红薯等，可替代部分主食。

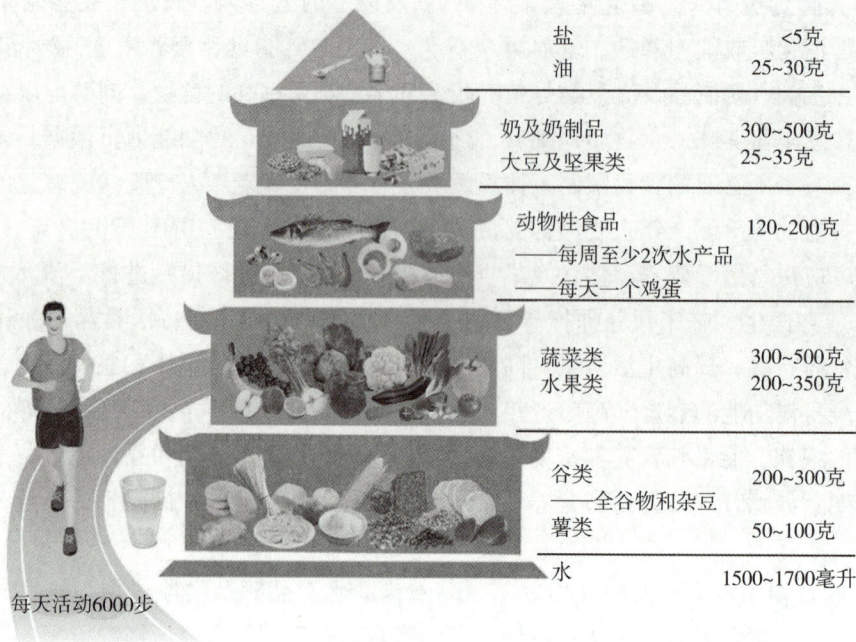

盐	<5克
油	25~30克
奶及奶制品	300~500克
大豆及坚果类	25~35克
动物性食品	120~200克
——每周至少2次水产品	
——每天一个鸡蛋	
蔬菜类	300~500克
水果类	200~350克
谷类	200~300克
——全谷物和杂豆	
薯类	50~100克
水	1500~1700毫升

每天活动6000步

图 2 - 1　中国居民平衡膳食宝塔

第二层：蔬菜水果

蔬菜水果是膳食指南中鼓励多摄入的两类食物。在 1600 ~ 2400 kcal 能量需要量水平下，推荐成年人每天蔬菜摄入量至少达到 300 g，水果 200 ~ 350 g。蔬菜水果是膳食纤维、微量营养素和植物化学物的良好来源。蔬菜包括嫩茎、叶、花菜类、根菜类、鲜豆类、茄果瓜菜类、葱蒜类、菌藻类及水生蔬菜类等。深色蔬菜是指深绿色、深黄色、紫色、红色等有颜色的蔬菜，每类蔬菜提供的营养素略有不同，深色蔬菜一般富含维生素、植物化学物和膳食纤维，推荐每天占总体蔬菜摄入量的 1/2 以上。

水果多种多样，包括仁果、浆果、核果、柑橘类、瓜果及热带水果等。推荐吃新鲜水果，在鲜果供应不足时可选择一些含糖量低的干果制品和纯果汁。

第三层：鱼、禽、肉、蛋等动物性食物

鱼、禽、肉、蛋等动物性食物是膳食指南推荐适量食用的食物。在 1600 ~ 2400 kcal 能量需要量水平下，推荐每天鱼、禽、肉、蛋摄入量共计 120 ~ 200 g。

新鲜的动物性食物是优质蛋白质、脂肪和脂溶性维生素的良好来源，建议每天畜禽肉的摄入量为 40 ~ 75 g，少吃加工类肉制品。目前我国汉族居民的肉类摄入以猪肉为主，且增长趋势明显。猪肉含脂肪较高，应尽量选择瘦肉或禽肉。常见的水产品包括鱼、虾、蟹和贝类，此类食物富含优质蛋白质、脂类、维生素和矿物质，推荐每天摄入量为 40 ~ 75 g，有条件可以优先选择。蛋类包括鸡蛋、鸭蛋、鹅蛋、鹌鹑蛋、鸽子蛋及其加工制品，蛋类的营养价值较高，推荐每天 1 个鸡蛋（相当于 50 g 左右），吃鸡蛋不能丢弃蛋黄，蛋黄含有丰富的营养成分，如胆碱、卵磷脂、胆固醇、维生素 A、叶黄素、锌、B 族维生素等，无论对多大年龄人群都具有健康益处。

第四层：奶类、大豆和坚果

奶类和豆类是鼓励多摄入的食物。奶类、大豆和坚果是蛋白质和钙的良好来源，营养素密度高。在 1600 ~ 2400 kcal 能量需要量水平下，推荐每天应摄入至少相当于鲜奶 300 g 的奶类及奶制品。在全球奶制品消费中，我国居民摄入量一直很低，多吃各种各样的乳制品，有利于提高乳类摄入量。

大豆包括黄豆、黑豆、青豆，其常见的制品如豆腐、豆浆、豆腐干及千张等。坚果包括花生、葵花

子、核桃、杏仁、榛子等，部分坚果的营养价值与大豆相似，富含必需脂肪酸和必需氨基酸。推荐大豆和坚果摄入量共为 25 ~ 35 g，其他豆制品摄入量需按蛋白质含量与大豆进行折算。坚果无论作为菜肴还是零食，都是食物多样化的良好选择，建议每周摄入 70 g 左右（相当于每天 10 g 左右）。

第五层：烹调油和盐

油盐作为烹饪调料必不可少，但建议尽量少用。推荐成年人平均每天烹调油不超过 25 ~ 30 g，食盐摄入量不超过 5 g。按照 DRIs 的建议，1 ~ 3 岁人群膳食脂肪供能比应占膳食总能量 35%；4 岁以上人群占 20% ~ 30%。在 1600 ~ 2400 kcal 能量需要量水平下脂肪的摄入量为 36 ~ 80 g。其他食物中也含有脂肪，在满足平衡膳食模式中其他食物建议量的前提下，烹调油需要限量。按照 25 ~ 30 g 计算，烹调油提供 10% 左右的膳食能量。烹调油包括各种动植物油，植物油如花生油、大豆油、菜籽油、葵花籽油等，动物油如猪油、牛油、黄油等。烹调油也要多样化，应经常更换种类，以满足人体对各种脂肪酸的需要。

我国居民食盐用量普遍较高，盐与高血压关系密切，限制食盐摄入量是我国长期行动目标。除了少用食盐外，也需要控制隐形高盐食品的摄入量。

酒和添加糖不是膳食组成的基本食物，烹饪使用和单独食用时也都应尽量避免。

身体活动和饮水

身体活动和水的图示仍包含在可视化图形中，强调增加身体活动和足量饮水的重要性。水是膳食的重要组成部分，是一切生命活动必需的物质，其需要量主要受年龄、身体活动、环境温度等因素的影响。低身体活动水平的成年人每天至少饮水 1500 ~ 1700 mL（7 ~ 8 杯）。在高温或高身体活动水平的条件下，应适当增加饮水量。饮水或过多都会对人体健康带来危害。来自食物中水分和膳食汤水约占1/2，推荐一天中饮水和整体膳食（包括食物中的水、汤、粥、奶等）水摄入共计 2700 ~ 3000 mL。

身体活动是能量平衡和保持身体健康的重要手段。运动或身体活动能有效地消耗能量，保持精神和机体代谢的活跃性。鼓励养成天天运动的习惯，坚持每天多做一些消耗能量的活动。推荐成年人每天进行至少相当于快步走 6000 步以上的身体活动，每周最好进行 150 分钟中等强度的运动，如骑车、跑步、庭院或农田的劳动等。一般而言，低身体活动水平的能量消耗通常占总能量消耗的 1/3 左右，而高身体活动水平者可高达 1/2。加强和保持能量平衡，需要通过不断摸索，关注体重变化，找到食物摄入量和运动消耗量之间的平衡点。

🔗 知识链接

全民营养周

2015 年，中国营养学会联合中国疾病预防控制中心营养与健康所、农业部食物与营养发展研究所、中国科学院上海生命科学研究院营养科学研究所共同发起并确定，每年的 5 月第三周为"全民营养周"。"全民营养周"旨在通过以科学界为主导，全社会、多渠道、集中力量、传播核心营养知识和实践，使民众了解食物、提高健康素养、建立营养新生活，让营养意识和健康行为代代传递，提升国民素质，实现中国"营养梦、健康梦"。

从 1949 年渴望吃得饱，到 20 世纪 90 年代有条件吃得好，再到 21 世纪追求吃得营养、吃得健康，老百姓的"小餐桌"折射出人民对健康生活方式的"大需求"。"全民营养周"反映出的既是 70 年来中国人营养健康理念的进步，也体现了党和国家对人民健康的高度关注与责任担当。通过"全民营养周"活动，营养与健康的教育实践正在得到有效落地，既满足了人民群众日益增长的营养健康渴望，更顺应了全民共建共享大健康的时代需求。

三、中国居民膳食营养素参考摄入量

(一)概述

为了帮助个体和人群安全地摄入各种营养素，避免营养不足或营养过多的危害，营养学家根据有关营养素需要量的知识，提出了适用于各年龄、性别及劳动、生理状态人群的膳食营养素参考摄入量（DRIs），用于指导中国居民合理摄入膳食营养素，预防营养缺乏和过量，减少慢性病的发生。

(二)膳食营养素参考摄入量（DRIs）的基本内容

膳食营养素参考摄入量（dietary reference intakes，DRIs）是为了保证人体合理摄入营养素而设定的每日平均膳食营养素摄入量的一组参考值，包括七项内容，即平均需要量（EAR）、推荐摄入量（RNI）、适宜摄入量（AI）、可耐受最高摄入量（UL）、宏量营养素可接受范围（AMDR）、预防非传染性慢性病的建议摄入量（PI-NCD）和某些膳食成分的特定建议值（SPL）。

1. 平均需要量（EAR） 是指某一特定性别、年龄及生理状况群体中的所有个体对某种营养素需要量的平均值，是根据个体需要量的研究资料计算得到的。EAR 根据某些指标判断能够满足这一群体中50%个体需要量的水平，但不能满足另外50%个体对该营养素的需要。EAR 是制定 RNI 的基础，由于某些营养素的研究尚缺乏足够的人体需要量资料，因此并非所有营养素都能制定出 EAR。

2. 推荐摄入量（RNI） 相当于传统意义上的 RDA，是指可以满足某一特定性别、年龄及生理状况群体中绝大多数个体（97%~98%）需要量的某种营养素摄入水平。RNI 是以 EAR 为基础制订的，长期摄入 RNI 水平，可以满足机体对该营养素的需要，保持机体健康和维持组织中有适当的营养素储备。RNI 的主要用途是作为个体每日摄入该营养素的目标值。

3. 适宜摄入量（AI） 当某种营养素的个体需要量的研究资料不足，没有办法计算出 EAR，从而不能求得 RNI 时，可通过设定适宜摄入量 AI 来代替 RNI。AI 不是通过研究营养素的个体需要量求出来的，而是通过对健康人群摄入量的观察或实验获得的。例如纯母乳喂养的足月产健康婴儿，从出生到6个月，他们的营养素全部来自母乳，母乳中供给的各种营养素量就是他们的 AI 值。AI 的主要用途是作为个体营养素摄入量的目标。

AI 与 RNI 相似之处是二者都用作个体摄入量的目标，能够满足目标人群中几乎所有个体的需要。AI 和 RNI 的区别在于 AI 的准确性远不如 RNI，有时可能明显高于 RNI。

4. 可耐受最高摄入量（UL） 是营养素或食物成分平均每日摄入量的安全上限，是一个健康人群中几乎所有个体都不会产生毒副作用的最高摄入水平，但并不是一个建议的摄入水平。当摄入量超过 UL 进一步增加时，损害健康的危险性随之增大。对许多营养素来说，当前还没有足够的资料来制定它们的 UL，所以没有 UL 值并不代表过多摄入这些营养素没有潜在的危险。

5. 宏量营养素可接受范围（AMDR） 是指脂肪、蛋白质和碳水化合物理想的摄入范围，该范围可以提供人体对这些必须营养素的需要，并且有利于降低慢性病的发生危险。AMDR 具有上限和下限，常用占能量摄入量的百分比表示。

6. 预防非传染性慢性病的建议摄入量（PI-NCD，或简称 PI） 是以非传染性慢性病（NCD）的一级预防为目标，提出的必须营养素的每日摄入量。当 NCD 易感人群某些营养素的摄入量接近或达到 PI 时，可以降低他们发生 NCD 的风险。

7. 特定建议值（SPL） 指某些疾病易感人群膳食中某些成分的摄入量达到或接近这个建议水平时，有利于维护人体健康。主要是除了营养素以外的某些膳食成分，其中多数属于植物化合物，如大豆异黄酮、叶黄素、番茄红素、植物甾醇、氨基葡萄糖、花色苷、原花青素等，具有改善人体生理功能、预防慢性疾病的生物学作用。

（三）2023年版中国居民膳食营养素参考摄入量

2023年9月15日，中国营养学会在第十四届亚洲营养大会上同期发布我国第九版即2023年版《中国居民膳食营养素参考摄入量》。该版《中国居民膳食营养素参考摄入量》对包括能量、营养素及其他膳食成分的20个年龄组等共70余个营养素和其他膳食成分进行了修订与确认，同时对膳食营养素参考摄入量的相关概念和数值制定程序方面进行了改进和完善，制定和修订了中国人群在年龄分组、体重代表值、母乳成分参考值等方面重要的基础参考数值，纳入了近十年来国内外有关营养素和其他膳食成分在功能、评价、需要量、安全性以及慢性病预防等领域新的研究成果。新版的修改主要包括以下几点。

1. 饮水量　新版对不同妊娠期的女性的水适宜摄入量进行了推荐，考虑到妊娠早期女性的生理变化及可能存在的孕吐影响，妊娠早期女性水适宜摄入量等同于正常女性水适宜摄入量，妊娠中期和妊娠晚期女性水适宜摄入量在我国正常女性水适宜摄入量的基础上增加了300 mL。其余各年龄阶段的水适宜摄入量无修订。

新版中，还补充了对于身体活动量有所增加的人群的饮水建议，建议在进行身体活动时，要注意身体活动前、中和后水分的摄入，可分别喝水100～200 mL，以保持良好的水合状态；当身体活动量增加时，建议每天多摄入300～500 mL水，如天气炎热或身体活动量增加较多时，饮水量需进一步增加，还需要根据机体排汗量等补充水分，并酌情补充电解质。

2. 碳水化合物推荐摄入量　新版修订提出了1岁以上人群碳水化合物AMDR为50%～65%。

3. 新增菊粉、谷物β-葡聚糖、枸杞多糖等6种食物成分　新版根据我国居民饮食消费的变迁和营养学研究的新进展，保留了原有的植物化学物，包括酚类（原花青素、花色苷、大豆异黄酮、绿原酸等）、萜类（番茄红素、叶黄素、植物甾醇）、含硫化合物（异硫氰酸酯、大蒜素），新增了甜菜碱、辅酶Q_{10}、菊粉、谷物β-葡聚糖、枸杞多糖和海藻多糖等6种食物成分，并提出了辅酶Q_{10}、甜菜碱、菊粉和谷物β-葡聚糖的特定建议值，这有助于指导我国居民通过适当增加这些膳食成分预防心脑血管疾病，改善肠道菌群组成，促进肠道健康。

4. 妊娠、哺乳期妇女膳食纤维摄入量推荐　新版推荐量在每天25～30 g基础上增加了妊娠期、哺乳期妇女相应能量所需的膳食纤维值。妊娠早期不增加，妊娠中晚期以及哺乳期妇女期每天增加4 g。对于1～18岁人群，从膳食的能量密度和营养需求考虑，儿童膳食纤维摄入量应适当减少，按照成人平均25～30 g/2000 kcal计算，即12.5～15.0 g/1000 kcal。从营养素密度和能量密度考虑，儿童可按照10 g/1000 kcal计算。

任务二　食物成分表的应用

PPT

一、食物成分表的认知

食物成分一般是指食物中传统的营养素以及其他与健康有关的各种成分，食物成分表就是单位食物内各种传统营养素含量以及必要的描述性资料的集合。

食物成分表是食物成分公共数据库的主要构成部分，是营养配餐工作中必不可少的工具。近几年，构成食物成分表的中国食物成分公共数据库在不断扩大。中国疾病预防控制中心营养与健康所编著了新的食物成分表，包含三个分册，第一册是我国现有植物性食物营养成分数据集合，所列食物以植物性原料和食品为主，共收集了1110余条食物的一般营养成分数据，包括能量、水分、灰分、膳食纤维和宏量营养素共 10 种，维生素 11 种，矿物质 10 种，氨基酸 20 种，脂肪酸 45 种；第二册是动物性食物营养成分数据集合，所列食物以动物性原料和食品为主，共收集了 3600 余条食物（其中 1005 条为食物的一般营养成分数据），包括能量、水分、灰分、蛋白质、脂肪等宏量营养素共 10 种，维生素 11 种，矿物质 10 种，氨基酸 20 种，脂肪酸 45 种。第三册是加工食品营养成分数据的集合。通过食物成分表，在编制食谱时才能将营养素的需要量转换为食物的需要量，从而确定食物的品种和数量。在评价食谱所含营养素摄入量是否满足需要时，同样需要参考食物成分表中各种食物的营养成分数据。

二、食物成分表的应用

（一）中国食物成分表的主要内容

中国食物成分表的主要内容共分为九部分：①能量和食物一般营养成分。②食物氨基酸含量。③食物脂肪酸含量。④常见食物碘含量。⑤食物叶酸、胆碱、生物素、泛酸含量。⑥食物植物化学物含量。⑦食物大豆异黄酮含量。⑧常见食物嘌呤含量。⑨部分食用鱼贝类 DHA 和 EPA 含量。

在中国食物成分表中，食物按品种分为谷类及制品，薯类、淀粉及制品，干豆类及制品，蔬菜类及制品，菌藻类，水果类及制品，坚果、种子类，植物油，畜肉类及制品，禽肉类制品，乳类及制品，蛋类及制品，鱼虾蟹贝类，油脂，婴幼儿食品，小吃、甜饼，速食食品，饮料类，含酒精饮料，糖、果脯和蜜饯、蜂蜜类，调味品类，其他，共计 21 大类。

（二）食部

中国食物成分表中所有营养素的含量均以 100 g 可食部分来表示。营养素和能量的含量单位，可用 g、mg、μg/100 g 表示。

很多食物具有不可食部分。对于从市场上采集来的食物（称为"市品"或"样品"）。按照人们通常的加工、烹调方法和饮食习惯，去掉其中不可食用部分后，剩余的即为食物的可食部分。中国食物成分表中"食部"栏中的数值表示某一食物中可食用部分占食物样品的百分比。可食部百分比和废弃率是个互换互补的概念。可食部的数值表示每 100 克食物中，可以食用的部分占该食物的比例。废弃率则是不可以食用部分占该食物的比例。

$$可食部(EP) = [食品重量(W) - 废弃部分的重量(W_1)] \times 100\%$$

例：计算 1500 克食物中营养成分的含量

$$X = A \times 15 \times EP$$

式中，X 为 1500 克市售食物中某营养素的含量；A 为食物成分表中每 100 克可食部中该种营养素的含量；EP 为食物成分表中可食部比例%；15 为折合由 1500 克市品折合成 100 克时的计算系数。

食物的可食部比例不是固定不变的，它会因运输、贮藏和加工处理等方面的不同而有所不同。一般建议可采用实际测定的食物可食部的比例来计算营养素含量。

（三）各类食物成分简表

各类食物成分简表提供了 400 余种食物中所含的多种营养素。食物中含有的营养素的种类很多，简表中只列出对人体健康非常重要的一些营养素，如蛋白质、脂肪、碳水化合物以及由它们所产生的能量；此外还有维生素，如维生素 A、维生素 B$_1$、维生素 B$_2$、维生素 C 以及矿物质，如铁、锌和钙等对人体有益的营养素。为了需要特殊补充营养时或要避免吃某些不利于健康的食物成分（如胆固醇）时，可参考另外一些成分表，这些表中列出了一些食物中脂肪酸的成分和胆固醇的含量、碘的含量、叶酸的含量以及食物中总膳食纤维及其各种组成的成分。

食物成分简表所列食物品种是我国居民的主要食物，包括主食和副食。每种食物的营养素含量是具有全国代表性的数值，它不是含量最高的也不是含量最低的数值，而是一个适中的数值，也就是说全国各地都可以采用此数值，而不致于过高或过低的估计。

1. 食物成分的计算和说明

（1）能量　不是直接测定的，为计算值，采用各供能营养素（蛋白质、脂肪、碳水化合物、乙醇等）含量乘以相应的能量折算系数再求和得到（表2-1）。能量的单位采用卡（cal）和焦耳（J），1卡能量相当于4.184焦耳。现在国际通用的能量计量单位为焦耳，因而在食物成分表中"能量"一栏列出两种计量单位，即千卡（kcal）和千焦（kJ）。

$$能量（kcal）= 4 \times 蛋白质(g) + 9 \times 脂肪(g) + 4 \times 碳水化合物(g) +$$
$$7 \times 乙醇(g) + 2 \times 膳食纤维(g)$$

表2-1　能量折算系数

食物成分	kcal/g	kJ/g
蛋白质	4	17
脂肪	9	37
碳水化合物	4	17
乙醇	7	29
膳食纤维	2	8.5

（2）蛋白质　食物成分简表中蛋白质是指粗蛋白。由于蛋白质的计量是采用微量凯氏定氮法测定食物总氮量后再乘以相应的蛋白质折算系数而得。除了蛋白质以外，还含有一点其他的含氮物质，故不是纯蛋白质。但各国食物成分表中均以"蛋白质"表示，而不用"粗蛋白"表示。人们在计算食物中蛋白质时可按食物成分表中所列数据值计算。

$$蛋白质含量 = 氮含量 \times 6.25$$

（3）碳水化合物　是使用减差法计算的总碳水化合物，将食品总质量设为100，分别减去蛋白质、脂肪、水、灰分的质量，即是碳水化合物的量。减差法计算所得的碳水化合物的量包含了膳食纤维成分，在计算能量时，应将膳食纤维减去。

$$碳水化合物 = 100 - (水分 + 蛋白质 + 脂肪 + 灰分 + 膳食纤维)$$

FAO/WHO推荐使用加和法，即淀粉和糖的总和来计算总碳水化合物。

（4）脂肪和脂肪酸　脂肪是由甘油三酯和脂肪酸构成的。脂肪中的甘油三酯是提供能量的重要成分。每1克脂肪在身体内可产生9千卡（kcal）能量。脂肪可分为动物脂肪和植物脂肪两大类。动物脂肪含饱和脂肪酸多，在常温下为固体；植物脂肪含饱和脂肪酸少，而含不饱和脂肪酸较多，在常温下为液体。

脂肪酸有很多种，以碳链（C—C）的数目和碳链连接方式（单键或双键）及双键的数目来表示不同的脂肪酸。饱和脂肪酸是指碳链之间没有双键连接，只有单键相连即"C—C"，而不饱和脂肪酸为碳与碳之间的连接有双键即"C＝C"。例如18：0，表示此脂肪酸是由18个碳原子组成，碳与碳之间只有单键相连（C—C）；18：1表示18个碳原子相连接，其中有一个双键相连，而其他的都是单键相连；18：2表示碳链中有2个双键，18：3表示碳链中有3个双键，以此类推。

由于检测方法的不同，脂肪可用粗脂肪或总脂肪表示，粗脂肪是不溶于水而溶于有机溶剂的化合物总称。除了甘油三酯外，还包括游离脂肪酸、磷脂、固醇、色素等脂溶性物质。总脂肪是指单个脂肪酸甘油酸酯的总和。粗脂肪或总脂肪均可标示为"脂肪"，食物成分简表中脂肪的数值代表粗脂肪。

（5）膳食纤维 包括纤维素、半纤维素、木质素、角质等不溶性膳食纤维，另外还有果胶、树脂等可溶性膳食纤维。食物成分表中所列的数据为不溶性膳食纤维，不包括可溶性膳食纤维。可溶性膳食纤维在水果和豆类中含得较多，略少于不溶性膳食纤维，而谷类食品中只含少量可溶性膳食纤维，主要含不溶性膳食纤维。

（6）维生素A、胡萝卜素和视黄醇活性当量 维生素A有多种化学形式，具有不同的生物活性。为了计算总维生素A生物活性，需要测定食物中不同形式的维生素A，包括动物性来源的视黄醇、植物性来源的 β - 胡萝卜素和其他类型的胡萝卜素。2023年中国营养学会颁布的DRIs中明确规定维生素A的生物活性以视黄醇活性当量（RAE）来表示。因此，计算总的维生素A生物活性使用下述公式。

维生素A（μg RAE）= 视黄醇（μg）+ β - 胡萝卜素（μg）/12 + 其他类型的胡萝卜素（μg）/24

维生素A、胡萝卜素的国际单位与视黄醇活性当量间的转换关系如下。

$$1\,\mu g\ RAE\ 维生素A = 1\,\mu g\ 视黄醇活性当量$$
$$= 12\,\mu g\ \beta - 胡萝卜素$$
$$= 24\,\mu g\ 其他类型的胡萝卜素$$

（7）B族维生素 B族维生素有很多种，食物成分简表中仅列出了维生素B_1（硫胺素）和维生素B_2（核黄素），它们都是水溶性维生素。油脂中几乎没有这两种维生素。

（8）维生素C 又称抗坏血酸，食物成分简表中只列出食物中总抗坏血酸的含量，它包括氧化型维生素C和还原型维生素C。两种类型的维生素C在体内均起到相同的生理作用。

（9）钙（Ca） 是身体内需要较多的元素，称之为常量元素。铁（Fe）、锌（Zn）和碘（I）是人体内含量较少的元素，称之为微量元素。但它们都是人体所必需的元素，而且必须从食物中取得。

（10）胆固醇 存在于动物性食物的脂肪中。动物食品中脂肪含量较高则胆固醇含量也相对较多。在蛋黄和动物的肝、肾和脑以及鱼子中含胆固醇较多。

（11）酒类 主要成分是乙醇（酒精），它为人体提供的营养主要是能量，每1 g乙醇在身体内可提供7 kcal能量。酒的度数是由酒中含有的乙醇毫升（mL）数决定的，例如每100 mL酒中有58 mL的乙醇则此酒的度数即为58度，但所含酒的重量，实际上则只有50 g，因此只产生350 kcal能量。白酒只供给能量，其他种类的酒中所含营养素也很少；啤酒中含有少量的B族维生素和蛋白质。因为酒类和其他食物相比含营养素很少，因此食物成分简表中未列出其他营养素的含量。

2. 食物成分简表中符号的说明

（1）"…"表示"未检出"，就是说这种营养素未能检测出来，但不表示这种食物中绝对没有这种营养素，而是含量太少了，测不出来。

（2）"---"表示未测定，即这种营养素未做检测，但不表示该食物中没有这种营养。

（3）"微量"表示测出的营养素含量太少，由于表格位置的限制无法将具体数值列入表中。

（4）"0"表示该食物中不含这种营养素。

3. 食物成分简表中食物分类和排序的说明 食物成分简表将主食和副食按吃的多少来排列先后顺

序。简表中将食物分为23类。例如，第一类为主食即米、面、杂粮等谷类食物及谷类做成的食品；其次是豆类如大豆、红小豆、绿豆及豆制品，如豆腐等。副食以蔬菜为主，蔬菜中又分为叶菜类，如菠菜等；根茎类，如萝卜、土豆等；瓜果类，如黄瓜、辣椒、茄子等，再以后排列了肉类、蛋类等。除此之外，还有小吃和酒类等。

任务三　营养调查与评价

PPT

一、膳食调查与评价

（一）用途

对一定时间内个人或团体的膳食摄入进行调查，评价其营养摄入及膳食结构是否合理，指导其膳食安排。

常用膳食调查方法有称重法、记账法、化学分析法、询问法以及食物频率法。营养门诊常用的是询问法，一般常用24小时膳食回顾法。

（二）方法

1. 称重法　又叫称量法，是指通过准确称量调查对象在调查期间（如4~7天）每日每餐各种食物的消耗量，从而计算出营养素的摄入量，可用于集体食堂、家庭和个人的膳食调查。调查期间调查对象在食堂或家庭以外吃的零食或添加的菜等，都应详细记录，准确计算。此方法较为准确，可调查每天膳食的变动情况和3餐食物的分配情况。但此法费时费力，不适合大规模的个体调查。如调查全年营养情况，应每季进行1次，而且不同地区不同季节的人群膳食营养状况会有明显差异，为了使调查结果具有良好的代表性和真实性，最好在不同季节分次调查。具体方法分为称量与计算2步。

（1）称量　逐日逐餐对所吃的各种主、副食品逐一称量，称出以下4组重量。称量结果以kg或g为单位，分别记录于表内。

1）可食重　米、面粉等主食用食品总重，无不可食部分；副食指去除不可食部分后的重量。

2）熟食重　指主、副食烹调出锅（笼）后的重量。

3）剩余重　指各种主、副食品的剩余重量，包括厨房剩余量与个人分食剩余量。

4）残渣重　指食后的残渣，例如猪骨、鱼刺等不可食部分。

称量注意事项：主副食品先称后做。各种食品的名称，应按《中国食品成分表》中的分类名称准确登记；各种调味品餐前后各称1次，差额为食用量；准确记录进餐人数，男女进行分别登记。

（2）计算

1）净食重指实际摄取的"可食重"，按下式计算。

$$净食重（kg）=\{[熟食重-（熟食余重+残渣重）]\div熟食重\}\times可食重$$

2）平均每人净食重可按下式计算。

$$平均每人净食重（g）=净食量（kg）\div[（0.83\times女性人数）+男性人数]$$

（男性设定为标准人，女性根据系数换算成标准人日数，系数为0.83）

3）平均每人每天净食重可按下式计算。

$$平均每人每天净食重（g）= 同种食品平均每人净食重(g)的和 ÷ 调查天数$$

计算结果按食品类别和名称填写表内。食品类别按《中国食品成分表》划分，如"谷类""豆类""肉类"等。

4）平均每人每天各种营养素摄取量　平均净食重乘以食品成分表中单位重量中各种营养素含量，即得出每种食品中各种营养素含量。如 300 g 富强粉中蛋白质、脂肪和糖的含量计算。查《中国食品成分表》中小麦粉（富强粉，特一粉）得知 100 g 中含蛋白质 10.3 g，含脂肪 1.1 g，含碳水化合物 75.2 g。则蛋白质摄入量 = 300 × 10.3 ÷ 100 = 30.9 g，脂肪摄入量 = 300 × 1.1 ÷ 100 = 3.3 g，碳水化合物摄入量 = 300 × 75.2 ÷ 100 = 225.6 g。依次计算各营养素摄取量，再将各种食物的同种营养素相加，即得出平均每人每天各种营养素摄取量。

5）计算生热营养素能量分配

$$能量分配（\%）=[营养素摄取量(g) × 生热系数 ÷ 总能量(kcal)] × 100\%$$

6）计算蛋白质来源分配

$$蛋白质来源分配（\%）=[各类蛋白质摄取量(g) ÷ 总蛋白质摄取量(g)] × 100\%$$

2. 记账法　较为简便，可以对单位、学校或部队各种团体进行大规模调查。记账法主要是查出该团体每天食品消耗的品种、数量和用餐人数。通常可调查 30 天。若原有账目登记不清，可从即日起开始登记，通常可记录 7 天。然后，算出每人每天各种食品的消耗量，再按食品成分表计算出每人每天摄取量。

（1）食物消耗量的记录　开始调查前需记录现存（库存）的食物量，调查过程中详细记录各种食物的采购量，在调查结束时记录剩余（库存）的食物量。

$$食物消耗量 =（调查前的库存量 + 采购量）- 调查结束时的库存量$$

（2）进餐人数登记　集体调查要记录每日每餐进食人数，以计算总人日数（人日数是指被调查者以一日三餐为标准折合的用餐天数，一个人吃早、午、晚三餐为 1 个人日）。对于有伙食账目的集体食堂等单位，可查阅过去一段时期内全体人员的食物消费量，并除以同一时期的进餐人数，算出平均每人每日各种食物的摄入量。

记账法容易掌握、方式简便、节省人力和财力，可以调查较长的时间，减少因时间和季节出现的误差。但只有团体的平均数据，不能反映某一个体的实际摄入水平和个体间的差异，也不能对出现营养问题的个体进行评估。

3. 询问法　在不能进行记账法或称重法时，可通过询问法来了解个体的食品消耗量。例如对门诊患者或妊娠期妇女可对近 3 天或 7 天内每天所吃食品的种类进行询问，并估计所吃食品的重量，同时了解患者的膳食史，膳食习惯及有无忌食、偏食等情况。询问法简便易行，但因受被调查对象的记忆力和对度量判断差异的影响，其结果不够准确。常用方法为膳食 24 小时回顾法。

膳食 24 小时回顾法要求调查对象能回忆出 24 小时内所吃的食物及数量，按食品成分表计算分析营养素的摄入量。①要求被调查者尽可能准确回忆过去 24 小时内摄入的所有食物及饮品的种类和数量。②引导被调查者按照一定的时间顺序进行回忆，如早餐、午餐、晚餐及加餐的顺序，同时记录每一餐所摄入食物的烹调方法，并以此为依据估算全天烹调油的摄入情况。③最后不要忘记询问进餐时间和进餐地点。④在进行膳食回顾时可采用一些食物模型引导调查对象对食物摄入量进行估计判断。⑤可按照以下表格进行 24 小时膳食回顾，填入表 2 - 2。⑥将各类食物进行分类汇总（表 2 -

3），采用营养软件计算并进行营养评价。 🅔 微课7

表 2-2　24 小时膳食回顾登记表

单位：g

餐次	食物品种与数量	餐次	食物品种与数量
早餐		早加餐	
午餐		午加餐	
晚餐		晚加餐	

表 2-3　各类食物进行分类汇总

单位：g

	早餐	加餐	午餐	加餐	晚餐	加餐	合计
谷薯类							
蔬菜类							
水果类							
畜禽肉类							
鱼虾类							
奶及其制品							
蛋类							
大豆及其制品							
烹调油							
其他							
总能量　kcal		碳水化合物　　g		蛋白质　　g		脂肪　　g	
%		%		%		%	

4. 化学分析法　通过实验室化学分析的方法，测定被调查对象在一定时间内所摄入食物的能量和营养素的数量及质量。收集样品的方法有双份饭菜法：制作两份完全相同的饭菜，一份供被调查对象食用，另一份作为分析样品。分析样品在数量和质量上必须与被调查者摄入的食物完全一致。

5. 食物频率法　估计被调查者在一段时间内，食用某一种食物的频次。这种方法通常以问卷形式进行，以调查个体经常摄入的食物种类，根据每日、每周、每月甚至每年所食各种食物的次数或食物的种类来评价膳食营养状况，从而分析既往膳食习惯与某些慢性病发生的关系。

这五种方法应用范围有所差异，并各有优缺点，具体分析可见表 2-4。

表 2-4　常用五种调查方法的应用范围和优缺点总结

方法	优点	缺点	应用
称重法	准确	费时、费力 不适用大规模	家庭、个人、团体
记账法	简单易行， 省时、人、物	时间短不够准确， 代表性有影响	单位、部队及学校
询问法	简单易行， 省时、人、物	主观，不太准确， 回忆偏倚	家庭、个人
化学分析法	准确	费时、力、财	科学研究、膳食治疗
频率法	经济、方便； 可长期调查	量化准确性低 易遗漏	调查个人膳食习惯； 与某些慢性疾病的关系

（三）膳食调查步骤

1. 资料收集与整理　记录被调查单位在调查时间内各种主副食品的消耗量，并统计每天每餐的就餐人数，计算平均每人每天各种食品消耗量。

2. 计算　根据食品成分表计算出每种食品所供给的能量和各种营养素量，所得总量即为调查期间该团体或个人平均每人每天能量及各种营养素的摄入量。

3. 能量及营养素结构、比例计算　各种营养素占中国居民营养素推荐摄入量的比例，生热营养素的能量比，三餐能量比例，蛋白质食品的动植物来源比例等。

（四）膳食调查评价

1. 膳食结构的评价　膳食结构是指膳食中各类食物的数量及其在膳食中的比例。可以参考平衡膳食宝塔的模式进行评价，但进行评价要特别注意：①种类要求。膳食食物是否多样化；②数量达到标准的情况。平衡膳食宝塔是理想化的模式，与现实存在差距；③适用条件。平衡膳食宝塔是长期模式，不适用于个人短期评价。

2. 能量和营养素摄入量的评价　应用"中国居民膳食营养素参考摄入量（DRIs）"对个体和群体的能量和营养素摄入量进行评价。如某种营养素的供给量长期低于标准的90%，就可能会发生营养不足症；如长期低于标准的80%，则提示有发生营养缺乏症的可能性；如三大生热营养素或能量长期高于标准的110%或以上，就有可能发生营养过剩。

3. 能量来源分布评价　一般包括食物来源和营养素来源的分布评价。我国推荐的膳食目标要求总能量50%~65%来自于碳水化合物，蛋白质供能比为10%~20%为宜（一般成年人为10%~20%，老年人为15%~20%）；脂肪供能比为20%~30%。

4. 蛋白质的来源分布评价　对膳食蛋白质的评价不但要考虑其数量，还要对其质量进行分析评价。一般认为，合理膳食应在蛋白质数量足够（成年男性65 g、女性55 g）的基础上，优质蛋白质（动物性蛋白及豆类蛋白）应占总蛋白质的1/3以上，婴幼儿、儿童青少年占50%以上。

5. 能量餐次分配的评价　一般认为三餐能量分配的适宜比例为：早餐25%~30%、午餐30%~40%、晚餐30%~35%。

二、人体测量与评价

人体测量是营养状况评价的重要组成部分，主要包括对身高、体重、三头肌皮褶厚度等指标的测定，从而客观地反映了机体的情况。

（一）身高的测量

1. 直接测量法　测量前先调整测量仪器，进行校对0点，检查立柱是否垂直，连接处是否紧密；测定时要求患者赤足，足底与地板平行，足跟靠紧，足尖外展60°，足根、骶骨部及两肩间区与立柱相接触，躯干自然挺直，头部正直，耳屏上缘与眼眶下缘呈水平位，上臂自然下垂；测试人员站在受试者右侧，将水平压板轻轻沿立柱下滑，轻压于受试者头顶；读数时双眼应与压板平面等高进行读数，以厘米（cm）为单位，精确到小数点后1位（0.1 cm）。

2. 间接测量法　适用不能站立者，临床有许多危重患者，如昏迷、类风湿关节炎等疾患。

（1）上臂距　上臂向身体两侧伸出与躯体呈90°角，测量一侧至另一侧最长指间距离。因上臂距与成熟期身高有关，年龄对上臂影响较少，可作个体因年龄身高变化的评价指标。

（2）身体累积长度　用软尺测定腿、足跟、骨盆、脊柱和头颅的长度，各部分长度之和为身高估计值。

（3）膝高　曲膝 90°，测量从足跟底至膝部大腿表面的距离，用下述公式计算出身高。

$$男性身高（cm）=62.59-[0.01×年龄(岁)]÷[2.09×膝高(cm)]$$

$$女性身高（cm）=69.28-[0.02×年龄(岁)]÷[1.50×膝高(cm)]$$

（二）体重的测量

体重，即人体的重量，是反映营养和健康状况的形态指标。影响体重的因素较多，如疾病、进食、温度，体重也会随进食，大、小便和出汗等有变化。

1. 测量方法　被测者清晨空腹，排空大小便，穿单衣裤立于体重计中心，读数以 kg 为单位。

2. 评价方法

（1）标准体重　也称为理想体重，国外常用 Broca 公式计算标准体重，即标准体重（kg）＝身高（cm）－100。我国常用标准体重多用 Broca 改良公式，即标准体重（kg）＝身高(cm)－105；也有用平田公式，即标准体重（kg）＝[身高(cm)－100]×0.9。评价标准如下。①营养正常：实测体重占标准体重百分数 ±10%。②超重：>10%~20%。③轻度肥胖：>20%~30%。④中度肥胖：>30%~50%。⑤重度肥胖：>50%。⑥轻度营养不良：<10%~20%。⑦中度营养不良：<20%~30%。⑧重度营养不良：<30%。

（2）体质指数（BMI）　是评价肥胖和消瘦的良好指标。BMI 的计算公式为：体质指数（BMI）＝体重(kg)÷身高^2(m^2)。评价标准：世界卫生组织 WHO 成年人标准（表2-5），亚太地区人群以及我国的标准（表2-6）。

表 2-5　WHO 成年人 BMI 评定标准

等级	BMI 值	等级	BMI 值
营养不良	<18.5	正常	18.5~24.9
肥胖前状态	25.0~29.9	一级肥胖	30.0~34.9
二级肥胖	35.0~39.9	三级肥胖	≥40.0

表 2-6　我国成年人 BMI 判定标准

等级	BMI 值	等级	BMI 值
重度蛋白质－能量营养不良	<16.0	正常	18.5~23.9
中度蛋白质－能量营养不良	16.0~16.9	超重	≥24.0
轻度蛋白质－能量营养不良	17.0~18.4	肥胖	≥28.0

18 岁以下青少年 BMI 的参考值如下。

11~13 岁：BMI <15.0 时存在蛋白质－能量营养不良，<13.0 为重度营养不良。

14~17 岁：BMI <16.5 时存在蛋白质－能量营养不良，<14.5 为重度营养不良。

利用体重评价患者营养状况时，不仅要根据指标的计算结果进行判断，还要将此次计算值与以前的相比较，才能获得患者真实的营养状况及变化趋势。

（三）皮褶厚度测量

皮褶厚度法是通过测量皮下脂肪厚度计算体脂百分比。主要采用皮褶厚度计（皮褶卡钳）进行测量，WHO 推荐的测量点为肩胛下角、肱三头肌、脐旁。此方法简单经济，但会根据测量者的熟练度不同而出现差异。

1. 测试方法 受检者自然站立，使被测部位充分裸露。检测人员右手紧握卡钳手柄，使其呈两半弓形臂张开，左手拇指和示指将被测部位的皮肤和皮下组织夹提起来，两指间相距 3 cm 左右，将张开的测量计在提起点的下方钳入，松开把柄，待指针停住后读数。

2. 评价 皮褶厚度男性低于 10 mm，女性低于 20 mm 为消瘦，男性高于 40 mm，女性高于 50 mm 为肥胖。

（四）人体成分分析仪测量

人体成分分析仪采用生物电阻抗原理，通过向人体通入微弱的交流电，测量电阻值，依次可得出人体水分、去脂体重、体脂肪量、肌肉量、蛋白质、无机盐含量。这种方法操作相对简单，测量指标也比较充分，而且对人体是无创、安全的。

三、实验室生化检查

人体营养水平的鉴定可借助生化、生理等实验手段分析人体临床营养状况，以便及早掌握营养失调情况并及时采取必要的预防措施。我国常用的人体营养水平鉴定生化检验参考指标及临界值参见表2-7。

表2-7 人体营养水平鉴定生化检验参考指标及临界值

营养素	人体营养水平生化参考指标
蛋白质	1. 血清总蛋白 >60 g/L 2. 血清白蛋白 >35 g/L 3. 血清球蛋白 >20 g/L 4. 白/球（A/G）1.5~2.5:1 5. 空腹血中氨基酸总量/必需氨基酸量 >2 6. 血液比重 >1.015 7. 尿羟脯氨酸系数（mmol/L 尿肌酐系数）>2.0~2.5 8. 游离氨基酸 40~60 mg/L（血浆）；65~90 mg/L（RBC）

血脂	1. 总脂 4500~7000 mg/L
	2. 甘油三酯 0.22~1.2 mmol/L（200~1100 mg/L）
	   HDL-C 0.78~2.2 mmol/L（300~850 mg/L）
	   LDL-C 1.56~5.72 mmol/L（600~2200 mg/L）
	3. α-脂蛋白 30%~40%
	4. β-脂蛋白 60%~70%
	5. 胆固醇总量（成年人）2.9~6.0 mmol/L（1000~2300 mg/L），（其中胆固醇酯 70%~75%）
	6. 游离脂肪酸 0.2~0.6 mmol/L

钙、磷、维生素 D	1. 血清钙 90~110 mg/L（其中游离钙 45~55 mg/L） 2. 血清无机磷：儿童 40~60 mg/L，成年人 30~50 mg/L 3. 血清钙磷乘积 Ca×P >30~40 4. 血清碱性磷酸酶活性：成年人 1.5~4.0，儿童 5~15 菩氏单位 5. 血浆 25-OH-D_3：10~30 μg/L；1,25(OH)$_2D_3$：30~60 ng/L
铁	1. 全血血红蛋白浓度（g/L）：成年男 >130，成年女 >120，儿童 >120，6 岁以下小儿及妊娠期妇女 >110 2. 血清运铁蛋白饱和度：成年人 >16%；儿童 >7%~10% 3. 血清铁蛋白 >10~12 mg/L 4. 血液红细胞压积（HCT 或 PCV）男 40%~50%，女 37%~48% 5. 红细胞游离卟啉 <70 mg/LRBC 6. 血清铁 500~1840 μg/L 7. 平均红细胞体积（MCV）80~90 μm^3 8. 平均红细胞血红蛋白量（MCH）26~32 μg 9. 平均红细胞血红蛋白浓度（MCHC）(34±2)%

营养素	人体营养水平生化参考指标
锌	1. 发锌 125 ~ 250 μg/g（各地暂用：临界缺乏 <110 μg/g，绝对缺乏 <70 μg/g） 2. 血浆锌 800 ~ 1100 μg/L 3. 红细胞锌 12 ~ 14 mg/L 4. 血清碱性磷酸酶活性　成年人 1.5 ~ 4.0，儿童 5 ~ 15 菩氏单位
维生素 A	1. 血清视黄醇：儿童 >300 μg/L，成年人 >400 μg/L 2. 血清胡萝卜素 >800 μg/L
维生素 B_1	1. 负荷试验。空腹口服维生素 B_1 5 mg 后，4 小时尿中排出量（μg/h）：缺乏 <100；不足 100 ~ 199；正常 200 ~ 399；充裕 ≥400 2. 红细胞转羟乙醛酶活力 TPP 效应 <16%
维生素 B_2	1. 负荷试验。空腹口服维生素 B_2 5 mg 后，4 小时尿中排出量（μg/h）：缺乏 <400；不足 400 ~ 799；正常 800 ~ 1299；充裕 ≥1300 2. 红细胞内 GSHPx 活力系数 ≤1.2
维生素 C	负荷试验。空腹口服维生素 C 500 mg 后，4 小时尿总维生素 C 排出量（mg/h）：不足 <5；正常 5 ~ 13；充裕 >13
烟酸	24 小时尿 >1.5 mg；4 小时 5 mg 负荷尿 >2.5 mg
叶酸	血清叶酸（nmol/L）：正常 >15，不足 7.5 ~ 15，缺乏 <7.5
免疫学指标	1. 总淋巴细胞计数：$(2.5 ~ 3.0) \times 10^9/L$ 2. 淋巴细胞百分比：20% ~ 40% 3. 迟发性皮肤过敏反应：直径 >5 mm
其他	尿糖（-）；尿蛋白（-）；尿肌酐 0.7 ~ 1.5 g/24 h 尿 尿肌酐系数：男 23 mg/kg 体重，女 17 mg/kg 体重 全血丙酮酸 4 ~ 12.3 mg/L

（一）蛋白质鉴定指标

血清蛋白种类很多，其浓度不仅受合成和分解代谢的影响，且也受体液总量及分布的影响；测定蛋白质浓度，要结合患者具体情况进行综合分析。

1. 白蛋白（ALB）　通常是肝合成的主要蛋白质，是临床上评价蛋白质营养状况的常用指标之一。正常值为 35 ~ 55 g/L；35 ~ 30 g/L 为轻度营养不良，30 ~ 25 g/L 为中度营养不良，低于 25 g/L 为重度营养不良。

2. 运铁蛋白（TF）　又叫转铁蛋白，是评价蛋白质营养状况时比较敏感的指标。正常值为 170 ~ 250 mg%；150 ~ 100 mg% 为中度营养不良，100 mg% 以下为重度营养不良。

3. 视黄醇结合蛋白（RBP）和甲状腺素结合前清蛋白（TBPA）　常用视黄醇结合蛋白的血清正常含量为 5.1 mg/100 mL；甲状腺素结合前清蛋白正常值为 28 ~ 35 mg/100 mL。

（二）免疫功能测定指标

免疫功能不全是内脏蛋白质不足的另一指标，包括迟发性皮肤过敏试验、血液淋巴细胞总数、血清补体水平和细胞免疫功能等。

1. 迟发性皮肤超敏反应　常用致敏剂有链激酶 - 链球菌 DNA 酶、流行性腮腺炎病毒和白色念珠菌。皮内注射后 24 ~ 48 小时测量红肿硬结大小，若直径小于 5 mm，则提示细胞免疫功能不良，至少有中度蛋白质营养不良。

2. 总淋巴细胞计数（TLC）　是反应免疫功能简易指标，在细胞防御功能低下，或是营养不良时，TLC 降低。评价标准：$2.5 ~ 3.0 \times 10^9/L$ 为营养正常，$1.8 ~ 1.5 \times 10^9/L$ 为轻度营养不良，$1.5 ~ 0.9 \times 10^9/L$ 为中度营养不良，低于 $0.9 \times 10^9/L$ 为重度营养不良。

（三）功能检查与负荷试验

营养缺乏病体征的发生是一个过程，在膳食调查的同时进行实验室检查，可及早发现营养素不足或缺乏。

1. 生理功能检查 如常检查暗适应能力，判断维生素 A 的营养状况。

2. 负荷试验 通常多采集受检者的血、尿、发的标本，进行生化检测。如血液中营养素的浓度，尿中营养素排出量，血或尿中营养素有关的代谢产物等。

四、临床体格检查

（一）病史采集

1. 膳食史，包括有无食物禁忌、厌食情况、吸收不良、消化障碍及能量与营养素摄入量等。

2. 已存在的可能与营养素影响因子相关的疾病，包括传染病、内分泌疾病、慢性疾病（如肝硬化、肺部疾病及肾功能衰竭等）。

3. 用药史及治疗史，包括类固醇、代谢药物、免疫抑制剂、利尿剂、放疗及化疗等。

4. 对食物的过敏史及不耐受性等。

（二）体格检查

WHO 专家委员会建议，体格检查重点在于发现下述 12 个方面情况，即头发、面色、眼、唇、舌、齿、龈、面（浮肿）、皮肤、指甲、心血管系统、消化系统和神经系统等。营养不良的症状和体征判别见表 2 - 8。

表 2 - 8 营养不良的症状和体征判别

序号	部位	症状	可能缺乏的营养素
1	头发	头发失去正常光泽，变薄、变细、变稀疏、变干燥，失去原有颜色，易折断，蓬乱而似有污垢	蛋白质，蛋白质－能量，锌、铜、生物素
2	面部	面色苍白，面部水肿如满月形，鼻两侧脂溢性皮炎，面颊两侧有蝴蝶形对称斑，色素沉着	核黄素、烟酸、吡哆醇
3	眼部	眼球结合膜如石灰样洁白，干燥无反光，有毕氏斑，眼睑发红及裂开	维生素 A
4	口部	口部是对营养素最敏感的部位，但其表现是非特异性的	铁、核黄素
5	舌部	舌部肿胀或两侧有牙齿的压痕，味蕾萎缩，或舌色如鲜牛肉，似红色，活动时有刺痛，或舌如杨梅，味蕾呈鲜红色点，或舌呈暗紫色	烟酸、吡哆醇、核黄素、维生素 B_{12}、叶酸或铁
6	牙龈	牙龈浮肿、出血或牙龈萎缩	维生素 C
7	皮肤	皮肤干燥、粗糙、无正常的光泽、脱屑、褪色或色素沉着，或毛囊突起如疙瘩，或有点状出血，皮下出血而有青紫斑，皮肤有水肿，伤口愈合慢或愈合不良	维生素 A、维生素 C、维生素 K 或者烟酸、蛋白质、锌；幼儿见于必需脂肪酸缺乏
8	指甲	舟状指甲，苍白，甲面变粗，有脊形纹	铁
9	腺体	甲状腺肿大	碘
10	肌肉骨骼系统	O 形或 X 形腿，赫氏沟，念珠形肋骨，或骨关节增大，肌肉萎缩	维生素 D、钙、蛋白质－能量
11	神经系统	易激怒、健忘、思想欠集中，末梢感觉迟钝，漆反射减弱、消失或亢进，失眠，易疲乏	硫胺素、核黄素、维生素 B_{12}
12	消化道	消化道症状、性发育等出现迟缓	锌

体格检查除与疾病相关的临床检查外，应注意有无牙齿松动或脱落、口腔炎、舌炎、水肿、腹腔积液、恶病质、皮肤黏膜和毛发的改变、伤口愈合的表现等。

思考题

1. 营养调查包含哪些方面？

2. 膳食调查的方法有哪些？选择一个研究对象（个人或团体都可），对其进行膳食调查。

3. 王某，女，32岁，中强度身体活动水平，日推荐量摄入量2400 kcal，现和父母同住，一般都在家吃饭，采用称重法调查王某的膳食结构。请简述称重法调查的工作程序。

✅ 实训四　一日膳食营养素计算与评价

小组成员				学时	
实训场地		指导教师		日期	
目标	知识目标 1. 掌握食物成分表使用方法。 2. 熟悉中国居民膳食营养素推荐摄入量DRIs。 能力目标 1. 能够应用食物成分表对一日膳食能量与主要营养素摄入量进行计算。 2. 能够根据中国居民膳食营养素推荐摄入量DRIs对计算结果进行评价，并给出膳食食谱修改的建议和意见。				
工作要求 （任务描述）	1. 学习食物成分表、中国居民膳食营养素推荐摄入量DRIs。 2. 对一日膳食能量与主要营养素摄入量进行计算。 3. 根据中国居民膳食营养素推荐摄入量DRIs对计算结果进行评价。 4. 在此基础上给出膳食食谱修改的建议和意见。				
企业标准	《中国居民膳食指南（2022）》				
工作条件（实训条件）	营养配餐实训室、膳食计算软件、计算机、食物模型等。				
工作流程					

一、工作准备

陈女士，60岁，身高160 cm，体重56 kg，一日膳食情况如下。

餐次		食物名称	用量
早餐	主餐	杂粮包	燕麦10 g　玉米面10 g　面粉50 g
		蒸蛋	鸡蛋50 g
		素炒绿豆芽	绿豆芽50 g　胡萝卜20 g　油5 g
		百合莲子粥	糯米10 g　粳米20 g　百合5 g　莲子10 g
	水果	猕猴桃	80 g
	甜点	麦冬枸杞蒸南瓜	麦冬5 g　枸杞5 g　南瓜80 g
午餐	主餐	红薯米饭	烟薯50 g　粳米50 g
		炖牛肉	牛肉40 g　白萝卜100 g
		三鲜菌菇	金针菇15 g　平菇15 g　海鲜菇15 g　丝瓜50 g
		杏仁豆腐	杏仁10 g　黄豆20 g
		素炒洋葱木耳	木耳10 g　洋葱80 g
	水果	葡萄	葡萄100 g
	甜点	桂花糯米藕	糯米20 g　藕100 g

续表

餐次		食物名称	用量
晚餐	主餐	小米发糕	小米面 30 g　奶粉 20 g　面粉 90 g
		蒸鱼	鲈鱼 100 g
		素炒菠菜	菠菜 100 g
		上汤娃娃菜	娃娃菜 100 g
		杂粮豆浆（1 份）	黑豆 10 g　黄豆 10 g　燕麦 10 g　黑芝麻 10 g
	水果	无花果	无花果 80 g
	甜点	润肺炖梨	荸荠 20 g　银耳 5 g　秋梨 50 g
加餐		酸奶	酸奶 100 g

任务要求：根据上述食谱，计算能量及各营养素摄入总量、三大供能物质摄入比例、优质蛋白质占比等，并进行评价及提出膳食改进建议。

二、决策与计划

人员分配

时间安排

工具和材料

工作步骤

三、实施

1. 记录摄入的各种食物，如主食、副食、零食、调味品等的摄入情况。

食物组	食物亚组	摄入量（单位：g）			
		早餐	午餐	晚餐	合计
谷类及薯类	米及制品				
	面及制品				
	粗粮				
	薯类				
蔬菜、水果	深色蔬菜				
	浅色蔬菜				
	水果				
豆类、奶及其制品	豆				
	奶及奶制品				
动物性食物	畜肉				
	禽肉				
	蛋				
	鱼及水产品				
食物种类		种	种	种	种

2. 查阅《食物成分表》计算各种营养素摄入量。

餐次	碳水化合物	脂肪	蛋白质	钙	铁	维生素C	……
早餐							
午餐							
晚餐							
合计							

续表

3. 计算供能物质供能比。

能量来源	能量	占总能量（%）	适宜比例（%）	评价
碳水化合物				
脂肪				
蛋白质				
合计				

4. 能量及各种营养素供给情况评价。

餐次	碳水化合物	脂肪	蛋白质	钙	铁	维生素C	……
实际摄入量							
推荐量							
摄入量/推荐量							
评价							

5. 计算蛋白质来源比。

植物性来源	动物性来源	评价
摄入量		
占比（%）		

6. 计算能量的三餐分配比。

早餐	午餐	晚餐	评价
占比			
推荐			

7. 结合实际提出改进方案。

四、检查

根据小组间讨论情况及教师讲解情况，对整个计算过程、评价情况进行检查。

五、评估考核标准（技能和素质考核）

考评项目		组内评估	组间评估	教师（企业教师）评估	备注
素质考评（15分）	工作纪律（5分）				
	团队合作（5分）				
	职业道德（5分）				
任务工单（实训报告）考评（30分）					
实操技能考评（55分）	软件使用（10分）				
	任务方案（10分）				
	实施过程（15分）				
	完成情况（15分）				
	其他（5分）				
	综合评价				

组长签字：　　　　　　　　　　　　教师签字：

实训五　大学生24小时回顾法膳食调查与评价

小组成员		学时	
实训场地		指导教师	日期

目标	**知识目标** 1. 掌握24小时回顾法的基本步骤及技术要点；膳食评价的方法及指标。 2. 熟悉膳食调查的目的意义及常用方法。 **能力目标** 1. 能够正确选用膳食调查方法。 2. 能用24小时回顾法进行食物摄入量调查与记录，会选用合适的膳食调整方法。 3. 能根据膳食调查信息对人群进行膳食评价并提出初步营养建议。
工作要求 （任务描述）	1. 根据任务工单所选定对象（大学生）进行24小时回顾法膳食调查。 2. 正确估算并记录各类食物生重摄入量。 3. 分析评价膳食能量和营养素摄入水平，三餐分配比例、优质蛋白质的比例、三大产能营养素的供能比的合理性。 4. 制作评估报告。
企业标准	《中国居民膳食指南（2022）》《中国居民膳食营养素参考摄入量（2023）》
工作条件 （实训条件）	1. 营养配餐实训室、食物模型、标准容器、图谱、食物成分表等。 2. 计算机、膳食调查评价系统、膳食评价移动互联技术等。

工作流程

一、工作准备

1. 熟悉食物生熟比值相关信息。
2. 准备参照用途标准碗杯盘、食物模型或照片（生熟对比）。
3. 准备24小时回顾法膳食调查表格、笔、纸等。

二、决策与计划

人员分配	
时间安排	
工具和材料	
工作步骤	

三、实施

1. 选定小组工作调查对象，记录调查对象的基本信息。

姓名		性别		出生年月	
身高		体重		BMI指数	
生理状况		劳动强度			

2. 确定调查内容，包括进餐时间、食物名称及原料重量等信息，制定相应表格。
3. 确定调查对象食物摄入信息，注意采集顺序、零食、在外就餐情况及调味品用量。
4. 核查和完善表格（表头）。

24小时回顾法膳食调查表

进餐时间	食物名称	原料名称	原料编码	原料重量（g）	是否可食用部

续表

5. 计算与评价　计算平均每日各类食物摄入量、能量与营养素摄入量、能量分配、三餐能量分配等，并完成相应表单。

评估报告

营养素摄入分析	
三餐分配分析	宏量营养素供能比分析
优质蛋白质比例分析	营养建议 1. 2.

四、检查

根据小组间讨论情况及教师讲解情况，对整个膳食调查与评价过程，信息采集的有效性、评价的准确性等进行检查。

五、评估考核标准（技能和素质考核）

考评项目		组内评估	组间评估	教师（企业教师）评估	备注
素质考评 （15分）	工作纪律（5分）				
	团队合作（5分）				
	职业道德（5分）				
任务工单（实训报告）考评（30分）					
实操技能 考评（55分）	软件使用（10分）				
	任务方案（10分）				
	实施过程（15分）				
	完成情况（15分）				
	其他（5分）				
综合评价（100分）					

组长签字：　　　　　　　　　　　　　教师签字：

答案解析

练习题

一、选择题

（一）单选题

1. 一般人群膳食应餐餐有蔬菜，保证每天摄入不少于（　　）的新鲜蔬菜，深色蔬菜应占（　　）

　　A. 300 g，1/3　　　　B. 300 g，1/2　　　　C. 500 g，1/2　　　　D. 500 g，1/3

2. 一般人群应控制添加糖的摄入量，每天不超过（　　），最好控制在（　　）以下

　　A. 25 g，15 g　　　　B. 35 g，15 g　　　　C. 50 g，15 g　　　　D. 50 g，25 g

3. 推荐成年人每天进行至少相当于快步走（　　）以上的身体活动，每周最好进行（　　）的运动

　　A. 6000 步，150 分钟中等强度

　　B. 6000 步，150 分钟高等强度

　　C. 8000 步，150 分钟中等强度

　　D. 8000 步，150 分钟高等强度

4. 下列关于食物成分表中"可食部"的描述，不正确的是（　　）

　　A. 可食部的数值表示每 100 克食物中，可以食用的部分占该食物的比例

　　B. 可食部 ＝［食品重量 − 废弃部分的重量］×100 %

　　C. 可食部是指不可以食用部分占该食物的比例

D. 可食部是指某一食物中可食用部分占食物样品的百分比

5. 能够反映长期膳食行为，可用于研究慢性病与膳食模式关系的膳食调查方法为（　　）

  A. 称重法　　　　　　B. 记账法　　　　　　C. 化学分析法　　　　　　D. 食物频率法

（二）多选题

1. 一般人群膳食应食物多样，合理搭配，其核心推荐是（　　）

  A. 坚持谷类为主的平衡膳食模式

  B. 每天的膳食应包括谷薯类、蔬菜水果、畜禽鱼蛋奶和豆类食物

  C. 平均每天摄入12种以上食物，每周25种以上，合理搭配

  D. 每天摄入谷类食物200～300 g，其中包含全谷物和杂豆类50～150 g；薯类50～100 g

  E. 每天摄入谷类食物200～300 g，其中包含全谷物和杂豆类50～100 g；薯类50～150 g

2. 在一般成年人平衡膳食的基础上，老年人膳食指南核心推荐有（　　）

  A. 食物品种丰富，动物性食物充足，常吃大豆制品

  B. 鼓励共同进餐，保持良好食欲，享受食物美味

  C. 积极户外活动，延缓肌肉衰减，保持适宜体重

  D. 定期健康体检，测评营养状况，预防营养缺乏

  E. 选择质地细软，能量和营养素密度高的食物

3. 营养调查结果可分析评价的内容包括（　　）

  A. 膳食模式

  B. 营养规划效果

  C. 食物来源、储存条件、烹调加工方法

  D. 营养不足或过剩营养相关疾病的因果关系

  E. 体重、身高

二、简答题

1. 简述高龄老年人的膳食指南。

2. 简述中国居民平衡膳食宝塔。

书网融合……

| 本章小结 | 微课1 | 微课2 | 微课3 | 微课4 |

| 微课5 | 微课6 | 微课7 | 题库 |

营养食谱编制

知识目标

1. **掌握** 不同配餐对象的营养需求和食谱编制原则。
2. **熟悉** 能量及营养素的计算方法。
3. **掌握** 食谱评价的依据和方法。

技能目标

1. 能够熟练进行能量及营养素的计算。
2. 能够合理运用适宜的食谱编制方法，为不同配餐对象编制一日和一周食谱。
3. 熟练进行食谱的评价与调整。

素质目标

通过本项目的学习培养科学严谨、精益求精的工匠精神；做合理膳食和健康生活方式的实践者和促进者，培养关爱生命健康、诚信服务的职业素养。

任务一　食谱编制原则

PPT

情境导入

情境　王先生，40 岁，公司领导。身高 175 cm，体重 86 kg。平时喜欢吃酱牛肉，喝牛奶，吃海鲜，经常和朋友一起喝啤酒，吃路边烧烤，很少吃青菜和谷类食物。

思考　1. 王先生的日常膳食营养是否均衡？
　　　　2. 王先生的膳食习惯有哪些优缺点？

营养食谱是针对不同群体或个体的平衡膳食计划，包括将一餐、一日、一周或一月的各餐主副食的食物原料品种、数量、比例、烹饪方法等作出详细的安排，并符合营养目标需要。营养食谱编制既要考虑营养平衡和膳食结构，也需要结合当地的食物资源、经济条件和饮食习惯等。通过编制营养食谱，可指导集体就餐机构如食堂的管理人员有计划地管理集体膳食，也有助于家庭有计划的管理家庭膳食，而且有利于成本核算。

一、食谱编制的基本原则

食谱编制的基本原则是必须根据配餐对象的生理特点和营养需求来编制食谱，如青少年食谱编制要考虑其生长发育的特点，老年人食谱编制要考虑其生理功能衰退和慢性非传染性疾病风险增加等。无论是为群体或个体提供营养食谱编制都应遵循以下基本原则。

1. 膳食营养平衡 食谱编制首先要保证营养充足和平衡，包括能量平衡和各种营养素种类齐全、数量适度、比例合适、容易被人体消化吸收利用。根据配餐对象的年龄、性别、身体活动水平、生理特点、健康需要等要求，确定合理的能量和营养素摄入量，使食物中的能量和营养素的供给量既能满足其生理需要，又不至过量而造成中毒或使慢性病风险增加。营养平衡的含义还包括各营养素之间的比例适宜，如钙、磷元素的比例可影响钙的消化吸收效率，一般成年人膳食的钙磷比应达到1∶1以上，婴儿钙磷比和母乳接近为（1.5∶1）~（2∶1），高龄老人膳食的钙磷比应达到1.5∶1；三大产能营养素的比例也可影响机体对营养素和能量的协调代谢，如成年人营养素达到平衡状态时，碳水化合物、蛋白质、脂肪的供能比分别应为50%~65%、10%~15%、20%~30%。

2. 食物多样，巧妙搭配 食物多样化是食谱编制的重要原则，每一种食物都有其独特的营养价值，既有营养优点也存在营养缺陷，故只有营养食谱中的食物多样化，才有可能实现合理营养达到平衡膳食。食物品种齐全的膳食应由五大类基本食物组成，如谷薯类（包括全谷物和杂豆）、蔬菜水果类、动物性食物、大豆和坚果类、纯能量食物（如烹调油）。

若需量化食谱的食物"多样性"，其指标建议为：平均每天不重复的食物品种数达到12种以上，每周达到25种以上（烹调油和调味品不计算在内）。主要食物品种数摄入建议可参考表3-1。

表 3-1 建议摄入的主要食物品种数

食物种类	平均每天至少品种数	平均每周至少品种数
谷薯类（包括全谷物和杂豆）	3	5
蔬菜水果类	4	10
鱼、禽、蛋、畜肉类	3	5
奶、大豆及其制品、坚果类	2	5
合计	12	25

巧妙搭配不仅可以增加食物品种数量，还可提高食物的营养价值和改善食物的口味口感，包括以下搭配建议。

（1）主副食搭配 主食指粮谷类食物，包括米面及其制品、杂粮、豆类及其制品、薯类等，是人类获取能量的主要来源，也是最经济的来源。根据我国的膳食结构特点，一日成年人碳水化合物供给的能量占总能量需要量的55%~65%，粮谷类食物需要摄入250~400 g。副食是相对于主食一词而来，"主食"的概念是五谷杂粮，"副食"的一般理解则是能做成菜肴，佐以主食的食物，如蔬菜水果、菌藻类、鱼、禽、肉、蛋等动物性食物。各类主食和副食在营养成分、消化吸收特点各方面都有所不同，各有优势和缺点，故应该每餐都有主食和副食。

（2）粗细搭配 对谷类加工过度会使其中的膳食纤维、B族维生素和矿物质的含量大大减少，但加工精度过低的谷类又不易被人体消化吸收，特别是老年人和儿童。故提倡主食粗细搭配，既有较好的消化吸收率，又能更多地保留营养素不受损失。食谱编制选择主食时尽量不单独选配白米饭、白米粥等，而以杂粮饭、杂粮粥、八宝粥等代替，或者在早餐中选择燕麦片、玉米糊等都是增加食物品种，实现粗细搭配的好方法。

（3）荤素搭配　"荤"指动物性食物，"素"指植物性食物。动、植物食物搭配烹调，可以在改善菜肴色、香、味的同时，帮助达到膳食营养平衡，如什锦砂锅、炒杂菜等，食谱编制中一般不出现"纯荤菜"，如红烧肉可搭配胡萝卜或者其他蔬菜同时烹调。

（4）色彩搭配　食物呈现丰富多彩颜色，不仅赏心悦目，促进食欲，同时也可提供多样化的营养物质。如可将食物分为红、绿、黄、白、黑等五种颜色，代表了不同营养素和植物化学物的特点，每日五色食物要搭配齐全，色彩诱人，同时满足了食物种类多样化和膳食平衡的要求。

（5）形状搭配　将不同原料按照一定的形状进行组合，构成菜肴的特定形态，有同形搭配和异形搭配两种。主辅料的形态、大小、规格相同或相似，丁配丁，丝配丝，片配片，块配块等，如"黄瓜肉片""土豆烧牛肉"。主副料的形状不同，大小不一，如"宫爆腰花"，异形搭配的标准要以配伍协调、和谐、美观为主。

3. 三餐分配合理　合理安排一日三餐的进食量和能量摄入，是合理膳食的重要组成部分。应根据身体的生理需求，特别是消化系统的活动规律，并考虑生活习惯和工作、学习特点等来安排餐次。根据膳食指南和实际经验，一般以能量作为三餐进食量的标准，早餐提供的能量占全天总能量的 25% ~ 30%，午餐占 35%~40%，晚餐占 30%~35%。这个比例可以根据职业、生活习惯、身体活动水平、慢性病等进行适当的调整，如学龄前儿童可采用三餐两点制，糖尿病患者可采用多餐制等。总的来说，营养食谱编制首先要重视早餐，保证早餐的营养丰富全面，其次午餐要吃好，晚餐要适量。

4. 考虑经济条件，充分利用本地资源，因地制宜　食谱编制要考虑就餐者的生活水平和经济承受能力，还需考虑食物烹调加工人员的烹调技术、烹调设备等条件，才能编制出切实可行的食谱，使食谱有实际意义。在满足就餐人员膳食营养推荐摄入量标准，特别是能量和蛋白质供给的前提下，还应尽量节约成本，用价格低、营养相近的食物互相替代，如遇风味问题应在烹饪方法上给予弥补。我国幅员辽阔，各地的饮食习惯及物产不尽相同，充分利用本地资源，因地制宜，更能有效地实现平衡膳食模式。

5. 照顾饮食习惯并采用合适的烹调方法　饭菜的适口性与饮食习惯和爱好有关，"好吃"是"吃好"的基础，也是营养食谱编制的重要原则。就餐者对食物的直接感受首先是适口性，然后才能引起食欲，吃喜爱而富有营养的饭菜，吃足够的量并吸收，最终才能到达预期的营养效果。因此，在编制食谱时，可根据就餐者的年龄、生理特点和健康要求，注重口味特征、色泽搭配等方面不简单重复，菜肴品种常变，色香味俱佳。当然，照顾就餐者的饮食习惯和适口性不等于无原则地满足其饮食偏好，比如有的就餐者口味偏重，喜欢吃油多盐多的食物，食谱编制时就不应该一味地满足其这种不良的饮食习惯。

食物的烹调搭配要符合营养原则，符合季节特点，科学加工，少用盐，油脂使用适量。选择合理的烹调方法，如蒸、煮、炖、焖、溜、拌等，都可以减少用油量。

6. 注意食品安全卫生　选择清洁、卫生的食物，保证食物的安全性是食谱编制的最基本的要求。购买新鲜的食物，不用腐败和来源不明的食物为原料，保证储藏安全，注意食品加工环节中的安全和卫生，是防止食源性疾病发生的根本措施。杜绝食谱中出现威胁人体健康的致病、致癌等有害因素，严防"病从口入""癌从口入"。如泡菜和腌制肉制品中含有亚硝酸盐，是致癌物亚硝胺的前体物质，就应该尽量避免编入食谱中。再如野生薯类中有部分品种具有毒性且不易被识别，编制食谱时一般不应加入野生薯作为食品原料，应尽量选择常见的人工培养的薯类品种如香菇、蘑菇、草菇等。

二、正常成年人营养需要量的确定

食谱编制所依据的理论主要有中国居民膳食指南、平衡膳食宝塔、DRIs、食物成分表、食品营养标签、身体活动水平分级等。编制食谱的第一步即要确定就餐者能量和营养素的需要量。确定正常成年人、特殊生理阶段人群和患病人群营养需要量的方法有所不同。

（一）正常成年人的营养原则

1. 能量摄入平衡 保证个体体重适中。

2. 供给充足的优质蛋白 蛋白质应占总能量的10%～20%，其中动物性蛋白和大豆蛋白占总蛋白质的1/3到1/2。

3. 脂肪摄入适宜 应占总能量的20%～30%，其中饱和脂肪酸、单不饱和脂肪酸和多不饱和脂肪酸应各占1/3为宜。一般正常成年人虽不必过于限制胆固醇摄入（在DRIs的建议中，去掉了对膳食胆固醇的上限值），但并不意味着胆固醇的摄入可以毫无节制，对于具有慢性病或血脂偏高的成年人，仍需注意。

4. 碳水化合物 是成年人能量的主要来源，在正常情况下，其提供的能量占总能量需求的50%～65%。

5. 保证充足的维生素和矿物质摄入 尤其是维生素A、维生素B_1、维生素B_2、维生素C、钙、铁、锌等的摄入。

（二）正常成年人配餐原则

1. 遵循正常成年人群的营养原则。

2. 一日三餐，能量及营养素合理分配。

3. 食物选择多样化，应包含中国居民膳食宝塔五层中的各类食物，每日摄入品种应在12种以上，主副食搭配、粗细搭配、荤素搭配、色彩搭配、酸碱搭配、形状搭配。

4. 烹调油选择植物油。

5. 科学选择烹调方法，常用的烹调方法有煎、炒、炸、炖、焖、煨、煮、汆、蒸、炝、拌、卤等皆可，尽量避免烟熏、明火烤的方法。

6. 食谱编制要符合配餐客户的饮食习惯、经济条件、市场供应情况及季节变化。

7. 避免偏食、挑食、暴饮暴食等不良饮食习惯，少饮酒，更不可酗酒，甜食、甜饮料不可过量。

（三）确定对象全日能量需要量

正常成年人能量需要量的确定主要采用查表法，即参考DRIs标准，可直接查出各个年龄段不同人群不同身体活动水平的能量供给量（表3-2）。身体活动水平的分级可参考表3-3。

表3-2 中国18岁以上成年人群能量需要量

性别	年龄（岁）	体重（kg）	基础能量消耗（BEE）（kcal/d）	基础能量消耗（BEE）（kcal/kg）	低强度身体活动水平（PAL1.5）（kcal/d）	中强度身体活动水平（PAL1.75）（kcal/d）	高强度身体活动水平（PAL2.0）（kcal/d）
男性	18～	66	1500	22.7	2150	2550	3000
	50～	65	1400	21.5	1950	2400	2800
	65～	63	1350	21.4	1900	2300	—
女性	18～	56	1200	21.4	1700	2100	2450
	50～	58	1170	20.1	1600	1950	2300
	65～	55.5	1120	20.1	1550	1850	—

注："—"表示未制定参考值。《中国居民膳食营养素参考摄入量（2023）》，中国营养学会。

表 3 – 3　中国营养学会建议的中国成年人身体活动水平分级

活动水平	PAL	生活方式	从事的职业或人群
低强度	1.5	静态生活方式/坐位工作，很少或没有重体力的休闲活动；静态生活方式/坐位工作，有时需要走动或站立，但很少有重体力的休闲活动	办公室职员、精密仪器机械师、实验室助理、司机、学生、装配线工人
中强度	1.75	主要是站着或走着工作	家庭主妇、销售人员、侍应生、机械师、交易员
高强度	2.0（+0.3）*	重体力职业工作或重体力休闲活动方式；体育运动量较大或重体力休闲活动次数较多且持续时间较长	建筑工人、农民、林业工人、矿工、运动员

PAL：physical activity level，即身体活动水平。EER（能量需要量）= BEE（基础能量消耗）×PAL

*注：有明显体育运动量或重体力休闲活动者（每周 4～5 次，每次 30～60 分钟），PAL 增加 0.3。

[例1]　请查表确定 20 岁大学生的日能量需要量。

（1）大学男生、女生的身体活动水平可参照表 3 – 3 视为低强度体力活动水平。

（2）查表 3 – 2，20 岁男大学生的日能量需要量为 2150 kcal，20 岁女大学生的日能量需要量为 1700 kcal。

（四）确定对象全日三大产能营养素的需要量

蛋白质的需要量可按照 DRIs 中给出的 RNI（推荐摄入量）确定，也可按照能量的 10%～20% 计算需要量，碳水化合物和脂肪的需要量可根据供能比及其能量系数来计算（表 3 – 4）。

表 3 – 4　中国 14 岁以上人群宏量营养素可接受范围（AMDR）、蛋白质参考摄入量（RNI）

人群	AMDR		RNI	
	总碳水化合物（%E）	总脂肪（%E）	蛋白质（g/d）	
			男	女
14～17 岁	50～65	20～30	75	60
18～49 岁	50～65	20～30	65	55
50～64 岁	50～65	20～30	65	55
65 岁～	50～65	20～30	72	62
妊娠期（早）	50～65	20～30	—	+0
妊娠期（中）	50～65	20～30	—	+15
妊娠期（晚）	50～65	20～30	—	+30
哺乳期	50～65	20～30	—	+25

注：%E 为占总能量的百分比。《中国居民营养素参考表摄入量（2023）》，中国营养学会。

[例2]　请确定 20 岁男性大学生三大产能营养素需要量。

（1）20 岁男大学生的日能量需要量确定为 2150 kcal，参考表 3 – 4，其中能量分配应为蛋白质占 10%～20%，碳水化合物占 50%～65%，脂肪占 20%～30%。

（2）蛋白质的需要量可按照表 3 – 4 中给出的 65 g 计算，也可按照占能量的 10%～20% 供能比计算，本例中可用中间水平 15% 来计算。

$$蛋白质的需要量 = 2150 \times 15\% \div 4 = 80.6 \text{ g}$$

（3）脂肪的需要量可按占能量的 20%～30% 来计算，本例用中间水平 25% 来计算。

$$脂肪的需要量 = 2150 \times 25\% \div 9 = 59.7 \text{ g}$$

（4）碳水化合物的需要量可按剩余能量来计算。

$$碳水化合物的需要量 = [2150 - (2150 \times 15\% + 2150 \times 25\%)] \div 4 \approx 338.6\ g$$

（五）确定对象全日其他营养素的需要量

参照 DRIs 标准，查表确定各个年龄段不同人群不同身体活动水平的其他营养素需要量。

[例3]　查表确定 20 岁男大学生的每日钙的需要量为 800 mg、维生素 A 的需要量为 550 μgRAE。

三、特殊生理阶段人群营养需要量的确定

特殊生理阶段人群包括妊娠期妇女、哺乳期妇女、老年人、婴幼儿、儿童、青少年等人群，其生理特点和营养需求都与正常成年人有所区别，故营养需要量的确定也有所不同。

（一）妊娠期妇女营养需要量的确定

1. 妊娠期的营养原则

（1）适量增加热能的摄入　妊娠期与非妊娠期相比，能量消耗还包括胎儿及母体生殖器官的生长发育以及母体用于产后泌乳的脂肪储备。DRIs 推荐妊娠中期开始能量摄取在非妊娠基础上增加 250 kcal/d，妊娠晚期增加 400 kcal/d。而增加食物摄入量过多极易引起体重的过多增长，使得妊娠期并发症的发病率增加，而保证适宜能量摄入的最佳方法是密切监测和控制妊娠期每周体重的增长。

（2）供给充足的优质蛋白　妊娠期间，胎儿、胎盘、羊水、血容量增加及母体子宫、乳房等组织的生长发育约需 925 g 蛋白质。DRIs 推荐妊娠中、晚期蛋白质摄入量分别增加 15 g/d 和 30 g/d。

（3）脂类摄入适宜　妊娠期需 3~4 kg 的脂肪积累以备产后泌乳，但过多的脂肪摄入会增加母体肥胖和其他并发症发生概率，故脂肪摄入总量还是以占总能量的 25%~30% 为宜。此外，磷脂和多不饱和脂肪酸对胎儿神经系统和视网膜的发育有重要的作用，故应适当增加摄入量。

（4）碳水化合物　是妊娠期能量的主要来源，其提供的能量占总能量需求的 55%~65%。

（5）保证充足的维生素和矿物质摄入　尤其是钙、铁、锌、碘、维生素 A、维生素 D 等的摄入。

2. 妊娠期的配餐原则

（1）妊娠早期配餐原则　妊娠早期胚胎生长速度较慢，所需营养与妊娠前没有太大的差别，需要注意的是早孕反应对营养素的摄入影响。①选择清淡、易消化、增食欲的食物，不偏食；②少食多餐，保证充足的能量摄入量，特别是碳水化合物的供给；③妊娠反应在晨起和饭后最为明显，可在起床前吃些干的含碳水化合物丰富食物，如饼干、面包片等；④为预防酮体对胎儿早期脑发育的不良影响，妊娠期妇女完全不能进食时，也应静脉补充至少 150 g 葡萄糖；⑤为预防胎儿神经管畸形，在计划妊娠时就开始补充叶酸每日 400 μg。

（2）妊娠中晚期配餐原则　妊娠中晚期胎儿生长开始加快，母体子宫、乳腺发育增快，对各种营养素的需要明显增加，在满足一般人群的配餐原则基础上，注意以下几点。①增加奶类 200 g/d，动物性食物（鱼、禽、蛋、瘦肉）的摄入量妊娠中期增加 50 g/d，妊娠晚期增加 125 g/d，以满足对优质蛋白质、维生素 A、钙、铁等营养素和能量需求增加的需要；②每周食用 2~3 次鱼类，以补充多不饱和脂肪酸；③戒烟、禁酒，远离吸烟环境，避免二手烟。

3. 确定妊娠期妇女全日能量需要量　特殊生理阶段人群能量需要量的确定主要采用查表法，即参考 DRIs 标准，可直接查出妊娠期的能量需要量水平。

[例4]　请查表确定某妊娠期妇女，30 岁，办公室文员，妊娠中期的每日能量需要量。

（1）办公室文员的身体活动水平可参照表 3-3 视为低强度身体活动水平。

（2）查表，30 岁低强度身体活动女性的每日能量需要量为 1700 kcal，妊娠中期在此基础上 +250 kcal，

即该妊娠期妇女的日能量需要量为 1950 kcal。

4. 确定妊娠期妇女全日三大产能营养素的需要量 蛋白质的需要量可按照 DRIs 中给出的 RNI 确定，也可按照能量的 10% ~ 15% 计算需要量，碳水化合物和脂肪的需要量可根据供能比及其能量系数来计算。

[例 5] 请求上例中 30 岁妊娠期妇女的每日三大产能营养素需要量。

（1）蛋白质的需要量可查 DRIs 表来确定，30 岁非妊娠女性蛋白质的推荐摄入量为 55 g/d，妊娠中期 +15 g/d，即该妊娠期妇女蛋白质的每日需要量可确定为 70 g。

（2）脂肪的需要量用中间水平 25% 来计算，$2100 \times 25\% \div 9 \approx 58.3$ g。

（3）碳水化合物的需要量可按剩余能量来计算，$[1950 - (70 \times 4 + 1950 \times 25\%)] \div 4 \approx 295.6$ g。

5. 确定妊娠期妇女全日其他营养素的需要量

参照 DRIs 标准，查表确定不同生理状态人群的其他营养素需要量。

[例 6] 请查表确定该 30 岁妊娠期妇女（妊娠中期）的每日钙需要量。

查表，妊娠期妇女的每日钙的 RNI 为 800 mg。

（二）哺乳期妇女营养需要量的确定

1. 哺乳期妇女的营养原则

（1）适量增加热能的摄入 哺乳期妇女对能量的需要量较大，一方面要满足母体自身对能量的需要，另一方面要供给乳汁所含的能量和乳汁分泌过程本身消耗的能量。虽然妊娠期的脂肪储备可为泌乳提供约 1/3 的能量，但另外的 2/3 就需要膳食提供。DRIs 推荐哺乳期妇女摄取能量在非妊娠基础上增加 400 kcal/d。

（2）供给充足的优质蛋白 蛋白质的摄入量会明显影响乳汁的数量和质量。哺乳期妇女膳食中蛋白质量少质差时，乳汁分泌将大量减少，并动用哺乳期妇女组织蛋白质以维持乳汁中蛋白质含量的恒定。DRIs 推荐哺乳期妇女蛋白质摄入量较正常妇女增加 25 g/d，并建议哺乳期妇女应多吃蛋类、乳类、瘦肉类、肝、豆类及其制品，以保证蛋白质质量。

（3）脂类摄入适宜 哺乳期妇女能量的摄入和消耗相等时，乳汁中脂肪酸与膳食脂肪酸的组成相似，乳中脂肪含量与哺乳期妇女膳食脂肪的摄入量有关。脂类与婴儿的脑发育有密切关系，尤其是其中的不饱和脂肪酸，对中枢神经的发育特别重要。但过多的脂肪摄入会增加母体肥胖的概率，故哺乳期妇女脂肪摄入总量还是以占总能量的 25% ~ 30% 为宜。

（4）碳水化合物 是哺乳期妇女能量的主要来源，其提供的能量占总能量需求的 55% ~ 65%。

（5）保证充足的矿物质摄入 人乳中主要矿物质（钙、磷、镁、钾、钠）的浓度一般不受膳食的影响，碘和硒的含量随膳食摄入量的增加而相应增加。但膳食中钙的供给不足就会动用哺乳期妇女自身骨骼中的钙来满足乳汁中钙的含量，导致哺乳期妇女出现腰腿酸痛、抽搐，甚至发生骨质软化症。由于铁不能通过乳腺输送到乳汁中，故人乳中铁含量低，为恢复妊娠期和分娩中铁的损失造成的缺铁状况，应注意铁的补充，膳食中应多供给富含铁的食物。

（6）摄入充足的维生素 维生素 A 可以通过乳腺进入乳汁，哺乳期妇女膳食维生素 A 的摄入量可以影响乳汁中维生素 A 的含量。哺乳期妇女维生素 A 的膳食推荐摄入量比非妊娠状态的女性多 600 μg/d。维生素 D 几乎不能通过乳腺，母乳中维生素 D 的含量很低，而哺乳期妇女对钙的需要量较高，钙的吸收依赖于维生素 D 的辅助，故建议哺乳期妇女多进行户外活动来改善维生素 D 的营养状况以促进膳食钙的吸收，必要时可补充维生素制剂。另外，哺乳期妇女对其他各种维生素的需要水平均增高。

（7）水分 哺乳期妇女摄入的水量与乳汁分泌量有密切关系，如水分摄入不足将直接影响乳汁的分泌量。哺乳期妇女每日应从食物及饮水中比成人多摄入约 1 L 水，可通过多喝水和摄入流质食物来补充乳汁中的水分。

2. 哺乳期妇女的配餐原则

（1）食物种类齐全多样化。一日以 4~5 餐为宜，不要偏食，以保证营养素的全面摄入。如主食不能只吃精白米面，应该粗细粮搭配，每天食用一定量粗粮，并适当调配些杂粮、燕麦、小米、高粱、绿豆等，每日 300~500 g。

（2）增加富含优质蛋白质及维生素 A 的动物性食物和海产品。

（3）多食用奶及奶制品、豆制品、小鱼和小虾等含钙丰富的食物。

（4）增加蔬菜水果的摄入量，其富含多种维生素、矿物质、膳食纤维等，可增进食欲，防止便秘，并促进乳汁分泌。

（5）少吃盐、腌制品和刺激性强的辛辣食物，避免这些食物通过乳汁进入婴儿体内，对婴儿产生不良影响。

（6）注意烹调方式，烹调方法应多用炖、煮、炒，少用油煎、油炸等方法，如畜禽肉类以炖或煮为宜，食用时要同时喝汤，这样既可增加营养，还可以促进乳汁分泌。

3. 确定哺乳期妇女全日能量需要量　哺乳期妇女需要量的确定主要采用查表法，即参考 DRIs 标准，可直接查出哺乳期妇女不同身体活动水平的能量需要量水平。

[例7] 请查表求哺乳期女性，28 岁，产后第三个月，产假中纯母乳喂养，每日能量需要量。

（1）该女性产假中未参加工作，身体活动水平可视为低强度身体活动水平。

（2）查表，30 岁低强度身体活动女性的每日能量需要量为 1700 kcal，哺乳期在此基础上 +400 kcal，即该 28 岁哺乳期妇女的日能量需要量为 2100 kcal。

4. 确定哺乳期妇女全日三大产能营养素的需要量　蛋白质的需要量可按照 DRIs 中给出的 RNI 确定，也可按照能量的 10%~20% 计算需要量，碳水化合物和脂肪的需要量可根据供能比及其能量系数来计算。

[例8] 请求例 7 中 28 岁哺乳期妇女的每日三大产能营养素需要量。

（1）28 岁非妊娠女性蛋白质的推荐摄入量为 55 g/d，哺乳期 +25 g/d，即该妊娠期妇女蛋白质的每日需要量可确定为 80 g。

（2）脂肪的需要量可按占能量的 25% 来计算，$2300 \times 25\% \div 9 \approx 63.9$ g。

（3）碳水化合物的需要量可按剩余能量来计算，$[2100 - (80 \times 4 + 2100 \times 25\%)] \div 4 \approx 313.8$ g。

5. 确定哺乳期妇女全日其他营养素的需要量

[例9] 参照 DRIs 标准，查表确定该 28 岁哺乳期妇女的每日维生素 A 需要量，哺乳期妇女的每日维生素 A 的 RNI 为 +600 μg，即 1260 μgRAE。

（三）老年人营养需要量的确定

1. 老年人的营养原则　中国营养学会定义老年人和高龄老人分别是指 65 岁和 80 岁以上的人群。老年人由于代谢的改变，加上因为退休而体力活动减少，由此会引发一系列的改变，包括食欲、消化与吸收功能的改变。合理营养是加强老年保健、延缓衰老、防治各种老年常见病，达到健康长寿和提高生命质量的必要条件。

（1）适量的热能摄入　老年人由于全身功能下降，基础代谢降低，对能量的需要也减少，故膳食能量的摄入量，以维持能量平衡、达到并维持理想体重为宜。中国营养学会按 65 岁以上的老年人和 80 岁以上高龄老人分别提出不同的能量推荐摄入量，每年龄段又分为低强度身体活动和中强度身体活动水平，考虑到老年人体力活动相对减少就算有劳动作业，强度也不会太大，故没有提出老年人高强度身体活动水平能量推荐摄入量（表 3-5）。

表 3 – 5　中国 65 岁以上人群能量参考摄入量（RNI）

年龄 （岁）	体力活动水平 PAL	能量 RNI（kcal/d）	
		男	女
65 ~	低强度	1900	1550
	中强度	2350	1850
80 ~	低强度	1800	1500
	中强度	2200	1750

注：《中国居民膳食营养素参考摄入量（2023）》，中国营养学会。

（2）供给适量的优质蛋白　老年人容易出现负氮平衡，但由于老年人肝肾功能下降，摄入过多的蛋白质会增加肝肾的负担。因此，老年人蛋白质的摄入应以适量的优质蛋白为宜，摄入量每天为 1.0 ~ 1.2 g/kg，占总能量的 12% ~ 15% 为宜，其中优质蛋白质应达到 50% 以上。DRIs 建议 65 岁以上老年人和 80 岁以上高龄老人的蛋白质 RNI 比成年人稍高，为男性 72 g/d，女性 62 g/d。

（3）脂类摄入适宜　由于老年人胆汁分泌减少和酯酶活性降低而对脂肪的消化功能下降，因此脂肪的摄入不宜过多，脂肪供能比以 20% ~ 30% 为宜。胆固醇的摄入量不能超过 300 mg/d，一些含胆固醇高的食物如动物脑、鱼籽、蟹黄、肝、肾等食物不宜多吃。

（4）碳水化合物　老年人的糖耐量降低，血糖的调节作用减弱，容易发生血糖升高。过多的糖在体内还可转变为脂肪，引起肥胖、高脂血症等疾病。建议碳水化合物供能比以 50% ~ 65% 为宜。而且，老年人应降低单糖、双糖和甜食的摄入量，增加膳食中膳食纤维的摄入。

（5）保证充足的矿物质摄入　老年人容易缺乏矿物质，尤其是钙、铁和锌。由于内分泌失调、缺乏体育锻炼等因素的影响，对钙的吸收率低，对钙的利用和储存能力也低，容易发生钙摄入不足或缺乏而导致的骨质疏松症。老年人对铁的吸收利用率下降且造血功能减退，血红蛋白含量减少，易出现缺铁性贫血。锌缺乏除导致中老年人性功能减退外，还影响中枢神经系统活动和免疫功能，表现为食欲不振、认知行为改变、皮肤粗糙和免疫功能障碍等。

（6）必须限制钠盐的摄入　钠能使水分在体内储存增多，排出减少，加重心脏负担，使血压升高。老年人食盐摄入 <5 g/d 为宜，高血压、冠心病患者应更低。

（7）摄入充足的维生素　老年人对维生素的利用率有所下降，容易出现维生素 A、维生素 D、叶酸及维生素 B_{12} 等缺乏。老年人应保证各种维生素的充足摄入，由此增强抗病能力、促进新陈代谢、延缓机体功能衰退。

（8）水分　老年人对水的摄入量要求不低于中青年，有时甚至比其他年龄组要求还高，但老年人对失水与脱水的反应迟钝，故要求老年人一定不要在感到口渴时才饮水，每日应摄入 30 mL/kg（标准体重）的水。

2. 老年人的配餐原则

（1）少量多餐，摄入充足的食物　考虑到不少老年人牙齿缺损，消化液分泌和胃肠蠕动减弱，容易出现食欲下降和早饱现象，造成食物摄入量不足和营养缺乏，进餐次数可采用三餐两点制或三餐三点制。每次正餐占全天总能量 20% ~ 25%，每次加餐的能量占 5% ~ 10%，用餐时间应相对固定。

（2）既要粗细搭配，又要注意食物细软易于消化吸收　主食中包括一定量的全谷物、杂豆和薯类，食物的烹制要细软，便于消化吸收。

（3）增加富含优质蛋白质的食物　荤素合理搭配，提倡多食用奶及奶制品、豆制品及鱼类。

（4）保证蔬菜水果的摄入量　其富含多种维生素、矿物质、膳食纤维等，可补充老年人机体所需的抗氧化营养素，防止便秘。

（5）减少烹调油用量，饮食清淡少盐　烹调方法应多用炖、煮、炒、拌、蒸，尽量选用多种植物油，减少摄入含钠较高的调味品和腌菜等。

3. 确定老年人全日能量需要量 主要采用查表法，即参考 DRIs 标准，可直接查出老年人不同身体活动水平的能量需要量。

[**例10**] 老年男性，退休，72 岁，身体活动水平为低强度身体活动水平，查表其每日能量需要量为 1900 kcal。

4. 确定老年人全日三大产能营养素的需要量 采用查表结合计算法确定三大产能营养素需要量。

5. 确定老年人全日其他营养素的需要量 参照 DRIs 标准，可查表确定 72 岁老年男性每日铁的需要量为 10 mg，每日维生素 E 的需要量为 14 mg。

（四）婴幼儿营养需要量的确定

1. 婴幼儿的营养原则 出生后 6 月龄内婴儿以纯母乳喂养为主，营养重点是正确对待和解决纯母乳喂养中遇到的问题，不涉及营养配餐，故本节中讨论婴幼儿的营养原则和配餐原则是指 7~36 月龄婴幼儿。对于 7~36 月龄婴幼儿，母乳仍是重要的营养来源，但单一的母乳喂养已经不能完全满足其对能量以及营养素的需求，必须引入其他营养丰富的食物。这一年龄阶段婴幼儿的特殊性还在于父母及喂养者的喂养行为对其营养和饮食行为有显著的影响。顺应婴幼儿需求喂养，有助于健康饮食习惯的形成，并具有长期而深远的影响。

（1）充足的热能摄入 婴幼儿时期基础代谢的需要约占总能量的 60%，此外还需要体力活动耗能、食物特殊动力作用耗能和生长发育耗能，婴幼儿能量的需求按体重来算比成年人相对还高。一岁以内婴儿的能量推荐摄入量是以体重来计算，6 月龄以内为 90 kcal/（kg·d），6~12 月龄为 80 kcal/（kg·d），1~2 岁幼儿的能量推荐摄入量男性为 900 kcal/d、女性为 800 kcal/d，2~3 岁幼儿的能量推荐摄入量男性为 1100 kcal/d、女性为 1000 kcal/d，均不区分体力活动水平。

（2）供给丰富的蛋白质 婴幼儿对蛋白质的需要量不仅相对比成年人多，而且质量要求也比成年人高。要求蛋白质所提供的能量应占膳食能量的 12%~20%，其中一半是优质蛋白。

（3）脂类摄入适宜 婴幼儿的膳食是以奶类为主逐渐向以谷类为主食转变，奶类中含有的脂肪供能比相对较高，故 6~12 月龄脂肪供能比以 40% 为宜，1~3 岁幼儿的脂肪供能比以 35% 为宜。

（4）碳水化合物 婴儿的乳糖酶活性比成年人高，有利于对奶类所含乳糖的消化吸收，但 4 月龄以内的婴儿缺乏淀粉酶，故淀粉类食物应在 4~6 月龄以后添加。

（5）矿物质 婴幼儿必需而又容易缺乏的矿物质主要有钙、铁、锌，此外，内陆地区甚至部分沿海地区碘缺乏病也较为常见。虽然人乳中钙含量比牛乳中的低，但是钙磷比例较牛乳合理，人乳中钙吸收率高，故纯母乳喂养的 0~6 月龄婴儿不易缺钙。6~12 月龄钙的适宜摄入量（AI）为 350 mg/d，1~3 岁幼儿钙的 RNI 为 500 mg/d。

正常新生儿体内总铁量为 300 mg 左右，基本上可满足出生后 4 个月内婴儿对铁的需求。婴儿在 4~5 个月后铁储备逐渐消耗，母乳中的铁不能满足婴儿对铁的需求，急需从膳食中或通过补充剂摄入铁。强化铁的配方奶、动物性食品如肝泥、肉沫、动物血等都是铁的良好来源。我国推荐 0~6 月龄铁的 AI 为 0.3 mg/d，7~12 月龄 RNI 为 10 mg/d，1~3 岁婴幼儿 RNI 为 10 mg/d。

（6）摄入充足的维生素 6~12 月龄维生素 A 的 AI 为 350 μgRAE/d，1~3 岁维生素 A 的 RNI 为 330 μgRAE/d，不可盲目给婴幼儿补充过量。母乳中维生素 D 水平较低，一般食物中维生素 D 的来源有限，因此应给婴幼儿补充维生素 D，并且多晒太阳，亦应防止补充过量。

2. 婴幼儿的配餐原则 7~36 月龄婴幼儿膳食从婴儿期的以乳类为主过渡到以谷类为主，奶、蛋、鱼、畜、禽及蔬菜和水果为辅的混合膳食，但其烹饪方法和成年人有差别，婴幼儿膳食原则包括以下几点。

（1）平衡膳食 逐渐添加谷类食品以及畜、禽、鱼、奶类和豆类及其制品，每日供给牛奶或相应的奶制品不应少于 350 mL，每周食谱中应至少安排一次动物肝、动物血及一次海产品，以补充维生素 A、铁、锌和碘。

（2）合理烹调　幼儿主食以软饭、麦糊、面条、馒头、饺子、馄饨等交替食用。蔬菜应切碎煮烂，瘦肉应制成肉糜或肉末，易为幼儿咀嚼、吞咽和消化。坚果及种子类食物，如花生、黄豆等应磨碎制成泥糊状，以免呛入气管。食物宜采用蒸、煮等，不宜添加味精等调味品，以原汁原味最好。

（3）膳食安排　每日4～5餐，除三餐外，可增加1～2次点心，进餐应该有规律。早餐宜提供一日能量和营养素的25%，午餐为35%，每日5%～10%的能量和营养素可通过零食或点心的方式提供，晚饭后除水果和牛奶外应逐渐养成不再进食的良好习惯，尤其是睡前忌食甜食，以保证良好的睡眠，预防龋齿。

3. 确定婴幼儿全日能量需要量　参考DRIs标准，采用查表法可直接查出婴幼儿不同性别和年龄阶段的能量需要量水平。

［例11］查表18月龄，女，每日能量需要量不分体力活动水平，为800 kcal。

4. 确定婴幼儿全日三大产能营养素的需要量　采用查表结合计算法确定三大产能营养素需要量。

5. 确定婴幼儿全日其他营养素的需要量　参照DRIs标准，查表确定18月龄女性的每日维生素A的RNI（推荐摄入量）为330 μgRAE。

（五）学龄前儿童营养需要量的确定

1. 学龄前儿童的营养原则　学龄前儿童是指3～6岁的儿童，该阶段的生长发育速度与婴幼儿相比略有下降，但仍处于较高水平，该阶段的生长发育状况也直接关系到青少年和成人期发生肥胖的风险。

（1）能量　此阶段儿童身高、体重稳步增长，神经细胞分化已基本完成，但脑细胞体积的增大及神经纤维的髓鞘化仍继续进行，足够的能量和营养素供给是其生长发育的物质基础。我国DRIs推荐3～6岁学龄前儿童总能量供给范围是1150～1650 kcal/d，其中男孩稍高于女孩（表3-6）。

表3-6　3～6岁儿童能量、蛋白质的RNI及推荐脂肪供能比

年龄（岁）	体力活动水平PAL	能量（RNI）（kcal/d）		蛋白质（RNI）（g/d）		脂肪占能量百分比（%）
		男	女	男	女	
3～	—	1250	1150	30	30	35
4～	—	1300	1250	30	30	20～30
5～	—	1400	1300	30	30	20～30
6～	低	1400	1300	35	35	20～30
	中	1600	1450	35	35	20～30
	高	1800	1650	35	35	20～30

注：《中国居民膳食营养素参考摄入量（2023）》，中国营养学会。

（2）蛋白质　蛋白质供能比为总能量的12%～20%，其中来源于动物性食物的蛋白质应占一半左右，其余蛋白质可由植物性食物谷类、豆类等提供。农村应充分利用大豆所含的优质蛋白质来预防儿童蛋白质营养不良引起的低体重和生长发育。

（3）脂肪　3～6岁儿童生长发育所需要的能量、大脑的发育、神经髓鞘的形成等都需要脂类，脂肪提供的能量由婴幼儿时期的35%～40%减少到20%～30%，但仍高于一般成年人。

（4）碳水化合物　经幼儿期的逐渐适应，学龄前儿童基本完成了以奶和奶制品为主到以谷类为主的过渡。3～6岁儿童碳水化合物的推荐摄入量为所需总能量的50%～65%，且以淀粉类食物为主，避免糖和甜食的过多摄入。

（5）矿物质与维生素　充足的钙与维生素D的供给不仅能影响学龄前儿童骨骼增长和骨骼硬度的增加，而且与恒牙的健康有关。因在此阶段儿童虽乳牙已出齐，恒牙要在6岁左右开始长出，但其钙化

过程却早在出牙前开始，所以钙和维生素 D 的营养状况是很重要的。我国 4 岁以上学龄前儿童的钙的适宜摄入量为 600 mg。在铁和锌的营养方面主要是注意选择含量高、吸收利用好的食物来供给。学龄前儿童维生素 A 及核黄素往往因食物关系而易摄入偏低，应予以注意。

2. 学龄前儿童的配餐原则

（1）足量食物、平衡膳食、规律就餐　是学龄前儿童获得全面营养和良好消化的吸收的保障。餐次以一日 4~5 餐为宜，3 次正餐，2 次加餐。一日三餐的能量分配为早餐30%、午餐35%、晚餐25%，加餐点心10%左右。定时、定量、定点进食，注意饮食卫生。

（2）选择易于消化的烹调方式　烹调方式要符合学龄前儿童的消化功能和特点，烹调注意色香味美，使孩子喜欢，促进食欲。食品的温度适宜、软硬适中，易被儿童接受。

（3）不挑食、偏食或暴饮暴食　争取选择零食，并注意零食的食用安全。

3. 确定学龄前儿童全日能量需要量　参考 DRIs 的标准，主要采用查表法确定。

4. 确定学龄前儿童全日三大产能营养素的需要量　采用查表结合计算法确定三大产能营养素需要量。

5. 确定学龄前儿童全日其他营养素的需要量　参照 DRIs 标准，查表确定 4 岁男童每日维生素 A 的 RNI（推荐摄入量）为 390 μgRAE。

（六）学龄儿童营养需要量的确定

1. 学龄儿童的营养原则　学龄儿童是指 6~12 岁的儿童，在这期间他们体格仍维持稳步的增长。除生殖系统外的其他器官和系统，包括脑的形态发育已逐渐接近成年人水平，且独立活动能力逐步加强，可以接受成年人的大部分膳食。

（1）保证能量供给　学龄期儿童处于生长发育阶段，基础代谢率高，活泼好动，体力、脑力活动量大，故学龄儿童需要的能量（按每千克体重计）接近或超过成人。我国 2023 年版 DRIs 将 6 岁以上人群的能量推荐摄入量均按照性别和体力活动水平分级推荐。

（2）供给充足的蛋白质　由于学龄儿童学习任务繁重，思维活跃、认识新事物多，必须保证供给充足的蛋白质。

（3）脂肪、碳水化合物适量　学龄儿童脂肪的供能比为总能量的20%~30%。学龄儿童膳食中碳水化合物的供能比为总能量的50%~65%为宜。

（4）充足的维生素与矿物质　由于学龄儿童骨骼生长发育快，矿物质的需要量明显增加，必须保证供给充足。由于体内三大营养素代谢反应十分活跃，学习任务重，因此有关能量代谢和维持正常视力、智力的维生素必须保证充足供给，尤其要重视维生素 A 和维生素 B_2 的供给（表 3-7）。

表 3-7　儿童青少年能量、蛋白质的 RNI 及推荐脂肪供能比

年龄（岁）	能量（RNI）（kcal/d） 男 低强度活动水平	男 中强度活动水平	男 高强度活动水平	女 低强度活动水平	女 中强度活动水平	女 高强度活动水平	蛋白质（RNI）（g/d）男	女	脂肪占能量百分比（%）
7~	1500	1700	1900	1350	1550	1750	40	40	20~30
8~	1600	1850	2100	1450	1700	1900	40	40	20~30
9~	1700	1950	2200	1550	1800	2000	45	45	20~30
10~	1800	2050	2300	1650	1900	2100	50	50	20~30
11~	1900	2200	2450	1750	2000	2250	55	55	20~30
12~	2300	2600	2900	1950	2200	2450	70	60	20~30

注：《中国居民膳食营养素参考摄入量（2023）》，中国营养学会。

2. 学龄儿童的配餐原则

（1）学龄儿童应该食物多样化，平衡膳食。应摄入粗细搭配的多种食物，保证鱼、禽、蛋、畜、奶类及豆类等食物的供给。每日摄入品种应在 12 种以上，主副食搭配、粗细搭配、荤素搭配、色彩搭配、酸碱搭配、形状搭配。

（2）重视早餐配餐。早餐的能量及营养素供应量应相当于全日量的 1/3。不吃早餐或早餐吃不好会使小学生在上午 11 点前后因能量不够而导致学习行为的改变，如注意力不集中、数学运算、逻辑推理能力及运动耐力等下降。

（3）烹调油选择植物油。

（4）科学选择烹调方法，常用的烹调方法有煎、炒、炸、炖、焖、煨、煮、氽、熬、蒸、炝、拌、卤等皆可，尽量避免烟熏、明火烤的方法。

（5）避免偏食、挑食、暴饮暴食等不良饮食习惯，甜食、甜饮料不可过量。

3. 确定学龄儿童全日能量需要量　参考 DRIs 标准，查表，10 岁，小学四年级女学生，身体活动水平可参照表 3-3 视为低强度体力活动水平，查表 3-7 每日能量需要量为 1650 kcal。

4. 确定学龄儿童全日三大产能营养素的需要量　采用查表结合计算法确定三大产能营养素需要量。

5. 确定学龄儿童全日其他营养素的需要量　参照 DRIs 标准，查表确定 10 岁女学生的每日维生素 B_1 的 RNI 为 1.1 mg。

（七）青少年营养需要量的确定

1. 青少年的营养原则　青少年时期对各种营养素的需要量达到最大值，随着机体发育的不断成熟需要量逐渐有所下降。

（1）供给充足的能量　生长发育中的青少年的能量处于正平衡状态，能量需要量与生长发育速率相一致，11 岁以上、14 岁以上青少年的能量推荐摄入量比 18 岁以上的正常成年人还要高。

（2）供给充足的优质蛋白　其中动物性食物和大豆及其制品提供的优质蛋白质应达到蛋白质总摄入量的 50% 以上。

（3）脂肪摄入适宜　应占总能量的 20% ~ 30%，为保证生长发育的需要，还应注意膳食必需脂肪酸的摄入充足。

（4）保证碳水化合物的摄入　碳水化合物是青少年能量的主要来源，在正常情况下，其提供的能量占总能量需求的 55% ~ 65%。

（5）保证充足的维生素和矿物质摄入　尤其是维生素 A、维生素 B_1、维生素 B_2、维生素 C、钙、铁、锌等的摄入。

2. 青少年的配餐原则

（1）多吃谷类、供给充足的能量。青少年的能量需要量大，可因活动量大小而有所不同，而且宜选用加工较为粗糙、保留大部分 B 族维生素的谷类，适当选择杂粮及豆类。注意主副食搭配、粗细搭配、荤素搭配、色彩搭配、酸碱搭配、形状搭配。

（2）保证足量的鱼、禽、蛋、畜、奶类、豆类和新鲜蔬菜水果的摄入。优质蛋白达到 50% 以上，鱼、禽、蛋、肉类每日供给量 200 ~ 250 g，奶不低于 300 g，每日蔬菜水果的总供给量不低于 500 g。

（3）一日三餐，能量及营养素合理分配，可以按照供能比碳水化合物（50% ~ 65%）、蛋白质（12% ~ 20%）、脂肪（20% ~ 30%）配餐。

（4）烹调油选择植物油。

（5）科学选择烹调方法，常用的烹调方法有煎、炒、炸、炖、焖、煨、煮、氽、熬、蒸、炝、拌、卤等皆可，尽量避免烟熏、明火烤的方法。

（6）避免偏食、挑食、暴饮暴食等不良饮食习惯。少吃高能量的食物，如肥肉、糖果和油炸食品等。

3. 确定青少年全日能量需要量　青少年需要量的确定主要采用查表法，即参考 DRIs 标准，12岁，初中一年级，男生，身体活动水平可参照表 3-3 视为低强度体力活动水平，查表 3-7 每日能量需要量为 2300 kcal。

4. 确定青少年全日三大产能营养素的需要量　采用查表结合计算法确定三大产能营养素需要量。

5. 确定青少年全日其他营养素的需要量　参照 DRIs 标准，查表确定 12 岁男中学生的每日锌的 RNI 为 8.5 mg。

四、患病人群营养需要量的确定

近年来，慢性非传染性疾病（简称慢性病）已经超过了急性传染病，成为威胁中国人健康的最大杀手。特别是超重与肥胖、高血压、血脂异常、糖尿病等已成为我国普遍的健康问题。慢性病的发生与饮食和生活方式有密切关系，实践证明合理膳食是防治慢性病重要而有效的方法，而针对慢性病患者的营养食谱编制更显得尤为重要。本节以单纯性肥胖症人群为例，简述患者营养需要量的确定方法。

（一）单纯性肥胖患者的营养原则

1. 限制总能量摄入　能量供给量应低于能量消耗量。减少能量应循序渐进，切记骤然降至最低水平以下，体重也不宜骤减，轻度肥胖者一般以每个月减轻 0.5~1 kg 为宜，中度以上肥胖者以体重每月减轻 2.0~4.0 kg 较为合适。

2. 供给充足的蛋白质　低能量膳食主要是控制脂肪和碳水化合物摄入量，而蛋白质供给量应充足，否则不利于健康。

3. 限制脂肪摄入　脂肪的供能比控制在占总能量的 20%~25%，其中饱和脂肪酸、单不饱和脂肪酸、多不饱和脂肪酸应各占 1/3 为宜。胆固醇摄入量应少于 300 mg/d 为宜。

4. 适当减少碳水化合物摄入　碳水化合物提供的能量占总能量需求的 45%~55% 为宜，且以复合碳水化合物为主，如谷类，尽量少用或不用富含精制糖的食品，如甜的糕点、含糖饮料等。

5. 增加膳食纤维的摄入　富含膳食纤维的食物有益于健康，特别对于肥胖者，因此膳食纤维的摄入可不加限制，每天的膳食纤维的摄入达到 25~30 g 为宜。

6. 保证充足的维生素和矿物质摄入　机体内很多维生素和矿物质都参与了能量和物质代谢的调节，在节食减肥时，保证充足的维生素和矿物质的摄入，不仅有助于减肥，还能改善代谢紊乱。新鲜蔬菜和水果含有丰富的水溶性维生素，如 B 族维生素和维生素 C。新鲜蔬菜和水果能量很低，营养丰富且饱腹感明显，所以在节食减肥时不宜过分限制。食盐能引起口渴并刺激食欲和增加体重，不利于减肥治疗，故每天食盐摄入 3~5 g 为宜。

（二）单纯性肥胖患者的配餐原则

1. 食物选择多样化，应包含中国居民膳食宝塔五层中的各类食物，每日摄入品种应在 12 种以上，主副食搭配、粗细搭配、荤素搭配、色彩搭配、酸碱搭配、形状搭配。

2. 一日三餐合理分配。进食餐次因人而异，通常为三餐，鼓励少食多餐。三餐的能量分配可参照早餐 30%、午餐 45%、晚餐 25% 的比例进行调整。在分配一日三餐比例时，应体现两点：一是将动物性蛋白和脂肪含量较多的食物尽量安排在早餐和午餐吃，晚上以清淡为主，利于消化；二是三餐的能量供应应该午餐＞早餐＞晚餐。

3. 烹调油选择植物油。

4. 科学选择烹调方法，常用的烹调方法有炒、炖、焖、煨、煮、汆、熬、蒸、炝、拌、卤等皆可，尽量避免煎炸、烟熏、明火烤的方法。

5. 食谱编制要符合配餐客户的饮食习惯、经济条件、市场供应情况及季节变化。

6. 配餐中避免高能量的食物，如肥肉、糖果、含糖饮料、酒类和油炸食品等。

（三）确定对象全日能量需要量

慢性病患者能量需要量的确定主要采用计算法，通过计算标准体重或 BMI 指数来判断患者的体型，再根据就餐者的标准体重和身体活动水平来确定能量需要量。身体活动水平的分级可参考表 3 - 3。每日能量供给量的标准可参考表 3 - 8。

表 3 - 8　每日膳食能量供给量估算表

单位：kcal/kg

体型	身体活动水平			
	卧床	低强度	中强度	高强度
消瘦	25 ~ 30	35	40	45 ~ 50
正常	20 ~ 25	30	35	40
肥胖	15 ~ 20	20 ~ 25	30	35

[例 12] 某男性，50 岁，办公室文员，身高 168 cm，体重 82 kg，空腹血糖 6.2 mmol/L，血压 130/82 mmHg，血浆总胆固醇 4.90 mmol/L，血浆甘油三酯 1.56 mmol/L，求其每日能量需要量。

（1）使用 Broca 改良公式，计算标准体重（理想体重）。

$$标准体重 = 身高（cm） - 105 = 168 - 105 = 63 \text{ kg}$$

（2）评价目前体型，可采用标准体重法或 BMI 指数法。

$$实际体重与标准体重比（\%） = （实际体重 - 标准体重）\div 标准体重 \times 100\%$$
$$= （82 - 63）\div 63 \times 100\%$$
$$\approx 30\%$$

在 ±10% 以内为正常体型，在 10% ~ 20% 为超重，大于 20% 为肥胖，所以该配餐对象体型为肥胖。亦可计算 BMI 指数，判断其肥胖程度。

$$BMI（kg/m^2） = 实际体重（kg） \div 身高的平方（m^2）$$
$$= 82 \div 1.68^2 = 29.1$$

根据中国营养学会推荐的我国成人 BMI 指判断标准（18.5 ~ 23.9 为正常，≥24 为超重，≥28 为肥胖），亦可判断该配餐对象体型为肥胖。

（3）由于该男性肥胖，虽血糖、血压、血脂尚属正常范围，亦不能按照正常成年人能量需要量来编制食谱，可查表 3 - 8，计算每日能量需要量。轻体力活动、体型肥胖，按单位标准体重的能量需要量为 20 ~ 25 kcal/kg 标准体重。

$$全日能量需要量 = 标准体重 \times 单位标准体重的能量需要量$$
$$= 63 \times （20 ~ 25） = 1260 ~ 1575 \text{ kcal}$$

（四）确定对象全日三大产能营养素的需要量

全日三大产能营养素需要量的确定，可根据各营养素的供能比及其能量系数来计算。一般来说，常见慢性病患者需保证蛋白质和碳水化合物的摄入，其供能比可分别控制在 10% ~ 20%、50% ~ 65% 的范围内，脂肪的摄入量需严格控制在供能比 25% 以下。此外，一些特殊疾病，如肝性脑病、急慢性肾功能衰竭、肾病综合征等需要控制蛋白质的摄入量，则食谱编制中三大产能营养素的需要量可根据病情调整。

[例13] 请求例12中50岁男性的每日宏量营养素需要量。

（1）该50岁肥胖男性的每日能量需要量确定为1260～1575 kcal，考虑到其BMI指数升高，血脂血压水平尚正常，而且食欲既往较好，不宜将能量摄入量确定得太低，故可将其食谱编制中能量需要量确定为1575 kcal，其中能量分配考虑为蛋白质占15%，脂肪占25%，碳水化合物占60%。若该配餐对象血脂或血压水平有异常，可考虑降低食谱中能量需要量水平，但不能低于1260 kcal。

（2）蛋白质的需要量可按占能量的15%来计算。

$$每日蛋白质的需要量 = 1575 \times 15\% \div 4 \approx 59 \text{ g}$$

（3）脂肪的需要量可按占能量的25%来计算。

$$每日脂肪的需要量 = 1575 \times 25\% \div 9 \approx 43.8 \text{ g}$$

（4）碳水化合物的需要量可按剩余能量来计算。

$$碳水化合物的需要量 = 1575 \times 60\% \div 4 \approx 236.3 \text{ g}$$

（五）确定对象全日其他营养素的需要量

慢性病患者其他营养素需要量的确定，也可参照DRIs标准，按照年龄和性别查表确定。此外，某些慢性病对部分营养素的摄取量又有特殊要求的，可根据病情作出调整。如痛风患者需严格限制嘌呤摄入量；高血压患者需采用低钠盐膳食；冠心病、高脂血症、胆结石患者等需控制每日膳食中胆固醇摄入量在300 mg以内等。更多疾病营养配餐要求可参见第五章相关内容。

任务二　食谱编制方法与应用

PPT

在人们的日常膳食中，为保证摄入合理营养和促进健康，需要制定能够科学地体现平衡膳食理论和营养素参考摄入量的膳食计划，即编制营养食谱。

营养食谱与普通食谱不同，是在膳食平衡理论的指导下，对配餐作出"量化"的制定，即"带量食谱"。只有量化的营养食谱才能确保人们日常膳食摄入的营养素能够种类齐全、比例合理、数量适宜。编制营养食谱，就是在人们的一日三餐当中具体落实《中国居民膳食营养素参考摄入量（2023）》和《中国居民膳食指南（2022）》的基本原则与要求。因此，掌握正确的食谱编制方法，并能够合理运用为不同客户编制出科学合理的营养食谱，是从事营养咨询服务与健康管理等工作必备的专业岗位技能。通过营养食谱的实施，可以确保正常人能够摄入均衡的营养，对某些患有营养性疾病的人群也可以缓解或辅助缓解疾病，也可以帮助膳食经营管理者和制作者开展膳食营养相关工作。

目前常用的食谱编制方法主要有计算法、食物交换份法、膳食软件法及膳食宝塔法。这四种食谱编制方法各有特点，适合于不同的工作环境和不同的服务对象，计算法适用于个体或家庭营养配餐，营养素计算比较繁琐，但相对准确，也是其他三种食谱编制方法的基础。

一、计算法食谱编制

用计算法进行营养配餐，是在确定配餐对象能量需要的基础上，将能量进行餐次、营养素的合理分配，在确定主、副食种类之后，根据碳水化合物和蛋白质需要量，确定主、副食（主要提供蛋白质的副食）食物数量，然后参照平衡膳食宝塔，确定蔬菜水果的品种和数量以及油、盐的数量，最后编制成食谱。一份完整的食谱应包括标题、餐次、菜点名称、食物原料名称和数量（表3-9）。

表3-9 大学生午餐食谱举例

餐次	食物名称（饭菜名称）	食物原料	原料（或食物）重量（g）
午餐	米饭	大米	75
	馒头	富强粉	75
	瓜片炒肉	猪肉（瘦）	50
		青瓜	100
	油菜豆腐汤	油菜	200
		豆腐	85
	苹果		200
	花生油		15

（一）计算法食谱编制的步骤

1. 确定就餐者全天能量供给量。
2. 计算三大产能营养素全天应提供的能量。
3. 计算三大产能营养素全天应提供的数量。
4. 计算三大产能营养素在三餐中分配的数量。
5. 确定主食和副食的品种和数量。
6. 确定蔬菜水果的品种和数量。
7. 确定烹调用油的数量。
8. 食谱的初步确定。
9. 食谱的复核计算。
10. 食谱的评价与调整。

（二）计算法食谱编制示例

一位35岁的男性，身高171 cm，体重68 kg，中强度身体活动水平，请为其设计一日营养食谱。设定该男性三大营养素供能比例分别为蛋白质15%、脂肪25%、碳水化合物60%。

1. 确定就餐者全天能量供给量

（1）查表法 根据就餐者的年龄、性别、身体活动水平和生理状态，查阅"中国居民膳食营养素参考摄入量（DRIs）"确定其全天能量供给量。

（2）计算法 根据就餐者的实际体重、体型、身体活动水平及每千克标准体重所需要的能量（kcal/kg），计算确定其全天能量需要量。

本例采用计算法：

①标准体重（kg）= 171 - 105 = 66（kg）

②体质指数 = $68/1.71^2$ = 23.2（kg/m²），属正常体重。

③查表3-8，正常体重、中等身体活动水平，每千克标准体重能量需要量为35 kcal/kg。

④全日能量供给量（kcal）= 66 kg × 35 kcal/kg = 2310 ≈ 2300（kcal）

2. 计算三大产能营养素全天应提供的能量

三大产能营养素全天应提供的能量 = 全天所需总能量 × 能量供应比例

蛋白质提供能量	$2300 \times 15\% = 345$ kcal
脂肪提供能量	$2300 \times 25\% = 575$ kcal
碳水化合物提供能量	$2300 \times 60\% = 1380$ kcal

3. 计算三大产能营养素全天应提供的数量

三大产能营养素全日需要量 = 营养素全天应提供的能量 ÷ 生理热价

蛋白质	345 kcal $\div 4$ kcal/g $= 86$ g
脂肪	575 kcal $\div 9$ kcal/g $= 64$ g
碳水化合物	1380 kcal $\div 4$ kcal/g $= 345$ g

4. 计算三大产能营养素在三餐中分配的数量

根据我国大部分居民一日三餐的膳食制度，设定三餐能量分配比例为：早餐 30%、午餐 40%、晚餐 30%。三大产能营养素三餐分配量如下。

早餐（30%）	蛋白质	$86 \times 30\% = 26$ g
	脂肪	$64 \times 30\% = 19$ g
	碳水化合物	$345 \times 30\% = 104$ g
午餐（40%）	蛋白质	$86 \times 40\% = 34$ g
	脂肪	$64 \times 40\% = 26$ g
	碳水化合物	$345 \times 40\% = 138$ g
晚餐（30%）	蛋白质	$86 \times 30\% = 26$ g
	脂肪	$64 \times 30\% = 19$ g
	碳水化合物	$345 \times 30\% = 104$ g

5. 确定三餐主食和副食的品种和数量

主食和副食品种的确定一般根据就餐者的饮食习惯、市场供应情况和营养知识要求来确定。主食选择，北方以面食为主，南方则以大米居多，要注意大米和面粉、细粮和粗粮、谷类和薯类的搭配；副食选择，要注意品种多样、荤素结合、干稀结合、避免重复。

（1）确定主食和副食的品种。

早餐　主食：馒头；副食：牛奶、鸡蛋。

午餐　主食：米饭；副食：草鱼、鸡、青菜。

晚餐　主食：米饭；副食：里脊肉、豆腐干、青菜。

（2）确定主食和副食的数量。

1）主食数量的确定　主食数量一般根据碳水化合物的需要量来确定，如果选择的主食品种不止一种，需要设定每一种主食提供碳水化合物的比例。这一比例的设定是根据食谱编制者的工作经验和就餐者的饮食习惯、饮食量等因素确定的。主食需要量的计算公式如下。

各餐主食需要量 = 各餐碳水化合物的需要量 × 主食品种的供应比例 ÷
该主食食物中碳水化合物的含量

2）副食数量的确定　副食数量一般根据由副食提供的蛋白质量来确定，通常用动物性食品和豆制品来计算由副食提供的蛋白质。由于蔬菜和水果类食品中所含蛋白质量低且吸收利用率低，在计算过程中可以忽略不计。确定副食数量的计算公式如下。

主食提供的蛋白质量 = 主食量 × 主食的蛋白质含量

餐次副食提供的蛋白质量 = 餐次蛋白质需要量 − 餐次主食提供的蛋白质量

各餐某一种副食的需要量 = 各餐副食提供的蛋白质量 × 该副食蛋白质供应比例
÷ 该副食蛋白质的含量

本例计算过程如下。

①早餐主副食品数量的确定。

主食馒头；副食为牛奶、鸡蛋。

早餐食物需提供104 g碳水化合物，查食物成分表：馒头含43.2%的碳水化合物，则馒头供给量为104÷43.2% = 241 g；

早餐食物需提供蛋白质26 g，查食物成分表：馒头含6.2%的蛋白质，则馒头提供的蛋白质量为241×6.2% = 15 g；

需由副食提供的蛋白质量为26 – 15 = 11 g；

设定牛奶和鸡蛋各自提供50%动物蛋白，即11÷2 = 5.5 g；

查食物成分表：鸡蛋中含12.8%蛋白质，则鸡蛋需要量为5.5÷12.8% = 43 g；

查食物成分表：牛奶中含3.0%蛋白质，则牛奶需要量为5.5÷3.0% = 183 g。

②午餐主副食品数量的确定。

午餐食物需提供138 g碳水化合物，34 g蛋白质。

主食为米饭，副食为草鱼和鸡。

查食物成分表：米饭含25.9%碳水化合物，则米饭需要量为138÷25.9% = 533 g；

查食物成分表：米饭含2.6%蛋白质，则米饭提供的蛋白质量为533×2.6% = 13.8 g。

副食为草鱼和鸡，设定各提供50%动物蛋白，即（34 – 13.8）÷2 = 10.1 g。

查食物成分表：草鱼含16.6%蛋白质，则草鱼需要量为10.1÷16.6% = 61 g；

查食物成分表：鸡的含19.3%蛋白质，则鸡需要量为10.1÷19.3% = 52 g。

③晚餐主副食品数量的确定。

晚餐食物需提供104 g碳水化合物，26 g蛋白质。

主食为米饭，副食为瘦猪肉和豆腐干。

查食物成分表：米饭含25.9%碳水化合物，则米饭需要量为104÷25.9% = 402 g；

查食物成分表：米饭含2.6%蛋白质，则米饭提供的蛋白质量为402×2.6% = 10.5 g。

副食为瘦猪肉和豆腐干，设定各提供50%优质蛋白，即（26 – 10.5）÷2 = 7.8 g。

查食物成分表：里脊肉含20.2%蛋白质，则里脊肉需要量为7.8÷20.2% = 39 g；

查食物成分表：豆腐干含15.8%蛋白质，则豆腐干需要量为7.8÷16.2% = 49 g。

6. 确定蔬菜水果的品种和数量　蔬菜种类和数量应根据当地市场供应、菜肴搭配以及中国居民平衡膳食宝塔等要求来确定。根据"中国居民平衡膳食宝塔"中的要求，每日要供给300~500 g蔬菜和200~350 g水果，并尽量选择不同品种和颜色的蔬菜。

本例确定为菜心200 g、小白菜200 g、青椒50 g、洋葱50 g、香蕉100 g、橙子200 g。

7. 确定烹调用油的数量　就餐者全天脂肪来源主要包括日常食品和烹调用油中所含的脂肪。为了保证摄入的膳食脂肪酸构成合理，建议使用植物油作为烹调用油。烹调用油数量计算公式为：

$$烹调用油量 = 全天脂肪需要量 - 所有食物提供的脂肪量$$

在实际应用中，成年人烹调用油量亦可按照平衡膳食宝塔的要求确定为25~30 g/d。

该男性全天脂肪需要量为64 g，全天所吃食物中脂肪含量计算见表3 – 10。

表3-10 本例食物脂肪含量计算表

食物名称	脂肪含量（%）	食用量（g）	提供脂肪量（g）
草鱼	5.2%	61	61×5.2%=3.2
里脊肉	7.9%	39	39×7.9%=3.1
鸡	9.4%	52	52×9.4%=4.9
豆腐干	7.8%	49	49×7.8%=3.8
米饭	0.3%	935	935×0.3%=2.8
馒头	1.2%	241	241×1.2%=2.8
牛奶	3.2%	183	183×3.2%=5.9
鸡蛋	11.1%	43	43×11.1%=4.8
菜心	0.5%	200	200×0.5%=1.0
小白菜	0.3%	200	200×0.3%=0.6
青椒	0.2%	50	50×0.2%=0.1
洋葱	0.2%	50	50×0.2%=0.1
香蕉	0.2%	100	100×0.2%=0.2
橙子	0.2%	200	200×0.2%=0.4
合计			33.7

烹调用油量：64－33.7＝30.3≈30 g。

8. 食谱的初步确定 见表3-11。

表3-11 ×××一日营养食谱

餐次	菜点名称	食物原料名称	食物原料重量（g）
早餐	馒头	面粉	241
	牛奶	牛奶	183
	煮鸡蛋	鸡蛋	43
	香蕉	香蕉	100
午餐	米饭	大米	533
	椒丝姜葱鱼	草鱼	61
	香菇蒸鸡	鸡	52
	蒜茸炒菜心	菜心	200
	橙子	橙子	200
晚餐	米饭	大米	402
	小白菜肉片汤	里脊肉	39
		小白菜	200
		豆腐干	49
	青椒丝洋葱炒豆腐干	圆椒	50
		洋葱	50

9. 食谱的复核计算 由于在食谱编制计算过程中省略了蔬菜和水果的计算，因此在食谱初步编制完成后，还需根据食物成分表和中国居民膳食营养素参考摄入量，复核计算该食谱实际提供的各类营养素量。实际工作中一般应用营养配餐软件进行能量和营养素的复核计算。

10. 食谱的评价与调整 根据食谱复核计算的结果，将所选择食物的营养素供给量，与就餐对象营养素供给量标准进行比较，如果某种营养素的供给与标准相差过大，必须进行适当的调整，调整食谱中食物品种、数量以及搭配，直至基本符合要求。

需要强调的是，有些营养素的摄入只要在一段时期内保持平衡即可，并不需要每天都达到供给量标准的摄入要求，如维生素A、维生素D、钙、铁等，只需在一周内保持平衡即可，但蛋白质、水溶性维生素等需每天都达到需要量。

总之，计算法编制食谱逻辑性强，相对准确，可用于电脑程序设计，但编制过程繁琐，计算复杂，人为设定条件多，在日常生活中称重麻烦，实际应用难。

二、食物交换份法食谱编制

家庭或个人可以应用计算法进行食谱编制，但在编制过程中有比较复杂的营养素计算，不够方便。因此，若能将营养素计算过程进行简化，就可以更方便地制定家庭或个人营养食谱，指导其科学合理地安排日常饮食生活。食物交换份法即是一种方便快速的食谱编制方法。

食物交换份法是将人们日常食用的食物，按照所含营养素数量的相近值进行分类，通常按大约能够提供 90 kcal 能量的食物为一个食物交换份，根据食物来源和性质不同，分为四大类，一定数量的同类食物所含蛋白质、脂肪、碳水化合物和能量相近，然后将每类食物的内容列表，配餐时可将同类食物交换使用的一种方法。应用食物交换份法编制食谱时，可以根据不同就餐者的能量需求，按照三大产能营养素的合理分配比例，计算并确定所需各类食物的交换分数和实际重量，然后根据每份食物等值交换表选择食物。我国目前还没有统一、全面的食物交换份表，不同单位应用的食物交换份表也有所不同。

食物交换份法是一个比较简单粗略且易于掌握的方法，同类食物可以任意互换，灵活搭配，方便就餐者根据自己的需求安排丰富的膳食。食物交换时必须注意同类别、等能量交换，即以粮换粮、以豆换豆、以菜换菜、以鱼禽畜肉换相应的鱼禽畜肉等。在实际食谱编制中，通常将计算法与食物交换份法结合一起应用。即先应用计算法编制一日食谱，然后根据就餐者的饮食习惯、市场供应等情况，用食物交换份法可以方便地在同一类食物中更换品种和烹调方法，编制出一周或一个月食谱。

（一）食物交换份法食谱编制原理

1. 根据食物所含类似营养素的量，把常用食物分成四大类。

（1）谷薯类　米、面、杂粮及薯类，主要提供碳水化合物、蛋白质、膳食纤维及 B 族维生素。

（2）动物性食物及大豆类　肉、禽、鱼、蛋、奶、大豆类，主要提供蛋白质、脂肪、矿物质、维生素 A 和 B 族维生素。

（3）蔬果类　鲜豆、叶菜、根茎、茄果类，提供膳食纤维、矿物质、维生素 C 和胡萝卜素。

（4）纯热能食物　动植物油、淀粉、食用糖、酒类，主要提供能量。植物油还可提供维生素 E 和必需脂肪酸。

2. 列出各类食物每一个食物交换份中所含三大产能营养素的量，见表 3 - 12。

表 3 - 12　每一交换份食物三大产能营养素含量表

组别	食物类别	每份质量（g）	能量（kcal）	蛋白质（g）	脂肪（g）	碳水化合物（g）	主要营养素
谷薯组	谷薯类	25	90	2.0	—	20.0	碳水化合物、膳食纤维
蔬果组	蔬菜类	500	90	5.0	—	17.0	矿物质、维生素、膳食纤维
	水果类	200	90	1.0	—	21.0	
肉蛋组	大豆类	25	90	9.0	4.0	4.0	蛋白质、脂肪
	奶类	160	90	5.0	5.0	6.0	
	肉蛋类	50	90	9.0	6.0	—	
油脂组	坚果类	15	90	4.0	7.0	2.0	脂肪
	油脂类	10	90	—	10.0		
糖	食糖类	20	90	—	—	20.0	蔗糖

3. 按类别列出各类食物每个交换份的质量，见表 3 - 13 至表 3 - 19。

表 3 - 13　谷薯类食物等值交换份表

食物名称	质量（g）	食物名称	质量（g）
大米、小米、糯米、薏米	25	干粉条、干莲子	25
高粱米、玉米渣	25	油条、油饼、苏打饼干	25
面粉、米粉、玉米面	25	烧饼、烙饼、馒头	35
混合面	25	咸面包、窝窝头	35
燕麦片、莜麦面	25	生面条、魔芋生面条	35
荞麦面、苦荞面	25	马铃薯	100
各种挂面、龙须面	25	湿粉皮	150
通心粉	25	鲜玉米（1 个，带棒心）	200
绿豆、红豆、芸豆、干豌豆	25		

注：每份谷薯类食物含蛋白质 2 g、碳水化合物 20 g、能量 90 kcal（376 kJ）。根茎类一律以净食部分计算。

表 3 - 14　蔬菜类食物等值交换份表

食物名称	质量（g）	食物名称	质量（g）
大白菜、圆白菜、菠菜、油菜	500	白萝卜、青椒、茭白、冬笋	400
韭菜、茴香、茼蒿	500	南瓜、南瓜、菜花	350
芹菜、苤蓝、莴笋、油菜	500	鲜豇豆、扁豆、洋葱、蒜苗	250
西葫芦、番茄、冬瓜、苦瓜	500	胡萝卜	200
黄瓜、茄子、丝瓜	500	山药、荸荠、藕、凉薯	150
芥蓝、瓢菜	500	茨菇、百合、芋头	100
雍菜、苋菜、龙须菜	500	毛豆、鲜豌豆	70
鲜豆芽、鲜蘑菇、水浸海带	500		

注：每份蔬菜类食物含蛋白质 5 g、碳水化合物 17 g、能量 90 kcal（376 kJ）。每份蔬菜一律以净食部分计算。

表 3 - 15　肉、蛋类食物等值交换份表

食物名称	质量（g）	食物名称	质量（g）
热火腿、香肠	20	鸡蛋（1 大个，带壳）	60
肥瘦猪肉	25	鸭蛋、松花蛋（1 大个带壳）	60
熟叉烧肉（无糖）、午餐肉	35	鹌鹑蛋（6 个带壳）	60
熟酱牛肉、熟酱鸭、大肉肠	35	鸡蛋清	150
瘦猪、牛、羊肉	50	带鱼	80
带骨排骨	50	草鱼、鲤鱼、甲鱼、比目鱼	80
鸭肉	50	大黄鱼、黑鲢、鲫鱼	80
鹅肉	50	对虾、青虾、鲜贝	80
兔肉	100	蟹肉、水发鱿鱼	100
鸡蛋粉	15	水发海参	350

注：每份肉类食物含蛋白质 9 g、脂肪 6 g、能量 90 kcal（376 kJ）。除蛋类为市品重量，其余一律为净食部分计算。

表 3 – 16 大豆类食物等值交换份表

食物名称	质量（g）	食物名称	质量（g）
腐竹	20	北豆腐	100
大豆	25	南豆腐（嫩豆腐）	150
大豆粉	25	豆浆	400
豆腐丝、豆腐干、油豆腐	50		

注：每份大豆及其制品含蛋白质 9 g、脂肪 4 g、碳水化合物 4 g、能量 90 kcal（376 kJ）。

表 3 – 17 奶类食物等值交换份表

食物名称	质量（g）	食物名称	质量（g）
奶粉	20	牛奶	160
脱脂奶粉	25	羊奶	160
乳酪	25	无糖酸奶	130

注：每份奶类食物含蛋白质 5 g、碳水化合物 6 g、能量 90 kcal（376 kJ）。

表 3 – 18 水果类食物等值交换份表

食物名称	质量（g）	食物名称	质量（g）
柿子、香蕉、鲜荔枝	150	李子、杏	200
梨、桃、苹果	200	葡萄	200
橘子、橙子、柚子	200	草莓	300
猕猴桃	200	西瓜	500

注：每份水果含蛋白质 1 g、碳水化合物 21 g、能量 90 kcal（376 kJ）。每份水果一律以市品质量计算。

表 3 – 19 油脂类食物等值交换份表

食物名称	质量（g）	食物名称	质量（g）
花生油、香油（1 汤匙）	10	芝麻酱	20
玉米油、菜油（1 汤匙）	10	花生米、核桃、杏仁	20
豆油、红花油（1 汤匙）	10	葵花籽、南瓜子	30
猪油、牛油、羊油、黄油	10	蔗糖	20

注：每份油脂类食物含脂肪 10 g、能量 90 kcal（376 kJ）。

4. 列出不同能量需要量所需的各类食物交换份数和质量，供编制食谱，见表 3 – 20。

表 3 – 20 不同能量水平所需各类食物交换份数

能量（kcal）	交换单位（份）	谷薯类		蔬果类		肉蛋类		豆乳类			油脂类	
		质量（g）	单位（份）	质量（g）	单位（份）	质量（g）	单位（份）	豆浆量（g）	牛奶量（g）	单位（份）	质量（g）	单位（份）
1200	14	150	6	500	1	150	3	200	250	2	20	2
1400	16	200	8	500	1	150	3	200	250	2	20	2
1600	18	225	9	500 200	2	150	3	200	250	2	20	2
1800	20	275	11	500 200	2	150	3	200	250	2	20	2
2000	22	325	13	500 200	2	150	3	200	250	2	20	2

续表

能量 （kcal）	交换 单位 （份）	谷薯类		蔬果类		肉蛋类		豆乳类			油脂类	
		质量 （g）	单位 （份）	质量 （g）	单位 （份）	质量 （g）	单位 （份）	豆浆量 （g）	牛奶量 （g）	单位 （份）	质量 （g）	单位 （份）
2200	24.5	375	15	500 200	2	150	3	200	250	2	25	2.5
2400	27	425	17	500 200	2	150	3	200	250	2	30	3
2600	29	475	19	500 200	2	150	3	200	250	2	30	3
2800	31	500	20	500 200	2	175	3.5	200	250	2	35	3.5

注：本表所列食物搭配并非固定模式，可根据进餐者的饮食习惯，并参照有关内容加以调整。

5. 根据不同能量水平的各类食物需要量，参考各类食物等值交换份表，确定不同能量水平所需要的食物交换份数，然后拟订粗配食谱。

（二）食物交换份法食谱编制示例

某女教师，52 岁，低强度身体活动水平，体重正常。请应用食物交换份法为这位女教师编制一日营养食谱。

1. 确定全天所需能量和食物份数 查《中国居民膳食营养素参考摄入量（2023）》可知，低强度身体活动 52 岁女性每日能量需要量为 1600 kcal。每份食物可提供 90 kcal 的能量，1600 kcal 能量应摄入的食物交换份数为 1600÷90≈18 份。

2. 确定每类食物的交换份数 查表 3-20 不同能量水平所需各类食物交换份数可知，要获得 1600 kcal 能量，需要摄入 18 个交换份的食物，其中谷薯类食物 9 个交换份、蔬果类食物 2 个交换份、肉蛋类食物 3 个交换份、豆乳类食物 2 个交换份、油脂类 2 个交换份。

3. 确定三餐中各类食物份数及质量 将食物份数和质量按大致 30%、40%、30% 分配至一日三餐中，如表 3-21 所示。

表 3-21　三餐食物份数与质量表

食物类别 18 份	早餐（30%） 5.5 份（g）	午餐（40%） 7 份（g）	晚餐（30%） 5.5 份（g）
谷薯类 9 份	3（75）2.5（62.5）	5（125）4（100）	3（75）2.5（62.5）
蔬果类 2 份	0.5（水果 100）	1（蔬菜 250，水果 100）	0.5（蔬菜 250）
肉蛋类 3 份	1（鸡蛋 60）	1（肉 50）	1（鱼 80）
豆乳类 2 份	1.5（乳 240 g）		0.5（豆腐 150）
油脂类 2 份		1（10）	1（10）

4. 依据各类食物交换份表制定一日食谱 见表 3-22。

表 3-22　某女教师一日营养食谱

餐次	菜点名称	食物名称	食物数量（g）	食物份
早餐 （5.5 份）	牛奶	牛奶	240	1.5
	面包	面粉	62.5	2.5
	苹果	苹果	100	0.5
	煮鸡蛋	鸡蛋	60	1

续表

餐次	菜点名称	食物名称	食物数量（g）	食物份
午餐 （7 份）	米饭	大米	100	4
	青瓜炒肉片	青瓜	100	0.2
		猪瘦肉	50	1
	蒜蓉生菜	生菜	150	0.3
	葡萄	葡萄	100	0.5
		花生油	10	1
晚餐 （5.5 份）	馒头	面粉	62.5	2.5
	鲫鱼豆腐汤	鲫鱼	80	1
		豆腐（南）	150	1
	香菇油菜	香菇	100	0.2
		油菜	150	0.3
		花生油	10	0.5

三、宝塔法食谱编制 📱微课

当缺乏足够的配餐对象资料，或是对普通健康人来说，不需要每天进行精确计算，只需各类食物基本平衡即可。因此，可以利用中国居民膳食宝塔推荐的食物量快速进行营养食谱的设计，省去大量的计算工作。该方法快速、简单，较为粗略。但只要食物选择恰当，按照同类互换、多种多样的原则搭配一日三餐，同样可以保证配餐对象获得全面、均衡、适度的营养。膳食宝塔法也可进行膳食结构评价。

（一）膳食宝塔法食谱编制的步骤

宝塔法是根据配餐对象的能量需要量，参考平衡膳食宝塔，粗略确定配餐对象一日或一餐各类食物需要量。

1. 确定配餐对象的能量需要量 中国居民平衡膳食宝塔建议的每人每天各类食物适宜摄入量适用于一般健康成年人，通常可根据配餐对象的能量需求来确定其所需食物的量，应用时需要根据个人具体情况作适当调整。每个人如何选择食物量，应看其能量需求水平，参看表 3 – 23。

表 3 – 23　中国居民平衡膳食模式——不同能量下的食物组成

食物种类 （g/d）	不同能量摄入水平（kcal）										
	1000	1200	1400	1600	1800	2000	2200	2400	2600	2800	3000
谷类	85	100	150	200	225	250	275	300	350	375	400
蔬菜	200	250	300	300	400	450	450	500	500	500	600
水果	150	150	150	200	200	300	300	350	350	400	400
畜禽肉类	15	25	40	40	50	50	75	75	75	100	100
蛋类	20	25	25	40	40	50	50	50	50	50	50
水产品	15	20	40	40	50	50	75	75	75	100	125
乳制品	500	500	350	300	300	300	300	300	300	300	300
大豆	5	15	15	15	15	15	25	25	25	25	25
坚果	—	适量		10	10	10	10	10	10	10	10
烹调油	15～20	20～25	25	25	25	25	30	30	30	35	35
食盐	<2	<3	<4	<5	<5	<5	<5	<5	<5	<5	<5

注：资料来源于《中国居民膳食指南（2022）》，中国营养学会。

2. 根据配餐对象的能量需求水平确定食物需要量 中国居民平衡膳食宝塔（2022 年版）推荐的每人每日各类食物适宜摄入量范围适用于一般健康成年人，按照 11 个能量水平分别建议了 11 类食物的摄入量，应用时要根据自身的能量需要进行选择（表3-23）。

平衡膳食宝塔推荐的各类食物量是一段时期内需要摄入食物量的平均值和比例，实际生活中不可能也不需要每天都完全按照"宝塔"的推荐量进食，事实上每人每天摄入的食物品种和数量是不完全一样的。例如不需要每天都吃50g鱼，每周吃2~3次，每次150~200g鱼即可；根据个人饮食习惯，喜欢吃鱼或鸡的人，可以多吃点鱼或鸡而少吃猪肉，关键在于日常膳食当中要经常按照平衡膳食宝塔推荐的各层各类食物的大体比例进食。

3. 食物同类互换，调配丰富多彩的膳食 营养食谱设计要兼顾营养与美味，根据同类互换、多种多样的原则搭配一日三餐。同类互换指的是以粮换粮、以豆换豆、以肉换肉。多种多样指的是选用品种、形态、颜色、口感多样的食物和采用不同的烹调方法。

4. 将食物合理分配至三餐，设计完成食谱 我国居民通常习惯于一日三餐，三餐食物量的分配及间隔时间要与人们作息时间和劳动状况相符合。一般早餐和晚餐各占全天30%，午餐占40%为宜，也可根据个人特殊需求和习惯进行适当调整。

（二）膳食宝塔法食谱编制示例

某男大学生，中等强度身体活动水平，查《中国居民膳食营养素参考摄入量（2023）》（DRIs），确定其一日能量需要量为2550 kcal。请应用膳食宝塔法为其编制一日营养食谱。

1. 根据能量水平确定食物需要量 查表3-23可知该大学生各类食物的建议摄入量是谷类350g、蔬菜500g、水果350g、畜禽肉类75g、蛋类50g、水产品75g、乳制品300g、大豆25g、坚果10g、烹调油25g、食盐5g。

2. 将以上食物分配到一日三餐 按照3：4：3的大致比例把一日的食物分配到一日三餐中。食物分配如表3-24。

表3-24 三餐各类食物分配量表

单位：g

餐次食物	谷类	蔬菜	水果	肉类	蛋类	水产品	乳类	大豆类	坚果	烹调油	食盐
早餐	100		100		50	0	200			0	0
午餐	150	250	150	75	0	0	0	25	10	15	3
晚餐	100	250	100		0	75	100			10	2
合计	350	500	350	75	50	75	300	25	10	25	2

3. 按照食物互换表来选择具体的食物 见表3-25。

表3-25 三餐具体食物量表

单位：g

餐次食物	谷类	蔬菜	水果	肉类	蛋类	水产品	乳类	大豆类	坚果	烹调油	食盐
早餐	100		100		50		200				
	豆沙包		猕猴桃		鸡蛋		鲜牛乳				
午餐	150	250	250	75				25	10	15	3
	黑米50 粳米100	西芹100 芥蓝150	梨	牛肉				豆腐干50	开心果	花生油	食盐

续表

餐次食物	谷类	蔬菜	水果	肉类	蛋类	水产品	乳类	大豆类	坚果	烹调油	食盐
晚餐	100	250			0	75	100			10	2
	米饭	青椒100 胡萝卜50 土豆100				鲈鱼	酸奶			花生油	食盐
合计	350	500	350	75	50	75	300	25	10	25	5

4. 编制一日营养食谱 见表 3-26。

表 3-26 某男大学生一日营养食谱

餐次	菜点名称	食物名称	食物数量（g）
早餐	牛奶	牛奶	200
	豆沙包	小麦粉	75
		豆沙	25
	猕猴桃	猕猴桃	100
	鸡蛋	鸡蛋	50
午餐	黑米饭	粳米	50
		黑米	100
		西芹	100
	西芹炒牛肉豆腐干	牛肉	75
		豆腐干	50
	上汤芥兰苗	芥蓝	150
	梨	梨	250
		花生油	15
		食盐	3
晚餐	米饭	粳米	100
	清蒸鲈鱼	鲈鱼	75
		青椒	100
	素炒三丝	胡萝卜	50
		土豆	100
	酸奶	酸奶	100
		花生油	10
		食盐	2

5. 同类互换 设计多样化美味营养食谱。

四、膳食软件法食谱分析与调整

应用膳食软件法进行食谱编制，具有方便、快捷、准确、高效的特点。正版配餐软件是以膳食平衡理论为基础，以最新版《中国食物成分表》作为食物成分数据库，以《中国居民膳食营养素参考摄入量》和平膳食宝塔为作为营养素摄入量对比、三餐及三大营养素供能比分析的依据，针对不同性别、年龄、劳动强度和生理状态的人群而设计，使用配餐软件可以为不同人群组合或个人设计一餐、一日、一周甚至一个月的营养食谱。主要特性是界面友好、操作方便、自动分析、省时高效，菜肴和食谱库增减配置灵活，食物及菜肴营养素含量查询方便，配餐及查询结果灵活输出，权威数据，科学可靠。目前，一款膳食软件同时拥有桌面版、网络版和手机移动版已成为新发展趋势，以满足用户多样化的新需求。

（一）膳食软件的基本功能

1. 庞大的营养相关知识与资料数据库 由于营养配餐工作涉及的内容很广、数据很多，很多数据靠营养师的记忆是做不到的，往往需要查阅大量的书籍和文件，因此一般软件都应提供与营养知识相关的数据资料库，为操作者和客户提供参考。

2. 丰富的菜肴与食谱数据库　根据我国不同地域饮食特点，软件储备有丰富的地方菜肴和食谱，以及适合进行保健养生和辅助缓解相关疾病的菜肴和食谱。操作者可以根据配餐对象的需求，方便地选择合理的菜肴和食谱。

3. 配餐对象基本信息的录入、修改与删除　软件应适用于不同个体和人群，能够进行信息登记记录、存档，方便对不同对象的就餐计划进行分类、指导、查询和调用。

4. 常见疾病症状与饮食要求　设计膳食餐谱时，应该充分考虑到不同对象、不同身体健康状态对饮食的要求。而熟练地掌握这些知识对初学者来说有一定的困难，因此，智能软件应提供常见疾病症状与饮食要求以供参考。

5. 食物选择与食物数量的确定　这是膳食配餐软件的主要功能部分。为就餐对象设计餐谱，首先应正确地选择食物种类，进行合理配伍，并确定合理的食物摄入数量，为设计食谱打好基础。

6. 个性菜肴的制作　膳食越人性化，越受欢迎。中国餐饮的特点是不同的家庭、酒店所制作的同一名称的菜肴所用的配料都不同，因此，软件所具备的功能，应能利用不同种类和数量的食物原料，制作出个性化的菜肴。

7. 食物营养分析　设计出的营养餐谱是否科学合理，要有各营养素摄入量的比较，因此，软件应具备对所选食物的营养成分作出分析的功能。通过计算摄入的各种营养素的量与推荐标准相比较找出差距，以利于食谱设计的改进，最终达到科学合理的膳食标准。食物营养分析一般包括营养素成分及来源分析、产能物质及来源分析等。

8. 人体营养状况的评价　不同个体、人群其健康状况不同，因此所需营养成分的数量也不同。所有科学合理的配餐都是根据不同个体、人群的营养需求设计而成的，智能膳食配餐软件必须具备一种或多种人体营养状况的评价功能。

9. 信息输出功能　经过一系列的操作后应该具备信息输出功能，存档或交付使用对象。

10. 存档功能　各种配餐及营养分析都应能够在相应的服务对象文件夹下存档，以备以后查询和分析使用。

选择智能配餐软件时应注意如下几个问题：操作是否简便、配餐运算的依据是否科学性、营养分析是否综合全面、价格是否适宜、能否提供升级更新服务等。

（二）计算机配餐应用软件基本操作步骤

1. 输入配餐对象的基本信息　如配餐对象姓名、年龄、性别、身高、体重、女性是否为特殊生理时期、劳动强度，以确定配餐对象的能量需求。

2. 确定能量及各营养素的需要量　查看调整并确定配餐对象的能量以及各营养素的需要量。

3. 进行营养食谱的设计　分别在不同的餐别（早、中、晚餐）中，按食物类别进行食物种类的选择同时确定每类食物的数量。

4. 输出膳食设计与分析报告　设计完成食谱后，可输出膳食分析报告，包括能量、三大产能营养素、主要维生素及矿物质的提供量。

5. 根据分析报告进行食谱评价与调整　膳食分析报告中包括能量和营养素的评价、三大产能营养素的功能评价、三餐能量分配情况评价、蛋白质来源评价、矿物质和维生素的来源评价等。根据评价结果，对不符合要求的项目，通过增减相应食物量和更换食物品种进行调整，将调整后膳食分析报告保存或打印出来。

（三）食谱的评价与调整

营养食谱设计完成后，还需对食谱营养素摄入情况等各方面进行评估，以确定所编制的食谱是否符合膳食平衡相关理论，能否满足配餐对象的营养需求。食谱评价是一个分析、调整食谱，使其更加科学合理的过程。进行食谱评价时，首先根据食物成分表初步核算该食谱所提供的能量和各种营养素的含量，然后与DRIs推荐量进行比较，相差在±10%以内，可以认为符合要求，否则需要增减或更换食物的种类或数量，以达到推荐量的要求。

无需要求每天或每餐营养食谱的能量和营养素均达到供给量标准推荐的水平。通常每天摄入的能量、蛋白质、脂肪、碳水化合物和水溶性维生素的量应接近供给量标准，其他营养素可以一周为单位进行计算、评价。

1. 食谱评价的内容

（1）食物种类是否齐全，是否多样化。

（2）各类食物的量是否充足。

（3）全天能量和营养素摄入量是否适宜。

（4）三餐能量摄入分配比例是否合理，早餐是否保证能量和蛋白质的供应。

（5）优质蛋白质占总蛋白质的比例是否恰当。

（6）三种产能营养素（蛋白质、脂肪、碳水化合物）的供能比例是否适宜。

2. 食谱评价的步骤

（1）按类别将食物归类排序，并列出数量。

（2）根据食物成分表计算每种食物所含各种营养素的量。

食物中某营养素含量＝食物质量（g)×可食部比例×100 g 食物中营养素含量÷100

（3）计算所有食物提供的各种营养素总量，将计算结果与DRIs中同类人群的供给量标准进行比较评价。

（4）根据三大产能营养素的生热系数，分别计算供能比。

（5）计算优质蛋白占总蛋白的比例。

（6）计算三餐供能比。

（四）膳食软件法食谱评价与调整示例

以某一轻体力活动女教师为例，现处于妊娠中期，以下是其一日食谱（表3-27），将该食谱录入膳食配餐软件，根据软件膳食营养分析结果数据对该食谱进行分析评价与调整。

表 3 – 27　某女教师一日食谱

餐次	菜点名称	食物名称	食物数量（g）
早餐	牛奶	牛奶	250
	鸡蛋	鸡蛋	50
	馒头	面粉	100
	苹果	苹果	100
午餐	西红柿面条	面粉	120
		西红柿	50
	黄瓜炒鸡片	鸡肉	30
		黄瓜	250
	苹果	苹果	250
		花生油	15
		食盐	1

餐次	菜点名称	食物名称	食物数量（g）
晚餐	米粥	大米	50
	花卷	面粉	75
	土豆炖瘦肉	土豆	250
		瘦猪肉	30
		花生油	10
		食盐	1

评价过程如下。

1. 按类别将食物归类排序，并列出数量（表3-28）。

表3-28 食谱中食物种类及数量

食物类别	食物原料及质量
谷薯类	馒头100 g、面条120 g、米粥50 g、花卷75 g、土豆250 g
蔬果类	西红柿50 g、黄瓜250 g、苹果350 g
畜禽肉及鱼虾类	鸡肉30 g、瘦猪肉30 g
蛋类	鸡蛋50 g
豆类及其制品	
奶类	牛奶250 g
纯能量食物	花生油25 g

评价：该食谱食物结构较为合理，满足了食物的多样化；动物性食物中，无鱼虾类摄入；无豆制品摄入；水果只有一种。建议补充鱼虾类食物和豆制品的摄入，并增加水果的品种。

2. 记录膳食软件提供的全天所有食物所含各种营养素的数量（表3-29）。

表3-29 某女教师三餐食物营养素记录表

食物名称	热量（kcal）	蛋白质（g）	脂肪（g）	糖（g）	维生素 B_1（mg）	维生素 B_2（mg）	维生素 C（mg）	钙（mg）	钠（mg）
早餐	494	21.9	13.75	70.85	0.21	0.22	4	338	324.4
午餐	764.5	21.4	19.2	126.5	0.22	1.46	32.1	113.9	355.5
晚餐	533	10.2	13.4	88.1	1.75	0.2	26.9	55.8	352.7
合计	1791.5	53.5	46.35	285.45	2.18	1.88	63	507.7	1032.6

3. 分析评价全天总能量摄入情况。

该女教师全天摄入总能量为：

$$\sum总 = 494(早) + 764.5(午) + 533(晚) = 1791.5(kcal)$$

评价：妊娠中期妇女每天摄入总能量为2400 kcal，1791.5/2400 = 75%，因此，该女教师总能量摄入不足。

4. 分析评价三大产能营养素供能比

计算：蛋白质供能比 = $(21.9 + 21.4 + 10.2) \times 4$ kcal $\div 1791.5$ kcal = 12%

脂肪供能比 = $(13.75 + 19.2 + 13.4) \times 9$ kcal $\div 1791.5$ kcal = 23%

碳水化合物供能比 = $(70.85 + 126.5 + 88.1) \times 4$ kcal $\div 1791.5$ kcal = 64%

评价：妊娠中期蛋白质、脂肪、碳水化合物适宜的供能比分别为12%～14%、20%～30%、50%～65%。该女教师食谱三大产能营养素供能比例比较适宜。

5. 分析评价蛋白质摄入总量及质量

计算：查询膳食软件，优质蛋白来源：早餐牛奶 7.5 g + 鸡蛋 6.3 g，午餐鸡肉 5.6 g，晚餐瘦猪肉 6 g。实际蛋白质摄入总量 = 21.9（早） + 21.4（午） + 10.2（晚） = 53.5 g

实际摄入优质蛋白质量 = 早（7.5 + 6.3） + 午（5.6） + 晚（6） = 25.4 g

孕中期蛋白质摄入应比妊娠前摄入多 15 g，即 55 + 15 = 70 g

优质蛋白质应占总蛋白质量的 50% 以上，即 70 × 50% = 35 g

实际蛋白质与应摄入蛋白质的百分比为 53.5/70 = 76.4%

实际摄入优质蛋白质与应摄入总蛋白质的比为（25.4 g ÷ 70 g）× 100% = 36.3%

评价：该女教师蛋白质总量摄入不足，优质蛋白质未达妊娠期要求 50% 以上，同样存在优质蛋白质不足。

6. 分析评价三餐能量分配比

计算：早餐供能比 494 ÷ 1791.5 = 27.6%

午餐供能比 764.5 ÷ 1791.5 = 42.7%

晚餐供能比 533 ÷ 1791.5 = 29.8%

评价：三餐能量分配比较接近适宜的 30%、40%、30%。

7. 分析评价矿物质摄入量（以钙为例）

计算：实际钙的摄入量为 = 338（早） + 113.9（午） + 55.8（晚） = 507.7 mg

评价：妊娠中期妇女每日钙的 RNI 为 1000 mg，则 507.7/1000 ≈ 51%。

因此该女教师为钙摄入不足。

8. 改善饮食建议　该妊娠中期女教师能量、蛋白质、优质蛋白、钙等均摄入不足，长期按此模式进食，将影响妊娠期妇女、胎儿健康。

建议：增加各类主副食食物品种和数量，每天能量应增加到 2300 kcal，蛋白质摄入增加到 72 ~ 84 g，且优质蛋白质达 36 g 以上。增加钙的补充，每天应不少于 1000 mg，还需要观察铁、锌、碘及各类维生素的摄入，以保证妊娠期妇女及胎儿健康。

（五）膳后总结

膳后要对膳食食谱的可行性、经济性、方便性、可口性等方面的特性，烹饪方法的合理性，以及就餐者的口味要求等方面进行分析分析和总结。分析营养餐存在的不足，并寻求解决的方案。

保存食谱，将食谱归档管理，有利于营养资料的收集和整理，也有利于营养餐的创新提高。随时记录用餐者的用餐情况以及筛选优良营养餐。

1. 意见收集及分析　营养工作者必须随时收集用餐者的意见。用餐者对食谱安排和餐食质量的客观评价，直接反映其对膳食计划的接受度和执行效果。要冷静分析用餐者的意见和建议，不断加以改进，才能提高客户满意度。收集意见的方法很多，常用的有直接访谈、建立收集意见的通道、查看就餐情况、与厨师共同研究食谱和召开研讨会等。将意见汇总，逐条分析；根据分析结果，提出改进方案；并进行管理落实。

2. 食谱录入及保存　保存食谱，将食谱进行存档整理，是营养工作者应定期完成的工作。食谱归类存档的目的，一是进行营养餐资料的收存与整理，二是进行营养餐的科学研究。

食谱分类归档的方法是将各类食谱分类保存。食谱分类可按以下几种方式：按春、夏、秋、冬四季归类存档，按餐标归类存档，按就餐者的工作特点和营养标准归类存档，学生营养餐按不同年龄段归类存档。归档时可按就餐者的意见、菜肴色彩、效果、口感及创新特点等进行归档。

3. 撰写膳后总结　不仅要实事求是，还应进行一定程度的抽象概括，使总结具有科学性。在营养配餐工作中注意积累总结经验，营养工作者逐步提高的重要过程。总结程序简单明了，基本步骤如下。

（1）确定总结的题目和研究对象。

（2）搜集与整理资料。

（3）材料提炼。

（4）撰写总结提纲。

（5）征求意见，修改定稿。

思考题

1. 确定用餐者一日能量需要量的方法有哪些？应如何灵活运用？

2. 与计算法相比，食物交换份法食谱编制有什么优势和不足？

3. 李女士，大学教师，身体健康，年龄50岁，身高160 cm，体重61 kg。请确定其能量和营养素目标，编制一日营养食谱并进行评价与调整。

✅ 实训六　计算法一日健康食谱编制

小组成员			学时	
实训场地		指导教师	日期	
目标	知识目标 1. 掌握计算法食谱编制方法和步骤。 2. 熟悉客户生理特点和营养需求。 3. 了解计算法食谱编制的基本原理。 能力目标 1. 能熟练确定成年人一日能量需求。 2. 能够根据客户营养配餐原则，应用计算法编制一日营养食谱。			
工作要求 （任务描述）	1. 遵循大学生营养配餐原则进行食物选择和配餐。 2. 应用计算法为自己设计一日健康食谱。			
课证融通	公共营养师国家职业技能和1＋X运动营养咨询与指导技能等级证书标准——能够根据实际情况确定全天总能量摄入、单餐营养素摄入量。			
工作条件 （实训条件）	营养配餐实训室、膳食计算软件、计算机、食物模型等。			
工作流程				

一、工作准备

1. 明确工作任务　某大学生男/女，中强度身体活动水平，请按食谱编写程序制订一日食谱。要求三大营养素供能比例：蛋白质15％，脂肪30％，碳水化合物55％。

2. 大学生营养配餐原则

（1）预防治疗缺铁性贫血。选择补铁的食品，如木耳、红枣、海带、瘦肉、动物肝脏等。

（2）由于眼睛易疲劳，应注意保护视力。注意维生素A和核黄素的摄入，可以选择牛奶、鸡蛋、猪肝及黄绿色蔬菜和水果。

（3）为完善骨骼和甲状腺的结构和功能，应注意钙、碘的供应。可以选用鸡蛋、大豆、牛奶、虾皮、海带、紫菜及各种海鱼、虾等富含钙、碘的食物。

续表

（4）为提高学习效率应适当补充卵磷脂，可以选用鸡蛋、豆类、瘦肉、动物肝脏、鱼卵、牛奶、核桃、玉米、小米等。

二、决策与计划

| 人员分配 |
| 时间安排 |
| 工具和材料 |
| 工作步骤 |

三、实施

1. 计算该大学生标准体重、体质指数 BMI，判定体型。

标准体重 =

BMI =

体型：

2. 根据身体活动水平，查表 3 – 8，确定每千克标准体重所需能量。

3. 确定全天总能量摄入。

总能量 =

4. 计算三大产能营养素全天需要量。

蛋白质：　　　×15%÷4 =　　　　（克）

脂肪：　　　×30%÷9 =　　　　（克）

碳水化合物：　　　×55%÷4 =　　　　（克）

5. 计算三大产能营养素三餐分配量。

早餐（30%）　　蛋白质：　　　×30% =　　　g

　　　　　　　　脂肪：　　　×30% =　　　g

　　　　　　　　碳水化合物：　　　×30% =　　　g

午餐（40%）　　蛋白质：　　　×40% =　　　g

　　　　　　　　脂肪：　　　×40% =　　　g

　　　　　　　　碳水化合物：　　　×40% =　　　g

晚餐（30%）　　蛋白质：　　　×30% =　　　g

　　　　　　　　脂肪：　　　×30% =　　　g

　　　　　　　　碳水化合物：　　　×30% =　　　g

6. 确定主食和副食的品种。

餐别	主食	副食
早餐		
午餐		
晚餐		

7. 确定主食和副食的数量。

（1）早餐主副食品数量的确定：

（2）午餐主副食品数量的确定：

（3）晚餐主副食品数量的确定：

8. 确定烹调用油的数量。

该女/男生的全日的脂肪需要量为：　　　克

烹调用油的量 = 总脂肪需要量 – 食物中的脂肪含量

9. 设计蔬菜、水果品种和数量。

蔬菜：

水果：

10. 根据计算结果设计一日食谱。

餐次	菜点名称	食物名称	食物数量（g）
早餐			
午餐			
晚餐			

四、检查

根据小组间讨论情况及教师讲解情况，对整个食物选择和计算过程进行检查。

五、评估考核标准（技能和素质考核）

考评项目		组内评估	组间评估	教师（企业教师）评估	备注
素质考评（15分）	工作纪律（5分）				
	团队合作（5分）				
	职业道德（5分）				
任务工单（实训报告）考评（30分）					
实操技能考评（55分）	软件使用（10分）				
	任务方案（10分）				
	实施过程（15分）				
	完成情况（15分）				
	其他（5分）				
综合评价（100分）					

组长签字：　　　　　　　　　　　　　　　教师签字：

实训七　膳食宝塔法一日健康食谱编制

小组成员				学时	
实训场地		指导教师		日期	
目标	**知识目标** 1. 掌握膳食宝塔法食谱编制方法和步骤。 2. 熟悉服务对象生理特点和营养需求。 3. 了解膳食宝塔法食谱编制的基本原理。 **能力目标** 1. 能熟练叙述中国居民膳食宝塔的内容和要求。 2. 能够根据服务对象营养配餐原则，应用膳食宝塔法编制一日营养食谱。				
工作要求（任务描述）	根据自己的父亲或母亲的基本情况，应用膳食宝塔法为其编制符合其营养需求的一日营养食谱，并进行膳食分析和评价调整。				
企业标准	公共营养师国家职业技能标准。				
工作条件（实训条件）	营养配餐实训室、膳食计算软件、计算机、食物模型等。				
工作流程					

一、工作准备

父/母，体力活动水平：　　　　　　；年龄：　　　　　　；身高：　　　　　　；体重：　　　　　。

请按膳食宝塔法食谱编制程序为其制订一日食谱。

二、决策与计划

人员分配

时间安排

工具和材料

工作步骤

三、实施

1. 查 DRIs 或根据身高体重确定全日能量需求。
2. 根据能量水平确定食物需要量。查表 3 – 23 中国居民平衡膳食模式——不同能量下的食物组成，确定各类食物的建议摄入量。
3. 将各类食物分配到一日三餐，按照 3∶4∶3 的大致比例把一日的食物分配到一日三餐中。

三餐各类食物分配量表

单位：g

餐次	谷类	蔬菜	水果	肉类	蛋类	水产品	乳类	大豆类	坚果	烹调油	食盐
早餐											
午餐											
晚餐											
合计											

4. 按照食物互换表来选择具体的食物。

三餐具体食物量表

餐次		谷类	蔬菜	水果	肉类	蛋类	水产品	乳类	大豆类	坚果	烹调油	食盐
早餐	标准											
	选择食物											
午餐	标准											
	选择食物											
晚餐	标准											
	选择食物											
合计												

粗配一日食谱。

宝塔法一日粗配食谱

餐次	菜点名称	食物名称	食物数量（g）
早餐			
午餐			
晚餐			

四、检查

根据小组间讨论情况及教师讲解情况，对整个食物选择和计算过程进行检查。

五、评估考核标准（技能和素质考核）

考评项目		组内评估	组间评估	教师（企业教师）评估	备注
素质考评 （15 分）	工作纪律（5 分）				
	团队合作（5 分）				
	职业道德（5 分）				
任务工单（实训报告）考评（30 分）					
实操技能 考评（55 分）	软件使用（10 分）				
	任务方案（10 分）				
	实施过程（15 分）				
	完成情况（15 分）				
	其他（5 分）				
综合评价（100 分）					
组长签字：			教师签字：		

实训八　膳食软件法一日健康食谱分析与调整

小组成员				学时	
实训场地		指导教师		日期	
目标	**知识目标** 1. 掌握膳食软件的操作方法。 2. 熟悉食物查询和估算食物数量的方法。 **能力目标** 1. 能够应用膳食软件准确查询食物种类和数量。 2. 能够应用膳食软件设计一日食谱。 3. 能够根据膳食软件营养分析数据，对食谱进行评价与调整。				
工作要求 （任务描述）	2人一组，根据同伴饮食习惯和经济条件，应用配餐软件中的智能配餐功能为其设计一日健康食谱，并进行膳食营养分析。要求根据所学食谱评价与调整方法，对食谱进行分析调整。				
企业标准	公共营养师国家职业技能标准。				
工作条件 （实训条件）	营养配餐实训室、膳食计算软件、计算机、食物模型等。				

工作流程

一、工作准备

体力活动水平：　　　　，年龄：　　　　，身高：　　　　，体重：　　　　。

请应用膳食软件为其设计一日健康食谱，并进行膳食营养分析。

二、决策与计划

人员分配	
时间安排	
工具和材料	
工作步骤	

三、实施

1. 点击服务对象档案，练习增加一个配餐对象。
2. 点击食谱制作，选定配餐对象，设置日期，应用智能配餐设计完成一日健康食谱。
3. 点击膳食分析，软件自动生成能量及所有营养素分析数据。
4. 按类别将食物归类排序，并列出数量，填写下表。

食谱中食物种类及数量

食物类别	食物原料及质量
谷薯类	
蔬果类	
畜禽肉及鱼虾类	
蛋类	
豆类及其制品	
奶类	
纯能量食物	

评价：

5. 记录膳食软件提供的全天所有食物所含各种营养素的数量。

营养素	能量（kcal）	脂肪（g）	钙（mg）	铁（mg）	锌（mg）	维生素A（mg）	维生素B（mg）	维生素C（mg）
实际摄入量								
推荐量								
摄入量/推荐量（×100%）								

续表

6. 分析评价三大产能营养素供能比。

蛋白质供能比 =

脂肪供能比 =

碳水化合物供能比 =

评价：

7. 分析评价评价蛋白质摄入总量及质量。

计算：

评价：

8. 分析评价三餐能量分配比。

早餐供能比：

午餐供能比：

晚餐供能比：

评价：

9. 分析评价矿物质、维生素摄入量。

分析：

评价：

10. 结论。

四、检查

根据小组间讨论情况及教师讲解情况，对整个计算过程、评价情况进行检查。

五、评估考核标准（技能和素质考核）

考评项目		组内评估	组间评估	教师（企业教师）评估	备注
素质考评 （15 分）	工作纪律（5 分）				
	团队合作（5 分）				
	职业道德（5 分）				
任务工单（实训报告）考评（30 分）					
实操技能考评 （55 分）	软件使用（10 分）				
	任务方案（10 分）				
	实施过程（15 分）				
	完成情况（15 分）				
	其他（5 分）				
综合评价（100 分）					
组长签字：			教师签字：		

练 习 题

答案解析

一、单选题

1. 某妊娠期妇女，30 岁，办公室文员，妊娠中期的每日能量需要量是（　　）

A. 1800 kcal　　　　B. 2100 kcal　　　　C. 2250 kcal　　　　D. 2300 kcal

2. 某男性，50 岁，办公室文员，身高 168 cm，体重 82 kg，计算法求其标准体重、BMI、每日能量需要量（　　）

A. 82 kg，29，1260～1575 kcal

B. 63 kg，22，1890 kcal

C. 63 kg，29，1260～1575 kcal

D. 63 kg，29，1890 kcal

3. 营养师要给王女士设计食谱，查阅 DRIs，王女士的能量 EER 是 1800 kcal/d。如果按蛋白质供能

比为 12%，那么设计的食谱中应该提供蛋白质（　）

    A. 50 g   B. 54 g   C. 60 g   D. 64 g

4. 一从事低强度身体活动水平的成年女性一日大概需要 1800 kcal 能量，则午餐大概需要摄入（　）kcal 的能量

    A. 450   B. 540   C. 720   D. 810

5. 某学生的晚餐食物原料如下：大白菜 200 g（食部为 86%）、猪大排一块 120 g（食部为 68%），大米（晚籼，标一）110 g。若该学生一天需要 2000 kcal 的能量。这些食物中能提供（　）g 碳水化合物（已知：每 100 g 食部的大白菜、猪大排、大米含碳水化合物分别为 4.2 g、1.7 g、76.8 g）

    A. 75.8   B. 79   C. 83.2   D. 93.1

6. 交换份法配餐过程中，每一个交换份所提供的能量是（　）

    A. 60 kcal   B. 70 kcal   C. 80 kcal   D. 90 kcal

7. 食物交换份法的交换原则不包括（　）

    A. 同类交换   B. 同能量交换   C. 同餐次交换   D. 等重交换

8. 要做到食物多样，膳食指南建议平均每天不重复的食物品种数达到（　）种以上，每周达到（　）种以上

    A. 10，20   B. 12，20   C. 12，25   D. 15，25

二、多选题

1. 下列各食物，属于副食范畴的是（　）

    A. 米饭   B. 蒸玉米   C. 豆腐干

    D. 清蒸鱼   E. 煮鸡蛋   F. 烧排骨

2. 食物交换份法的食谱编制，把常用食物归为四大类，分别是（　）

    A. 蔬菜、水果类食物   B. 肉、鱼、乳、蛋、豆类及其制品

    C. 油脂、食糖和坚果类食物   D. 动物性食物

书网融合……

             本章小结   微课   题库

特殊人群营养配餐与设计

学习目标

知识目标

1. **掌握** 特殊生理人群的营养需求和营养配餐的原则。
2. **熟悉** 特殊生理人群的生理特点。
3. **了解** 不同职业与环境下正常人群的营养需求和营养配餐原则。

能力目标

1. 熟练掌握营养食谱的配制方法、正常人群营养餐的配制方法。
2. 学会按照不同人群的营养需求设计营养食谱；正常人群烹饪原材料、辅料及调料的选择。
3. 会运用现代营养学的理论知识和技能开展健康状态下的个人或团体膳食管理和营养指导工作。

素质目标

通过本项目的学习，树立以人为本的理念，针对不同特殊人群的具体特点进行具体分析，进行有针对性的膳食指导。

任务一　特殊生理阶段人群的营养配餐与设计

PPT

情境导入

情境　张某，女，28岁，公司职员，育有一子已2岁半。一天，她听说缺乏蛋白质会影响孩子智力发育，但又怕肉吃多了孩子长得过胖，于是买来营养书籍在家自学，在《中国食物成分表》里查找蛋白质含量高的食物，精心给孩子配制了一个"聪明"食谱。

早餐：香菇饺子（标准粉50 g，干香菇10 g，猪肥瘦肉20 g），牛奶200 mL。

午餐：二米饭（大米50 g、玉米10 g）、豆腐干炒肉丝（豆腐干15 g，瘦肉15 g）、清水小白菜汤（小白菜100 g）。

晚餐：番茄鸡蛋炒饭（番茄50 g，鸡蛋20 g，大米30 g）、紫菜汤（干紫菜2 g）。

思考　张女士为孩子编制的食谱合理吗？

一、妊娠期妇女营养配餐原则与食谱设计

（一）妊娠期的生理特点

孕妇是指处于妊娠状态下的特殊生理人群。妊娠是一个复杂的生理过程，妊娠期妇女在妊娠期间需

进行一系列的生理调整，以适应胎儿在体内的生长发育。

1. 妊娠早期　指整个妊娠期的第 1 周~第 12 周。在此期间，身体开始适应妊娠。妊娠早期胚胎生长发育速度较缓慢，胚盘及母体有关组织增长变化也不明显，对各种营养素的需要量比妊娠中、晚期低。但是，妊娠早期营养不合理容易导致流产、胎儿畸形、先天愚型等异常情况。特别是妊娠反应严重的妊娠期妇女，由于妊娠呕吐、挑食和偏食，很容易造成营养失衡。

2. 妊娠中期　指怀孕的第 13 周~第 27 周。妊娠中期，胎儿和母体都发生了明显变化，胎儿各器官系统迅速增殖发育，已形成的器官虽未成熟，但某些器官已具有一定的功能。

为了适应胎儿生长发育的需要，母体各系统也发生了巨大的适应性变化，如子宫容积扩大，乳房增大，血浆总容量增加，肾脏排泄功能加速，部分营养素可随尿液丢失。妊娠中期对各种营养素的需要量显著增加。

3. 妊娠晚期　即≥28 周。妊娠晚期胎儿生长迅速，细胞体积迅速增加，大脑增殖达到高峰，肺部迅速发育。妊娠期妇女皮下脂肪大量堆积，胎儿体重快速增加。鉴于妊娠晚期胎儿细胞体积增长迅速，尤其是大脑细胞的增长更快，所以，营养对胎儿的影响较前两个妊娠期都重要。

（二）妊娠期的特殊营养需要和配餐原则

1. 妊娠期的特殊营养需要

（1）能量、蛋白质、脂类　参考项目三。

（2）无机盐　依据《中国居民膳食营养素参考摄入量（2023 版）》①钙：与非妊娠相比，在雌激素作用下，妊娠期间钙吸收率增加，以保障胎儿获得充足的钙。建议 RNI 在妊娠各期达到 800 mg/d。②铁：推荐妊娠早期铁 RNI 为 18 mg/d，妊娠中期为 25 mg/d，妊娠晚期 RNI 为 29 mg/d，UL 值为 42 mg/d。③碘：推荐妊娠期碘 RNI 为 230 μg/d。④锌：妊娠后各期为 10.5 mg/d。有专家建议对素食、高纤维素膳食人群、大量吸烟者、多次妊娠者、大量摄入钙剂及铁者，应额外补充锌 15 mg/d。铁剂补充 >30 mg/d 可能干扰锌的吸收，故建议妊娠期间治疗缺铁性贫血的妊娠期妇女补充锌 15 mg/d。

（3）维生素　①维生素 A：摄入过少或过多都可以引起胎儿畸形。建议妊娠期妇女 RNI 为妊娠早期 660 μgRAE/d，妊娠中期和妊娠晚期为 730 μgRAE/d。②维生素 D：可促进钙的吸收和钙在骨骼中的沉积。中国建议妊娠期妇女维生素 D 的 RNI 为 10 μg/d。③B 族维生素：中国建议在妊娠早期维生素 B_1 RNI 为 1.2 mg/d，妊娠中期为 1.4 mg/d，妊娠晚期为 1.5 mg/d。维生素 B_2 和烟酸是机体中许多重要辅酶的组成成分，这些辅酶与热能代谢密切相关。建议妊娠期维生素 B_2 的 RNI 与维生素 B_1 相同，烟酸为 12 mgNE/d。建议妊娠期妇女叶酸为 600 μgDFE/d。由维生素 B_{12} 缺乏所致巨幼细胞贫血多伴有神经系统病变，建议妊娠期妇女膳食维生素 B_{12} 为 2.9 μg/d。建议妊娠期妇女维生素 B_6 的 RNI 为 2.2 mg/d。④维生素 C：胎儿生长发育需要大量的维生素 C，它对胎儿骨骼、牙齿的正常发育，造血系统的健全和机体的抵抗力等都有促进作用，妊娠期妇女缺乏维生素 C 时易患贫血、出血，也可引起早产、流产，新生儿有出血倾向。建议妊娠早期维生素 C 的 RNI 为 100 mg/d，妊娠中、晚期为 115 mg/d。

2. 妊娠期妇女食物选择　备孕阶段，为保证孕育质量，夫妻双方都应做好充分的妊娠前准备，使健康和营养状况尽可能达到最佳后再怀孕。妊娠前应将体重调整至正常范围，并确保身体健康和营养状况良好，特别关注叶酸、碘、铁等重要营养素的储备。备孕妇女至少应从计划怀孕前 3 个月开始每天补充叶酸 400 μg，坚持食用碘盐，每天吃鱼、禽畜瘦肉和蛋类共计 150 g，每周至少摄入 1 次动物血和肝脏替代瘦肉。妊娠早期胎儿生长发育速度相对缓慢，所需营养与孕前无太大差别，食物选择同备孕阶段，但要注意早孕反应对营养素摄入的影响。早孕反应不明显的妊娠早期妇女可继续维持妊娠前平衡膳食，早孕反应严重影响进食者，不必强调平衡膳食和规律进餐，应保证每天摄入至少含 130 g 碳水化合物的食物。妊娠中期开始，应适当增加食物的摄入量，特别是富含优质蛋白质、钙、铁、碘等营养素的食物。妊娠中、晚期每天饮奶量应增至500 g；妊娠中期鱼、禽畜及蛋类合计摄入量增至150~200 g，妊娠期妇女晚期增至175~225 g；建议每周食用1~2次动物血或肝脏、2~3次海产鱼类。健康妊娠期妇女每天应进行不少于30分钟的中等强度身体活动，保持健康生活方式。低至中度身体活动水平备孕和妊娠期妇女一日食物推荐量见表4-1。值得注意的是由于妊娠期妇女之间存在较大的个体差异，不可机械地要求每位妊娠期妇女进食同样多的食物。

表4-1 备孕和妊娠期妇女一日食物推荐量（低至中度身体活动水平）

食物种类	建议摄入量（g/d）		
	备孕/妊娠早期	妊娠中期	妊娠晚期
粮谷类[a]	200~250	200~250	225~275
薯类	50	75	75
蔬菜类[b]	300~500	400~500	400~500
水果类	200~300	200~300	200~350
鱼、禽、蛋、肉类（含动物内脏）	130~180	150~200	175~225
奶	300	300~500	300~500
大豆	15	20	20
坚果	10	10	10
烹调油	25	25	25
加碘食盐	5	5	5
饮水量	1500 mL/1700 mL	1700 mL	1700 mL

注：[a]全谷物和杂豆不少于1/3；[b]新鲜绿叶蔬菜或红黄色蔬菜占2/3以上。

3. 妊娠期妇女配餐原则

（1）备孕期配餐原则 ①调整妊娠前体重，达到正常范围。低体重的备孕妇女，可适当增加食物量和规律运动；超重或肥胖的备孕妇女，应纠正不健康饮食行为，减慢进食速度，减少高能量、高脂肪、高糖食物的摄入，多选择膳食纤维、蛋白质和微量营养素密度高的食物，在控制总能量的前提下满足机体的营养需要，并通过增加运动消耗多余的身体脂肪，每天主动进行30~90分钟中等强度及以上的运动。②保证充足的叶酸、碘、铁等微量营养素的储备。叶酸补充剂是合成的氧化型单谷氨酸叶酸，稳定性好，生物利用率高。妊娠前每天补充400 μg叶酸，持续3个月，可使红细胞叶酸浓度达到有效预防子代神经管畸形发生的水平。动物血、肝脏及红肉中铁含量丰富，吸收率高，每日摄入瘦肉50~100 g，每周摄入1~2次动物血或肝脏20~50 g，可满足机体对铁的需要。摄入含维生素C较多的蔬菜和水果，有助于提高膳食铁的吸收与利用率。除食用碘盐外，每周摄入1~2次富含碘的海产食品。平均每天接受阳光照射10~20分钟，以补充维生素D。③避免不良饮食习惯，控制咖啡因摄入、限制饮酒、避免吸烟和被动吸烟、避免生鱼和生肉等。④保证营养均衡。

（2）妊娠早期配餐原则 ①早孕反应不明显的妊娠早期妇女，可继续保持妊娠前平衡膳食。②孕吐较明显或食欲不佳者不必过分强调平衡膳食和规律进餐，可根据个人的饮食喜好和口味选用清淡适口、容易消化的食物，少食多餐，尽可能多地摄入食物，特别是富含碳水化合物的谷薯类食物。③妊娠早期碳水化合物摄入严重不足易发生酮症酸中毒，对胎儿脑及神经系统发育造成损害，所以，孕早反应严重时，仍需保证碳水化合物的摄入量。为保证最基本的能量供应，每天必需摄取至少含有130 g碳水化合物的食物。首选富含碳水化合物、易消化的食物，如含水分少的谷类制品（烤馒头、烤面包、饼干或稠粥等），尝试晨起或睡觉前吃。避免煎炸和油腻的食物，或引起反胃恶心的食物。食糖、蜂蜜等的主要成分为简单碳水化合物，易于吸收，进食量少或孕吐严重时食用可迅速补充身体需要的碳水化合物。④每日继续补充叶酸400 μg。⑤适当补充维生素 B_1、维生素 B_2、维生素 B_6 和维生素 C 等，根据个人口味，少量多次食用新鲜水果、酸奶等。⑥达不到上述基本进食目标的妊娠期妇女，应寻求医师帮助。

（3）妊娠中晚期配餐原则　①为满足对优质蛋白质、钙、铁的需要，妊娠中、晚期应适当增加奶、鱼、禽、蛋、瘦肉摄入。同等重量的鱼类与畜禽类食物相比，提供的优质蛋白质含量相差无几，但鱼类所含脂肪和能量明显少于畜禽类。因此，当妊娠期妇女体重增长较多时，可多食用鱼类而少食用畜禽类，食用畜禽类时尽量剔除皮和肥肉，畜肉可优先选择脂肪含量较少的牛肉。为保证动物性铁的需要，建议每周吃 1~2 次动物血或肝脏。如果大豆和坚果摄入量达不到推荐量，则需要适量增加动物性食物。②主动身体活动，维持妊娠期体重适宜增长。③经常参加户外活动，接触阳光以利于维生素 D 合成。④妊娠晚期补充长链多不饱和脂肪酸。鱼类尤其是深海鱼类如三文鱼、鲱鱼、凤尾鱼等还含有较多 n–3 多不饱和脂肪酸，其中的二十二碳六烯酸（DHA）对胎儿脑和视网膜功能发育有益，最好每周食用 2~3 次。⑤戒烟、禁酒。吸烟和被动吸烟可能导致流产、早产、胎盘发育异常、死胎、低出生体重和先天畸形。妊娠期饮酒可能导致胎儿酒精综合征，增加流产、死产和其他胎盘并发症的风险。⑥保持愉快、健康的生活方式。

4. 妊娠期妇女食谱设计举例

（1）备孕期和妊娠早期食谱举例

用餐对象：女，低强度身体活动水平，总热能 1700 kcal。

早餐：燕麦粥 1 碗（燕麦 25 g），白水煮蛋 1 个（鸡蛋 40 g），牛奶 1 杯（牛奶 200 g），西芹炒花生米 1 碟（西芹 50 g、花生 10 g）。

早加餐：牛奶半杯（牛奶 100 g）。

午餐：米饭（粳米 100 g），红烧翅根（鸡翅根 50 g），清炒菠菜（菠菜 200 g），醋熘土豆丝（土豆 100 g），紫菜蛋花汤（紫菜 2 g、鸡蛋 10 g）。

午加餐：小米粥（小米 25 g）。

晚餐：米饭（粳米 75 g），清蒸鲈鱼（鲈鱼 50 g），家常豆腐（北豆腐 100 g），香菇油菜（香菇 10 g、油菜 150 g）。

晚加餐：苹果 200 g。

该食谱可提供能量 1788 kcal，蛋白质 76 g，脂肪 61 g，碳水化合物 247 g，维生素 A 893 μgRAE，硫胺素 0.9 mg，核黄素 1.3 mg，维生素 C 116.8 mg，钙 1051 mg，铁 28 mg，锌 12.6 mg；脂肪供能占总能量 30.7%，碳水化合供能占总能量 52.3%，蛋白质供能占 17%，优质蛋白质比例为 57.5%。

（2）妊娠中期食谱举例

用餐对象：女，低强度身体活动水平，总热能（1700 +250）kcal。

早餐：花卷 1 个（面粉 50 g），水煮蛋 1 个（鸡蛋 50 g），牛奶 250 g。

早加餐：苹果 100 g，核桃仁 10 g。

午餐：二米饭（大米 150 g、小米 25 g），白菜虾仁（虾仁 70 g、大白菜 20 g），小菜豆腐汤（小白菜 50 g、豆腐 80 g），黄瓜炒猪肝（黄瓜 50 g、猪肝 10 g），青椒炒土豆丝（土豆 80 g、青椒 10 g）。

午加餐：香蕉 50 g，牛奶 50 g。

晚餐：红枣小米粥（红枣 10 g、小米 75 g），韭菜炒虾皮（韭菜 50 g、虾皮 10 g），清炒菠菜（菠菜 100 g），番茄肉片汤（猪瘦肉 30 g、番茄 50 g）。

晚加餐：猕猴桃 50 g。

全天花生油：30 g。

该食谱可提供能量 2100 kcal，蛋白质 100.3 g，脂肪 63 g，钙 1984 mg，铁 25.9 mg，碳水化合物 285 g，维生素 A 1511 μgRAE，硫胺素 1.27 mg，核黄素 1.29 mg，维生素 C 135 mg，锌 14.6 mg；脂肪供能占总能量 26.95%，碳水化合供能占总能量 54.29%，蛋白质供能占 18.75%，优质蛋白质比例为 62.5%。

（3）妊娠晚期食谱举例

用餐对象：女，低强度身体活动水平，总热能（1700＋450）kcal。

早餐：鲜肉包子 1 个（面粉 80 g、鲜猪肉 15 g），水煮蛋 1 个（鸡蛋 50 g），蒸红薯（红薯 50 g）。

早加餐：牛奶 250 g，苹果 50 g。

午餐：二米饭（大米 80 g、小米 50 g），烧带鱼（带鱼 40 g），猪肝鸡血菜汤（紫菜 2 g、鸡血 25 g、猪肝 10 g、大白菜 50 g），清炒四季豆（四季豆 100 g），鲜枣 30 g。

午加餐：香蕉 50 g，面包（面粉 50 g）。

晚餐：小米粥（小米 75 g），虾仁豆腐（虾仁 50 g、豆腐 100 g），清炒菠菜（菠菜 100 g），山药炖鸡汤（鸡肉 50 g、山药 100 g）。

晚加餐：猕猴桃 50 g，核桃 40 g。

该食谱可提供能量 2226 kcal，蛋白质 98.7 g，脂肪 67 g，碳水化合物 311 g，维生素 A 1292 μgRAE，硫胺素 1.6 mg，核黄素 1.2 mg，维生素 C 142 mg，钙 1392 mg，铁 24.3 mg，锌 12.5 mg；脂肪供能占总能量 26.95%，碳水化合供能占总能量 55.81%，蛋白质供能占 17.24%，优质蛋白质比例为 53.08%。

二、哺乳期妇女营养配餐原则与食谱设计

（一）哺乳期的生理特点

胎儿娩出后，产妇即进入哺乳期。产后 8 周以内是产妇生理变化最明显的时期，子宫缩小，恶露排出，乳腺开始分泌乳汁。产后皮肤排泄功能旺盛，出汗量较多，尤其在睡眠时更甚。由于产后卧床较多，腹肌和盆底肌松弛，易发生便秘。再加上活动较少和进食高蛋白、高脂肪的食物较多，易发生产后肥胖。

1. 激素水平改变 雌激素、孕激素、胎盘生乳素水平急剧下降，催乳素（垂体分泌）持续升高。

2. 乳汁分泌 一般来说，越早开奶，越有利于母乳的分泌。

（1）初乳 为产后 7 天内分泌的乳汁，质稠呈黄白色，富含钠、氯和免疫球蛋白，但乳糖和脂肪含量少。初乳是新生儿早期理想的天然食物，初乳缺乏时可用婴儿牛初乳复合粉代替。

（2）过渡乳 为产后 7～14 天分泌的乳汁，乳糖和脂肪含量逐渐增多，蛋白质含量有所下降。

（3）成熟乳 产后 2 周以后分泌的乳汁，富含蛋白质、乳糖、脂肪等多种营养素。

3. 母体生殖器官及有关器官和组织的恢复 产后应尽快让新生儿吸吮母亲乳头，由于哺乳过程中婴儿对乳房的不断吮吸，可刺激母体缩宫素的分泌而引起子宫收缩，减少产后子宫出血的危险，还可促进产后子宫较快地恢复。

（二）哺乳期妇女营养需要

哺乳期妇女（哺乳期妇女）既要分泌乳汁、哺育婴儿，还需要逐步补偿妊娠、分娩时的营养素损耗并促进各器官、系统功能的恢复，因此比非哺乳妇女需要更多的能量营养素。

1. 热量、蛋白质、脂肪 参考项目三。

2. 无机盐　乳汁中钙的含量较为稳定，当哺乳期妇女的钙供给不足就会动用体内储备，导致产妇腰酸腿痛或者发生骨质软化症。建议哺乳期钙的 RNI 为 800 mg/d。

人乳中铁含量低，增加哺乳期妇女铁的摄入可以补充母体分娩时的消耗，矫正或预防哺乳期妇女贫血的状态，但对乳汁中铁的增加并不明显，故婴儿需要补充铁量时还需通过辅助食品增加摄入。建议哺乳期妇女铁的 RNI 为 24 mg/d。

建议哺乳期妇女碘的 RNI 为 240 μg/d。

3. 维生素　维生素 B_1 和维生素 E 有促进乳汁分泌的作用，尤其是体内处于缺乏状态时，大剂量摄入，可使奶量增加。水溶性维生素大多数能自由通过乳腺。鉴于哺乳期对各种维生素的需要量都增加，中国营养学会建议哺乳期妇女每日维生素 B_1 1.5 mg、维生素 B_2 的 RNI 为 1.7 mg，维生素 C 为 150 mg，维生素 D 10 μg，维生素 A 1260 μg 视黄醇当量。

4. 其他　研究提示，整个哺乳期应少喝酒，因多喝酒会抑制泌乳反射而减少乳汁分泌。哺乳期妇女服用大量阿司匹林，可能导致婴儿肠道出血。咖啡因是一种温和的刺激剂，哺乳期妇女不宜摄入大量咖啡因。

（三）哺乳期妇女的配餐原则

基于母乳喂养对母亲和子代诸多的益处，世界卫生组织建议 6 个月内的婴儿应纯母乳喂养，并在添加辅食的基础上持续母乳喂养到 2 岁甚至更长时间。

1. 产褥期的膳食　产妇自胎儿及其附属物娩出到全身器官（乳房除外）恢复至妊娠前状态，一般需 6~8 周，此阶段称产褥期。此时产妇需要足够的营养，以补偿妊娠与分娩的消耗、生殖器官的恢复及分泌乳汁等对营养的额外需要。

正常分娩后稍事休息，产妇即可进食易消化的半流质食物。有些产妇在分娩后的头一两天感到疲劳无力或肠胃功能较差，可选择较清淡、稀软、易消化的食物，如面片、挂面、馄饨、粥、蒸或煮的鸡蛋及煮烂的肉、菜，以后可过渡到正常膳食。

剖宫手术的产妇，手术后约 24 小时胃肠功能恢复，应采用术后流质饮食 1 天（但忌用牛奶、豆浆、大量蔗糖等胀气食品），情况好转后改用半流质饮食 1~2 天，再转为普通饮食。

产褥期可比平时多吃些鸡蛋、禽肉类、鱼类、动物肝脏、动物血等以保证供给充足的优质蛋白质，并促进乳汁分泌，但不应过量，以免影响自身体重恢复。还必须重视蔬菜水果的摄入。产褥期营养需要增加，应在三餐外加餐三次，既能较好地保证营养需要，又可避免在一餐内摄食过多而引起消化功能失调。

产褥期妇女在基础热量上增加 400 kcal 的热量，按早餐 25%、早加餐 5%、午餐 35%、午加餐 5%、晚餐 25%、晚加餐 5% 的原则进行一日 6 餐饮食安排。食谱设计同哺乳期。

2. 哺乳期的膳食　整个哺乳期妇女都应像产褥期一样，在一般人群平衡膳食的基础上，特别要注意以下几点。

（1）食物多样，种类齐全。一日以 5~6 餐为宜，粗细搭配。

（2）增加富含优质蛋白质及维生素 A 的动物性食物和海产品，选用碘盐。鱼、禽、肉、蛋、奶、大豆及其制品是优质蛋白质的良好来源。表 4-2 列举了可提供 25 g 优质蛋白质的食物组合，供哺乳期妇女参考。最好一天选用 3 种以上食物，数量适当，合理搭配，以获得所需要的优质蛋白质和其他营养素。此外，哺乳期妇女的维生素 A 推荐量比一般成年女性增加 600 μgRE，而动物肝脏富含维生素 A，若每周吃 1 次猪肝（总量 85 g）或鸡肝（总量 40 g），则平均每天可增加摄入维生素 A 600 μgRE。

表 4 – 2　提供 25 g 优质蛋白质的食物组合举例

组合一			组合二			组合三		
食物	数量 （g）	蛋白质含量 （g）	食物	数量 （g）	蛋白质含量 （g）	食物	数量 （g）	蛋白质含量 （g）
牛肉	50	10.0	瘦猪肉	50	10.0	鸭肉	50	7.7
鱼	50	9.1	鸡肉	60	11.6	虾	60	10.9
牛奶	200	6.0	鸡肝	20	3.3	豆腐	80	6.4

（3）多吃含钙丰富的食品，乳及乳制品（如牛奶、酸奶、奶粉、奶酪等）含钙量高，并且易于吸收利用，是钙最好的食物来源。若哺乳期妇女每天比妊娠前多喝 200 mL 牛奶，每天饮奶总量达 500 mL，则可获得约 540 mg 的钙。此外，所选用深绿色蔬菜、豆制品、虾皮、小鱼等含钙较丰富的食物，也可提供一定数量的钙。为增加钙的吸收和利用，哺乳期妇女还应补充维生素 D 或多做户外活动。能提供约 1000 mg 钙的食物组合举例见表 4 – 3。

表 4 – 3　提供 1000 mg 钙的食物组合举例

组合一			组合二		
食物	数量（g）	含钙量（mg）	食物	数量（g）	含钙量（mg）
牛奶	500	540	牛奶	300	324
豆腐	100	127	豆腐干	60	185
虾皮	5	50	芝麻酱	10	117
蛋类	50	30	蛋类	50	30
绿叶菜（如小白菜）	200	180	绿叶菜（如小白菜）	250	270
鱼类（如鲫鱼）	100	79	鱼类（如鲫鱼）	100	79

注：不习惯饮牛奶或有乳糖不耐症的哺乳期妇女可用酸奶替代。

（4）多吃含铁丰富的食品，如动物的肝脏、瘦肉类、鱼类、某些深绿色蔬菜、大豆及其制品等。

（5）摄入足够的新鲜蔬菜、水果和海产品，每天要保证供应 500 g 以上。哺乳期妇女还要多选用绿叶蔬菜。有的地区产后有禁吃蔬菜和水果的习惯，应予以纠正。

（6）注意烹调方法，对于动物性食品，如畜、禽、鱼类的烹调方法以煮或煨为好。烹调蔬菜时，注意尽量减少维生素 C 等水溶性维生素的损失。

（7）多喝汤水。

（8）禁烟酒。

（9）科学运动和锻炼，逐步减重。产褥期的运动方式可采用产褥期保健操。产褥期保健操的具体做法详见《中国妇幼人群膳食指南（2022）》。

（四）哺乳期妇女一天的食物建议量

哺乳期妇女一天食物建议量为谷类 225 ~ 275 g，其中全谷物和杂豆不少于 1/3；薯类 75 g；蔬菜类 400 ~ 500 g，其中绿叶蔬菜和红黄色等有色蔬菜占 2/3 以上；水果类 200 ~ 350 g；鱼、禽、蛋、肉类（含动物内脏）总量为 175 ~ 225 g；牛奶 300 ~ 500 mL；大豆类 25 g；坚果 10 g；烹调油 25 g，食盐不超过 5 g；饮水量为 2100 mL。为保证维生素 A 的需要，建议每周吃 1 ~ 2 次动物肝脏，总量达 85 g 猪肝或 40 g 鸡肝。动物性食物和大豆类食物之间可做适当的替换，豆制品喜好者可以适当增加大豆制品，减少动物性食物，反之亦可。

（五）哺乳期妇女一日食谱举例

用餐对象：女，低强度身体活动水平，总热能（1700 + 400）kcal。

早餐：肉包子1个（面粉100 g、青菜少许、猪肉25 g），水煮蛋1个（鸡蛋50 g），红薯稀饭1碗（红薯25 g、大米25 g），拌黄瓜1碟（黄瓜100 g）。

早加餐：酸奶100 g，苹果1个（苹果150 g）。

午餐：米饭（大米100 g），油菜猪肝汤（油菜100 g、猪肝10 g），丝瓜炒牛肉（丝瓜100 g，牛肉50 g）。

午加餐：橘子1个（橘子150 g），奶酪10 g。

晚餐：玉米面馒头（面粉50 g、全玉米面50 g），蒸红薯（红薯50 g），青菜炒千张（小油菜200 g、千张30 g），香菇炖鸡汤（鸡肉75 g、香菇10 g）。

晚加餐：牛奶煮麦片（牛奶250 g、燕麦片10 g、糖或蜂蜜少许）。

该食谱可提供能量2270 kcal，蛋白质108 g，脂肪66 g，碳水化合物314 g，维生素A 1662 μgRAE，硫胺素1.7 mg，核黄素1.6 mg，维生素C 99.7 mg，钙2039 mg，铁23.4 mg，锌12.8 mg；脂肪供能占总能量26.01%，碳水化合供能占总能量55.39%，蛋白质供能占18.6%，优质蛋白质比例为56%。

三、婴儿营养配餐原则与食谱设计

（一）婴儿的发育和生理特点

新生儿唾液腺在出生后3~4个月才逐渐发育完全，唾液量分泌增加，淀粉酶含量增多，消化淀粉的能力增强。婴儿消化系统未发育成熟，功能未健全。婴儿胃呈水平位置，贲门括约肌发育不完善，而幽门肌肉发育良好，容易溢奶。婴儿肠壁腺体发育差，消化酶功能不强，消化道蠕动调节不稳定，易受气候变化、食物性质的改变以及肠道感染的影响而出现腹泻、呕吐等胃肠功能紊乱现象。由于婴儿在营养需求和胃肠消化吸收能力方面存在一定的矛盾，在安排饮食喂养时有一定难度，必须根据婴儿生理特点精心安排，以有利于食物的消化吸收满足其营养需求，预防疾病。

（二）婴儿的营养需要

1. 能量 婴儿的能量消耗主要用于以下五个方面，即基础代谢、身体活动、食物特殊动力作用、能量储存及排泄耗能、生长发育的需要，其总能量的需要主要依据年龄、体重及发育速度予以评估。

2. 蛋白质 人乳中必需氨基酸的比例最适合婴儿生长发育的需要，所以提倡母乳喂养。建议0~0.5岁婴儿的蛋白质AI为9 g/d，0.5~1岁婴儿的蛋白质AI为17 g/d。

3. 脂肪 脂肪是婴、幼儿能量和必需脂肪酸的重要来源。建议每天脂肪供能占总能量比例为6月龄以内婴儿占48%，6~12月龄占40%。

婴、幼儿对必需脂肪酸缺乏较敏感，婴儿应供给数量充足和比例适宜的必需脂肪酸。建议亚油酸供能占总能量比例为6月龄以内婴儿占8.0%，6~12月龄占6.0%。α-亚麻酸供能占总能量比例为6月龄以内婴儿占0.90%，6~12月龄占0.67%。

4. 总碳水化合物 婴儿在出生后即能消化乳糖、蔗糖、果糖、葡萄糖，但缺乏淀粉酶，故淀粉类食物应在3~4个月后添加。建议婴儿总碳水化合物的AI 6月龄以内为60 g/d，6~12月龄为80 g/d。

5. 无机盐 由于人乳中钙吸收率高，出生后前6个月的全母乳喂养的婴儿并无明显缺钙。尽管牛乳中钙含量是母乳的2~3倍，但钙磷比例不适合婴儿需要，且相对母乳吸收率较低。建议婴儿钙的AI 6月龄以内为200 mg/d、6~12月龄为350 mg/d。其他无机盐摄入量参考DRIs（2023版）。

6. 维生素 母乳中的维生素尤其是水溶性维生素含量与哺乳期妇女的膳食和营养状态关系密切。膳食均衡的哺乳期妇女，其乳汁中的维生素一般能满足婴儿的需要。用非婴儿配方奶喂养婴儿时，应注意补充各种维生素。

（三）婴儿的喂养

1. 婴儿喂养方式 可分为三种：纯母乳喂养、人工喂养和混合喂养。

（1）纯母乳喂养 只以母乳喂哺，不给婴儿食用其他任何液体或固体食物。母乳喂养具有其他乳制品不可替代的优越性，WHO建议新生儿出后纯母乳喂养6个月。

（2）人工喂养 因各种原因母亲不能以母乳喂养婴儿时，则可采用牛奶或其他代乳品喂养6个月以内的婴儿，称为人工喂养。常用的婴儿代乳品有婴儿配方奶粉、牛乳、全脂奶粉、豆制代乳粉等。过去常用鲜牛奶或全脂奶粉喂养婴儿，但现在认为婴、幼儿不适合饮用新鲜牛奶或全脂奶粉。

（3）混合喂养 因各种原因造成的，虽然保持母乳喂养，但同时部分采用母乳代用品喂养婴儿的喂养方式，称为混合喂养。母乳不足时，可用婴儿配方奶粉或牛奶补充进行混合喂养，其原则是先喂母乳，再喂其他乳品；每天必须喂母乳3次以上。让婴儿按时吮吸乳头，刺激乳汁分泌。

> **🔗 知识链接**
>
> #### 特殊医学用途婴儿配方食品
>
> 特殊医学用途婴儿配方食品是特殊医学用途食品中的一类，指针对患有特殊紊乱、疾病或医疗状况等特殊医学状况婴儿的营养需求而设计制成的粉状或液态配方食品。需要在医生或临床营养师的指导下，单独食用或与其他食物配合食用，其能量和营养成分能够满足0~6月龄特殊医学状况婴儿的生长发育需求。除此之外，还有适用于1岁以上人群的特殊医学用途配方食品。特殊医学用途婴儿配方食品不宜由家长自行选择与购买，需要根据医生或临床营养师的建议选购。
>
> 目前获准上市的特殊医学用途婴儿配方食品有无乳糖配方或低乳糖配方、乳蛋白部分水解配方、乳蛋白深度水解配方或氨基酸配方、早产/低出生体重婴儿配方、母乳营养补充剂和氨基酸代谢障碍配方6种。
>
> 特殊医学用途婴儿配方食品适用于生理上有特殊需要或患有代谢疾病的婴儿。

2. 婴儿喂养指导

（1）6月龄内婴儿喂养指导 坚持6月龄内纯母乳喂养。纯母乳喂养能满足婴儿6月龄以内所需要的全部液体、能量和营养素，应坚持纯母乳喂养6个月；按需喂奶，两侧乳房交替喂养；每天喂奶6~8次或更多；坚持让婴儿直接吸吮母乳，尽可能不使用奶瓶间接喂哺人工挤出的母乳；特殊情况需要在满6月龄前添加辅食的，应咨询医生或其他专业人员后谨慎作出决定。

（2）6~12月龄婴儿喂养指南 对于6~12月龄婴儿，母乳仍然是重要的营养来源，但单一的母乳喂养已经不能完全满足其对能量以及各营养素的需求，必须添加其他营养丰富的食物。所以，6~12月龄婴儿应继续母乳喂养，满6月龄起添加辅食。从富含铁的泥糊状食物开始，逐步过渡到多样化膳食。母乳或奶类充足时不需补钙，但需要补充维生素D。提倡顺应喂养，鼓励逐步自主进食。辅食不加或少加盐和调味品。注重饮食卫生和进食安全。定期测量体重和身长，追求健康生长。

继续母乳喂养，逐步过渡到谷类为主食。7~9月龄婴儿需每天保持600 mL以上的奶量，并优先添加富铁食物，如肉类、蛋黄、强化铁的婴儿米粉等，逐渐达到每天至少1个蛋黄以及25 g肉禽鱼，谷物类不低于20 g；蔬菜、水果类各25~100 g。如婴儿对蛋黄和（或）鸡蛋过敏，应回避鸡蛋而再增加肉类30 g。如婴儿辅食以谷物类、蔬菜、水果等植物性食物为主，需要额外添加约不超过10 g的油脂，推荐以富含α-亚麻酸的植物油为首选，如亚麻籽油、核桃油等。

7~9月龄婴儿的辅食质地应该从刚开始时的泥糊状，如肉泥、蛋黄泥、米糊，逐渐过渡到9月龄时带有小颗粒，如厚粥、烂面、肉末、碎菜等。在给7~9月龄婴儿添加新的食物时应特别注意观察是否有食物过敏的现象。如在尝试某种新食物的1~2天内出现呕吐、腹泻、湿疹等不良反应，须及时停止喂养，待症状消失后再从小量开始尝试，如仍然出现同样的不良反应，应咨询医生，确认是否食物过敏。

对于婴儿偶尔出现的呕吐、腹泻、湿疹等不良反应，不能确定与新添加的食物相关时，不能简单地认为婴儿不适应此种食物而不再添加。婴儿患病期间应暂停引入新的食物，已经适应的食物可以继续喂养。

10~12月龄婴儿应保持每天600 mL的奶量；保证摄入足量的动物性食物，每天1个鸡蛋（至少一个蛋黄）以及25~75 g的肉禽鱼；谷物类20~75 g；蔬菜、水果类各25~100 g。继续引入新的食物，特别是不同种类的蔬菜、水果，增加婴儿对不同食物口味和质地的体会，减少将来挑食、偏食的风险。不能母乳喂养或母乳不足的婴儿仍应选择合适的较大婴儿配方奶作为补充。

特别建议为这一年龄段的婴儿准备一些便于用手抓捏的"手抓食物"，以鼓励婴儿尝试自喂，如香蕉块、煮熟的土豆块和胡萝卜块、馒头、面包片、切片的水果和蔬菜以及撕碎的鸡肉等。一般在婴儿10月龄时尝试香蕉、土豆等比较软的手抓食物，12月龄时可以尝试黄瓜条、苹果片等较硬的块状食物。

10~12月龄婴儿在添加新的辅食时，仍应遵循辅食添加原则，循序渐进，密切关注是否有食物过敏现象。

（四）婴儿辅助食品

断奶是指婴儿由单纯母乳（或配方奶）喂养逐步过渡到完全给予母乳（或配方奶）以外的食物，以满足婴儿全部营养需要的时期。断奶期的食品统称为断奶食品或婴儿辅助食品，简称辅食。在这个时期乳及乳类食品对儿童的生长发育非常重要，是不能断掉的。因此，为了避免误解，多称为辅助食品。无论是何种形式的喂养，均需及时正确地添加辅食。提供婴儿营养的辅助食品主要有三种形式：液体食物、泥糊状食物和固体食物。

1. 添加辅助食品的目的

（1）满足婴儿生长发育和营养需求　随婴儿的逐渐长大，单一的母乳喂养已经不能完全满足婴儿生长发育和营养的需要，必须从其他食物中得到补充。过晚添加辅食，使孩子生长发育速度减慢。婴儿满6月龄时，胃肠道等消化器官已相对发育完善，可消化母乳以外的多样化食物。同时，婴儿的口腔运动功能，味觉、嗅觉、触觉等感知觉，以及心理、认知和行为能力也已准备好接受新的食物。此时开始添加辅食，不仅能满足婴儿的营养需求，也能满足其心理需求，并促进其感知觉、心理及认知和行为能力的发展。

（2）为断乳作准备　从吃奶到成人饮食需要一个过渡阶段和适应过程，大约为半年或更长。此阶段逐步增加食物的品种和形式，训练孩子的吞咽能力和咀嚼能力，促进牙齿的萌出，养成咀嚼习惯。

2. 添加辅助食品的顺序
新生儿2~4周起，首先添加鱼肝油；2~6周可添加含维生素C的菜汁、果汁。因而婴儿最先添加的辅食应该是富铁的高能量食物，如强化铁的婴儿米粉、肉泥等。添加辅助食品的顺序和方法见表4-4。注意蔬菜应在水果之前添加，避免喂养上的困难。因为婴儿喜爱甜味，如果先加水果就会拒绝吃蔬菜。固体食物的添加顺序应该是谷类、蔬菜、水果、鱼肉类。断奶过程中应补充其他奶制品（如婴儿配方奶粉等），满足婴儿营养需要。

表 4 – 4　婴儿食物转换的顺序和方法

	6 月龄	7～9 月龄	10～12 月龄
食物性状	泥状食物	末状食物	碎状、丁块状、指状食物
餐次	尝试，逐渐增加至 1 餐	4～5 次奶，1～2 餐其他食物	2～3 次奶，2～3 餐其他食物
乳类	• 纯母乳、部分母乳或配方奶 • 定时（3～4 小时）哺乳，5～6 次/天，奶量 800～1000 mL/d • 逐渐减少夜间哺乳	• 母乳、部分母乳或配方奶 • 4～5 次/天，奶量每天保持 600 mL 以上	• 部分母乳或配方奶 • 2～3 次/天，奶量 600 mL
谷类	• 选择强化铁的米粉，用水或奶调配 • 开始少量（1 勺）尝试，逐渐增加到每天 1 餐	强化铁的米粉、稠粥或面条，每日不少于 20 g	软饭或面食，每日 20～75 g
蔬菜水果类	开始尝试蔬菜泥（瓜类、根茎类、豆荚类）1～2 勺，然后尝试水果泥 1～2 勺，每日 2 次	每日蔬菜、水果类各 25～100 g	每日蔬菜、水果类各 25～100 g
肉鱼禽类	尝试添加	开始添加肉泥、肝泥、动物血等动物性食品，逐渐达到每日 25 g	添加动物肝脏、动物血、鱼虾、鸡鸭肉、红肉（猪肉、牛肉、羊肉等），每日 25～75 g
蛋类	暂不添加	开始添加蛋黄，每日自 1/4 个逐渐增加至 1 个	每天 1 个鸡蛋（至少一个蛋黄）
喂养技术	用勺喂食	可坐在一高椅子上与成人共进餐，开始学习用手自我喂食。可让婴儿手拿"条状"或"指状"食物，学习咀嚼	学习自己用勺进食；用杯子喝奶；每日和成人同桌进餐 1～2 次

注意：可在进食后再饮奶，自然形成一餐代替一顿奶，引入的食物不应影响总奶量；食物清淡，无盐，少糖、少油；不食用蜂蜜水或糖水，尽量不喝果汁。

3. 添加辅助食品的原则　①符合婴儿消化能力和营养需要。②逐步适应，由稀到稠，量由少到多，由细到粗。从泥糊状食物开始，逐渐增加食物种类，逐渐过渡到半固体或固体食物。③由一种到多种。每次只添加一种新食物，每引入一种新的食物应适应 2～3 天，密切观察是否出现呕吐、腹泻、皮疹等不良反应，适应一种食物后再添加另一种新的食物。④婴儿健康时添加。若孩子生病，则暂停添加辅食。⑤避免高糖、盐、调味品的食物。⑥辅食以小匙喂给。⑦因人而异、避免过敏。⑧辅食应适量添加植物油。

4. 婴儿辅食添加实例

某男婴，6 个月，身长 68 cm，体重 8 kg，纯母乳喂养，请为其设计辅食。

（1）确定婴儿的食物转换方法　根据《中国 7 岁以下儿童生长发育参照标准》，该男婴身长和体重都在正常范围内，发育正常。6 个月婴儿的辅食添加方法见表 4 – 4。

（2）了解婴儿的日常情况　向婴儿母亲或喂养者了解婴儿的睡眠、进食行为、活动情况等。假设询问的结果是：该男婴在每次哺乳后常哭闹不能安静入睡。

（3）营养建议　由于该男婴在每次哺乳后常哭闹不能安静入睡，说明可能存在母乳不足，结合表 4 – 4，可提出如下建议：①继续母乳喂养，每天 4～6 次，由于该婴儿母乳不足，可用配方奶作为母乳的补充，以保证每天的奶量。②喂奶前尝试喂 1 小勺强化铁的米粉，可用母乳或配方奶或水调成泥糊状（能用小勺舀起不会很快滴落），第一天喂 1～2 次，第二天视婴儿的情况增加进食量或进食次数，可增加到每天 2～3 次，逐渐增加到每天 1 餐。③适应一种食物后（一般 2～3 天）可加第二种新的食物，如蔬菜泥、水果泥（青菜泥、土豆泥、胡萝卜泥、香蕉泥、苹果泥等），1～2 勺/次，每日 2 次。④植物性食物适应后可尝试添加肉泥（肝泥、鱼肉泥等）。⑤密切观察婴儿是否出现呕吐、腹泻、皮疹等不良反应。⑥进食时间尽量将辅食喂养安排在与家人进食时间相同或相近，以便婴儿能与家人共同进餐。⑦进食行为婴儿刚开始接受小勺喂养时，由于进食技能不足，只会舔吮，甚至将食物推出、吐出，需要慢慢练习。可以用小勺舀起少量米糊放在婴儿一侧嘴角让其吮舔。切忌将小勺直接塞进婴儿嘴里，令其有窒息感，产生不良的进食体验。

（4）6月龄婴儿辅食设计举例　6～12月龄婴儿每天每千克体重能量需要量为80 kcal/（kg·d），该婴儿体重为8 kg，故每天需要能量640 kcal，100 mL母乳可提供能量67 kcal，故需640÷67%＝955 mL母乳。如果一天喂6次，每次奶量为160 mL。婴儿从出生后的第180天起开始尝试添加辅食，刚开始孩子是适应阶段，辅食少，能量低，可以不计在总能量内，随着添加辅食量的增加，应减少母乳的量。

【第一天】

早上7点：母乳（和/或配方奶）160 mL。

上午10点：母乳（和/或配方奶）160 mL。

中午12点：猪肝蔬菜米粉（用水或奶调配）1勺，母乳（和/或配方奶）160 mL。

下午3点：母乳（和/或配方奶）160 mL。

下午6点：猪肝蔬菜米粉（用水或奶调配）1勺，母乳（和/或配方奶）160 mL。

晚上9点：母乳（和/或配方奶）160 mL。

夜间根据情况可再母乳和/或配方奶喂养1次。

【第二天】

早上7点：母乳（和/或配方奶）160 mL。

上午10点：母乳（和/或配方奶）160 mL。

中午12点：猪肝蔬菜米粉（用水或奶调配）2勺，母乳（和/或配方奶）160 mL。

下午3点：母乳（和/或配方奶）160 mL。

下午6点：猪肝蔬菜米粉（用水或奶调配）1勺，母乳（和/或配方奶）160 mL。

晚上9点：母乳（和/或配方奶）160 mL。

夜间根据情况可再母乳和/或配方奶喂养1次。

【第三天】

早上7点：母乳（和/或配方奶）160 mL。

上午10点：母乳（和/或配方奶）160 mL。

中午12点：猪肝蔬菜米粉（用水或奶调配）2勺，土豆泥1勺，母乳（和/或配方奶）150 mL。

下午3点：母乳（和/或配方奶）160 mL。

下午6点：猪肝蔬菜米粉（用水或奶调配）2勺，土豆泥1勺，母乳（和/或配方奶）150 mL。

晚上9点：母乳（和/或配方奶）160 mL。

夜间根据情况可再母乳和/或配方奶喂养1次。

【第四天】

早上7点：母乳（和/或配方奶）160 mL。

上午10点：母乳（和/或配方奶）160 mL。

中午12点：猪肝蔬菜米粉（用水或奶调配）2勺，土豆泥2勺，母乳（和/或配方奶）150 mL。

下午3点：母乳（和/或配方奶）160 mL。

下午6点：猪肝蔬菜米粉（用水或奶调配）2勺，土豆泥2勺，母乳（和/或配方奶）150 mL。

晚上9点：母乳（和/或配方奶）160 mL。

夜间根据情况可再母乳和/或配方奶喂养1次。

【第五天】

早上7点：母乳（和/或配方奶）160 mL。

上午10点：母乳（和/或配方奶）160 mL。

中午12点：猪肝蔬菜米粉（用水或奶调配）3勺，土豆泥2勺，苹果泥1勺，母乳（和/或配方奶）140 mL。

下午 3 点：母乳（和/或配方奶）160 mL。

下午 6 点：猪肝蔬菜米粉（用水或奶调配）3 勺，苹果泥 1 勺，母乳（和/或配方奶）140 mL。

晚上 9 点：母乳（和/或配方奶）160 mL。

夜间根据情况可再母乳和/或配方奶喂养 1 次。

【第六天】

早上 7 点：母乳（和/或配方奶）160 mL。

上午 10 点：母乳（和/或配方奶）160 mL。

中午 12 点：猪肝蔬菜米粉（用水或奶调配）3 勺，土豆泥 2 勺，苹果泥 2 勺，母乳（和/或配方奶）140 mL。

下午 3 点：母乳（和/或配方奶）160 mL。

下午 6 点：猪肝蔬菜米粉（用水或奶调配）3 勺，胡萝卜泥 2 勺，苹果泥 2 勺，母乳（和/或配方奶）140 mL。

晚上 9 点：母乳（和/或配方奶）160 mL。

夜间根据情况可再母乳和/或配方奶喂养 1 次。

【第七天】

早上 7 点：母乳（和/或配方奶）160 mL。

上午 10 点：母乳（和/或配方奶）160 mL。

中午 12 点：猪肝蔬菜米粉（用水或奶调配）3 勺，土豆泥 2 勺 + 鱼泥 1 勺，苹果泥 2 勺，母乳（和/或配方奶）130 mL。

下午 3 点：母乳（和/或配方奶）160 mL。

下午 6 点：猪肝蔬菜米粉（用水或奶调配）3 勺，胡萝卜泥 2 勺，香蕉泥 2 勺，母乳（和/或配方奶）130 mL。

晚上 9 点：母乳（和/或配方奶）160 mL。

夜间根据情况可再母乳和（或）配方奶喂养 1 次。

以后根据孩子的具体情况逐渐增加和变更食物种类和数量，谷类的量可逐渐过渡到每天一餐。

（5）食谱计算与评价　6 个月刚开始添加辅食，是孩子适应辅食阶段，每种新食物添加的前两天可不计算辅食的营养素和热能。计算时一小勺辅食可按 2 g 计算。评价标准：查 2023 年中国居民膳食参考摄入量标准，该婴儿每天需摄入总热能 600 kcal，蛋白质 9 g，碳水化合物 60 g，脂肪供热占总热能的 48%，铁 7 mg，以此为标准进行营养素和热能的评价。

四、幼儿营养配餐原则与食谱设计

（一）幼儿生长发育特点

13 ~ 24 月龄为幼儿期。幼儿期也是处于生长发育的旺盛时期，呈稳步增长的趋势；此期小儿的食物构成逐渐由半固体过渡到固体，最后到家庭食物，并经历由奶类制品和辅食逐渐替代母乳的过渡时期，但咀嚼与胃肠消化能力尚未健全，喂养不当易发生消化紊乱，在这个时期如不重视营养供应或喂养不合理，往往会导致幼儿的体重不增或少增，甚至发生营养不良，例如缺铁性贫血、佝偻病、维生素 A 缺乏等。此期也是培养与建立良好饮食习惯的重要阶段。

（二）幼儿存在的主要营养问题

蛋白质、脂肪摄入量明显增高，大多超过 RNI；钙、维生素 A、维生素 B$_1$、维生素 B$_2$ 等普遍摄入不足；偏食挑食现象比较普遍，饮食难以全面均衡。

（三）幼儿的营养需要

1. 能量 由于孩子的活动范围扩大，运动量加大，因而体内所需的能量、各种营养素也增多。建议幼儿1岁、2岁能量RNI，男孩分别为900 kcal/d、1100 kcal/d；女孩分别为800 kcal/d，1000 kcal/d。

2. 蛋白质 幼儿对蛋白质的需要量不仅相对比成年人多，而且质量要求也比成年人高。一般要求蛋白质所供能量应占膳食总能量的12%～15%，其中有一半应是优质蛋白质。建议1岁、2岁幼儿蛋白质RNI分别为25 g/d、25 g/d。

3. 总碳水化合物 建议总碳水化合物提供的能量占总能量的50%～65%。幼儿应控制含糖和脂肪高的食品，以免能量过剩导致肥胖。

4. 总脂肪 建议总脂肪提供的能量占总能量的35%。

5. 无机盐 由于骨骼生长需要增加钙，建议1～2岁幼儿的钙RNI为500 mg/d。因我国儿童（尤其是农村）膳食铁主要以植物性铁为主，吸收率低，幼儿期缺铁性贫血成为常见病和多发病。建议1～2岁幼儿铁的RNI为10 mg/d。

6. 维生素 维生素A与机体的生长、骨骼发育、生殖、视觉及抗感染有关。建议1～2岁幼儿维生素A的RNI为男250 μgRAE/d，女240 μgRAE/d，由于维生素A可在肝内蓄积，过量可引起中毒，不可盲目给幼儿服用鱼肝油。儿童正处于生长发育的高峰期，因此适当的补充钙和维生素D有助于儿童的生长发育。建议1～2岁幼儿维生素D RNI为8 μg/d，幼儿也可适量补充含维生素D的鱼肝油。

（四）幼儿食物的选择

1. 粮谷类及薯类食品 进入幼儿期后，粮谷类应逐渐成为幼儿的主食。在选择这类食品时应以大米、面制品为主，同时加入适量的杂粮和薯类。食物的加工应粗细合理，一般以标准米、面为宜，如米粉、厚粥、软饭、面条等。

2. 乳及乳制品 乳类食物是幼儿优质蛋白质、钙、维生素B_2、维生素A等营养素的重要来源。奶类含钙量高、吸收良好，可促进幼儿骨骼的健康生长。同时奶类富含赖氨酸，是粮谷类蛋白质极好的互补食品，每日适量饮用有益均衡营养。但奶类中铁、维生素C等营养素含量很低，且过量摄入奶类会影响幼儿对其他食物的摄入，不利于饮食习惯的培养。

3. 鱼、肉、禽、蛋及豆类食品 这类食物可以为幼儿提供丰富的优质蛋白质，同时也是维生素A、维生素D及B族维生素和大多数微量元素的主要来源。豆类蛋白质含量高，质量也接近肉类，价格低，是动物蛋白的较好替代品，但微量元素（如铁、锌、铜、硒等）低于动物类食物，所以在经济条件允许时，幼儿应进食适量动物性食品。

4. 蔬菜、水果类 这类食物是维生素C、β-胡萝卜素、维生素B_2、无机盐（钙、钾、钠、镁等）和膳食纤维的重要来源。一般深绿色叶菜及深红、黄色果蔬、柑橘类等含维生素C和β-胡萝卜素最高。蔬菜水果还具有良好的感官性状，可促进幼儿食欲。

5. 豆类 是优质蛋白质的补充来源。

6. 植物油和脂肪 提供能量和必需脂肪酸。

7. 糖、盐等调味品及零食 少食含糖高的零食，例如巧克力、甜点心和冷饮，这样的食物通常比主食更容易引起肥胖；应多选择新鲜水果、果干、坚果、牛奶等营养价值较高的食物。同时给幼儿烹调食物，首先要注意与其消化功能相适应的烹调方法。3岁以下幼儿的食物应当细、软、碎、烂，不用刺激性和过于油腻的食物。4～6岁幼儿消化能力逐渐增强，要做到食物软硬适中，逐渐接近成年人的膳食。由于幼儿胃容积较小，活泼好动，易饥饿，并且按每千克体重计，幼儿的营养素需要量高于成年人，故幼儿的进餐次数要增加，缩短两餐间隔时间，以少量多餐代替1次大量进餐，以保证孩子得到足够的食物。

（五）幼儿配餐与设计

1. 幼儿配餐原则

（1）选择营养丰富的食物，多吃时令蔬菜、水果。

（2）配餐要注意粗细粮搭配、主副食搭配、荤素搭配、干稀搭配等，充分发挥各种食物营养价值上的特点及食物中营养素的互补作用，提高其营养价值。

（3）少吃油炸、油煎或多油的食物，少吃肥肉，少吃刺激性强的酸辣食品等，并且最好是家庭自制的食物。

（4）经常变换食物的种类，烹调方法多样化、艺术化。饭菜色彩调和、香气扑鼻、味道鲜美，可增进食欲，有利于消化吸收。

（5）继续母乳喂养，逐步过渡到谷类为主食，每天母乳维持 500 mL，不能母乳喂养或母乳不足时，建议以合适的幼儿配方奶作为补充，可引入少量鲜牛奶、酸奶、奶酪等，作为幼儿辅食的一部分。每天摄入谷类 50~100 g；每天摄入蔬菜类 50~150 g，水果 50~150 g；肉禽鱼类 50~75 g，蛋类 1 个约50 g；油 5~15 g，盐 0~1.5 g。

（6）培养幼儿自主进食的习惯，遵守必要的进餐礼仪。一定不要养成追着喂、撵着喂的习惯。

（7）合理安排餐次和进餐时间。

（8）正确选择零食。应选择健康的零食，如新鲜的蔬菜水果、乳制品、馒头、面包、鲜肉鱼制品、鸡蛋、豆制品和坚果类食物，控制好零食的量，避免影响正餐。

2. 13~24 月龄幼儿一日膳食安排举例 13~24 月龄幼儿应与家人一起进食一日三餐，并在早餐和午餐、午餐和晚餐之间，以及临睡前各安排一次点心。

用餐对象：15 月龄男婴，查《中国居民膳食营养素参考摄入量（2023）》得知其总热能为 900 kcal/d。

早上 7 点：母乳（和/或配方奶）200 mL、婴儿米粉（猪肝蔬菜米粉 40 g）（或其他辅食）。

早上 10 点：母乳（和/或配方奶）100 mL，切成小片的苹果 30 g（或其他点心）。

中午 12 点：番茄鱼肉粥（番茄 40 g、鱼腹部少刺的鱼肉 30 g、大米 30 g），水煮蛋（鸡蛋 20 g）；鼓励幼儿尝试成年人的饭菜，鼓励幼儿自己进食。

下午 3 点：母乳（和/或配方奶）100 mL，香蕉 20 g（或其他点心）。

下午 6 点：香菇瘦肉粥（香菇 20 g、猪瘦肉 20 g、大米 30 g、猪肝 3 g），蒸蛋羹（鸡蛋 20 g），鼓励幼儿尝试成年人的饭菜，鼓励幼儿自己进食。

晚上 9 点：母乳（和/或配方奶）200 mL。

花生油 5 g。

该食谱可提供能量 965 kcal，蛋白质 37 g，脂肪 34 g，碳水化合物 129 g，维生素 A 564 μgRAE，硫胺素 0.6 mg，核黄素 0.8 mg，维生素 C 44 mg，钙 809 mg，铁 9.9 mg，锌 6.1 mg；脂肪供能占总能量31.49%，碳水化合供能占总能量 53.37%，蛋白质供能占 15.14%，优质蛋白质比例为 74%。

五、学龄前儿童营养配餐原则与食谱设计

（一）学龄前儿童营养配餐与设计

1. 学龄前儿童生理特点 2~5 岁是学龄前儿童阶段，虽然这个时期的儿童生长速度比婴儿阶段要慢一些，但仍属迅速增长阶段。学龄前期儿童心理上具有好奇、注意力分散、喜欢模仿等特点而使其具有极大的可塑性，是培养良好饮食习惯的重要时期。与婴儿期相比，学龄前儿童体格发育速度相对减慢，但仍保持稳步地增长。儿童在生长发育过程中难免会遭遇到这样或那样的疾病，如感冒、发热、咳嗽或腹泻等，常引起分解代谢和营养素消耗增加，也影响儿童的食欲和营养素摄入，患病儿童的体重、

身高可明显低于同龄儿童，出现低体重、明显或不明显的生长发育迟缓。当疾病等阻碍其生长发育的不良因素被克服后，会出现加速生长，即"赶上生长"，也称"生长追赶"。要实现"赶上生长"需要在疾病恢复期的较长一段时间内为儿童作好营养准备，即供给富含蛋白质、钙、铁和维生素丰富的食物。

2. 学龄前儿童营养需求及配餐原则

（1）学龄前儿童营养需求特点　①能量、蛋白质：推荐 2～5 岁学龄前儿童总能量供给范围男孩是 1100～1400 kcal/d，女孩是 1000～1300 kcal/d。2 岁幼儿蛋白质 RNI 为 25 g/d，3～5 岁为 30 g/d。蛋白质供能为总能量的 12%～15%，其中优质蛋白质应占蛋白质总量的 60% 左右。②脂类：2～3 岁脂类供能为所需总能量的 35%，4～5 岁为 20%～30%。③总碳水化合物：2～5 岁总碳水化合物的平均需要量为 120 g/d，提供能量占总能量的 50%～65%，其中添加糖供能应 <10%。④维生素：充足的维生素是儿童生长发育的保证。儿童维生素 A 及核黄素往往因食物关系而易摄入偏低，应予以注意。⑤无机盐：充足的钙与维生素 D 的供给不仅能影响学龄前儿童骨骼增长和骨骼硬度的增加，而且与恒牙的健康有关。钙适宜摄入量 2～3 岁为 500 mg/d，4～5 岁为 600 mg/d，4～5 岁已与成年人的要求一致。在铁和锌的营养方面主要是注意选择含量高、吸收利用好的食物来供给。应控制钠盐摄入，建议小于 3 g/d。

（2）学龄前儿童配餐原则　①遵循学龄前儿童营养需求特点。②选择质地柔软、营养素含量丰富的食物，多选时令蔬菜和水果。③采用一日三餐两点的饮食方式。儿童肝糖原贮存不多，活泼好动，再加上胃容量小，容易饥饿，应适当增加餐次，在三餐之外添加两次点心。两正餐之间间隔 4～5 小时，加餐与正餐之间间隔 1.5～2 小时，加餐分别安排在上、下午各一次，若晚餐较早时，可在睡前 2 小时安排一次加餐。加餐以奶类、水果为主，配以少量松软面点，尽量不选择油炸食品、膨化食品、甜点及含糖饮料。④食物选择多样化，建议平均每天食物种类数达到 12 种以上，每周达到 25 种以上，烹调油和调味品不计算在内。按照食物大类建议：谷类、薯类及杂豆类食物，平均每天 3 种以上，每周 5 种以上；蔬菜、菌藻及水果类食物，平均每天 4 种以上，每周 10 种以上；鱼、蛋、畜肉及禽肉类食物，平均每天 3 种以上，每周 5 种以上；奶、大豆及坚果类食物，平均每天有 2 种，每周 5 种以上。按照餐次建议：早餐 4～5 种；午餐 5～6 种；晚餐 4～5 种；加餐 1～2 种。为了让儿童膳食更加丰富，可以：小份量选择；与家人共餐；同类食物互换；荤素搭配；根据季节更换和搭配食物；变换烹调方式。⑤选择易消化吸收的烹调方法，少吃油炸、油煎或多油的食品、肥肉及刺激性强的酸辣食品等。⑥培养良好饮食习惯和卫生习惯，吃好早餐，合理选择零食。⑦经常变换食物的种类，烹调方法多样化、艺术化。注意色泽搭配要悦目，香气扑鼻，味道鲜美，在色、香、味方面增进儿童食欲。⑧奶类、水果作加餐。⑨饮洁净水，少喝含糖饮料。

3. 营养食物的选择　学龄前儿童已完成从奶类食物为主到谷类食物为主的过渡。食物种类与成年人食物种类逐渐接近，但是机体器官尚未发育成熟，咀嚼和消化不及成年人，肠道对粗糙食物比较敏感，因此，学龄前儿童的食物应质地细软易于消化。随年龄增长，逐渐增加食物的种类和数量。

（1）谷类　如果每周有 2～3 餐以豆类（红豆、绿豆、白豆）、燕麦等替代部分大米和面粉，将有利于蛋白质、B 族维生素的补充。高脂食品如炸薯片，高糖和高油的风味小吃和点心应加以限制。

（2）动物性食物　鱼类蛋白软滑细嫩而易于消化，鱼类脂肪中还含有 DHA。蛋类提供优质易于消化的蛋白质、维生素 A、维生素 B_2 以及有利于儿童脑组织发育的卵磷脂。奶类及其制品提供优质、易于消化的蛋白质，维生素 A、维生素 B_2 及丰富的优质的钙。

（3）大豆及其制品　大豆是优质蛋白质，富含赖氨酸。大豆脂肪含有必需脂肪酸亚油酸和 α-亚麻酸，能在体内合成花生四烯酸和 DHA。应充分利用大豆资源来解决儿童的蛋白质营养问题，尤其在较贫困的农村。

（4）蔬菜和水果类　可供选择的蔬菜包括椰菜、菜花、小白菜、芹菜、胡萝卜、黄瓜、番茄、鲜豌豆、绿色和黄红色辣椒。

（5）烹调用油和食糖　按我国的饮食习惯，膳食脂肪约 40% 来源于烹调用油。应注意对烹调用油的选择。学龄前儿童烹调用油应是植物油，尤其应选用含有必需脂肪酸亚油酸和亚麻酸的油脂，如大豆油、低芥酸菜籽油等。关于食糖（精制糖、蔗糖）对健康的影响有较多的争议。证据表明，减少学龄前儿童食糖的消耗可以减少龋齿和肥胖发生的危险。

（6）水　水的总摄入量包括饮水、膳食中的汤水、牛奶等总和，饮水以白开水为主。

学龄前儿童各类食物推荐摄入量见表 4 – 5。

表 4 – 5　学龄前儿童各类食物推荐摄入量

食物种类	2 ~ 3 岁摄入量（g）	4 ~ 5 岁摄入量（g）
水	600 ~ 700 mL	700 ~ 800 mL
谷类	75 ~ 125	100 ~ 150
薯类	适量	适量
水果类	100 ~ 200	150 ~ 250
蔬菜类	100 ~ 200	150 ~ 300
肉禽鱼类	50 ~ 75	50 ~ 75
鸡蛋	50	50
奶类	350 ~ 500	350 ~ 500
大豆（适当加工）	5 ~ 15	15 ~ 20
坚果（适当加工）	—	适量
油	10 ~ 20	20 ~ 25
盐	<2	<3

4. 学龄前儿童一日食谱举例

用餐对象：4 岁女童，总热能 1250 kcal/d。

早餐：小米粥一碗（小米 20 g、大米 20 g、核桃 15 g），水煮蛋一个（鸡蛋 50 g），凉拌蔬菜（青菜和奶酪各 10 g）。

早加餐：香蕉（香蕉 150 g），牛奶一杯（150 g）。

午餐：二米饭（大米 45 g、小米 15 g），红烧鸡肉（鸡肉 25 g、香菇 15 g），清炒西兰花（西兰花 50 g），醋熘土豆丝（土豆 50 g）。

午加餐：酸奶 100 g。

晚餐：米饭（大米 40 g），蒸南瓜（南瓜 50 g），清蒸鲈鱼（鲈鱼 50 g），油菜汤（油菜 100 g），红烧豆腐（北豆腐 80 g、肉末 15 g）。

花生油 15 g。

该食谱可提供能量 1209 kcal，蛋白质 54 g，脂肪 43 g，碳水化合物 154 g，维生素 A 509 μgRAE，硫胺素 0.6 mg，核黄素 0.8 mg，维生素 C 51 mg，钙 1090 mg，铁 7.2 mg，锌 6.1 mg；脂肪供能占总能量 32.18%，碳水化合供能占总能量 50.94%，蛋白质供能占 16.88%，优质蛋白质比例为 66%。

六、学龄儿童营养配餐原则与食谱设计

1. 学龄儿童生理特点　儿童少年时期是由儿童发育到成年人的过渡时期，可以分为 6 ~ 13 岁的学龄期和 14 ~ 17 岁的少年期或青春期，这个时期正是他们体格和智力发育的关键时期。在这期间，身高和体重快速增长，在学龄期体重每年可以增加 2 ~ 2.5 kg，身高每年可以增加 4 ~ 7.5 cm，在青春期体重每年增长 4 ~ 5 kg，身高每年可增加 5 ~ 7 cm。

男女生青春发育期开始的年龄是不同的，女生比男生早，一般在 10 岁左右开始，17 岁左右结束；男生一般在 12 岁前后开始，22 岁左右结束。在这个时期体格生长加速，第二性征出现，生殖器官及内脏功能日益发

育成熟，大脑的功能和心理的发育也进入高峰，身体各系统逐渐发育成熟，是人一生中最有活力的时期。

2. 学龄儿童营养标准 儿童少年能量需要包括基础代谢、体力活动、食物特殊动力作用和生长发育的能量消耗需要量。生长发育中儿童少年能量和营养素的摄入应处于正平衡状态。儿童少年所需的能量和各种营养素的量相对比成年人高，尤其是能量、蛋白质、脂类、钙、锌和铁等营养素。同年龄男生和女生在儿童时期对营养素需要的差别很小，从青春期开始男生和女生的营养需要出现较大的差异。

（1）全天能量和营养素需求量 不同年龄段学生的全天能量和营养素需求量见表4-6。

表4-6 学龄儿童每人每天能量和营养素需求量

能量及营养素（单位）	6~8岁		9~11岁		12~14岁		15~17岁	
	男	女	男	女	男	女	男	女
能量 kcal（MJ）	1700 (7.11)	1550 (6.48)	2050 (8.58)	1900 (7.94)	2600 (10.88)	2200 (9.20)	2950 (12.34)	2350 (9.82)
蛋白质（g）	35~40	35~40	50	50	70	60	75	60
脂肪供能比（%E）	占总能量的20%~30%							
碳水化合物供能比（%E）	占总能量的50%~65%							
钙（mg）	800		1000		1000		1000	
铁（mg）	12		16		16~18		16~18	
锌（mg）	7.0		7.0		8.5	7.5	11.5	8.0
维生素A（μgRAE）	430		560		780	730	810	670
维生素B₁（mg）	1.0		1.0		1.4	1.2	1.6	1.3
维生素B₂（mg）	1.0		1.0		1.4	1.2	1.6	1.3
维生素C（mg）	60		75		95		100	
膳食纤维（g）	15		15		25		30	

注：能量供给量应达到标准值的90%~110%，蛋白质应达到标准值的80%~120%。资料来源于《中国居民膳食营养素参考摄入量（2023）》，中国营养学会。

（2）学龄儿童每人全天的食物种类及数量 一日三餐应提供谷薯类、新鲜蔬菜水果、鱼禽肉蛋类、奶类及大豆类等四类食物中的三类及以上，尤其是早餐。不同年龄段学生的全天各类食物的供给量的标准见表4-7。

表4-7 学龄儿童每人每天食物种类及数量

单位：g

食物种类	6~8岁	9~11岁	12~14岁	15~17岁
谷薯类	250~300	300~350	350~400	350~400
蔬菜类	300~350	350~400	400~450	450~500
水果类	150~200	200~250	250~300	300~350
畜禽肉类	30~40	40~50	50~60	60~70
鱼虾类	30~40	40~50	50~60	50~60
蛋类	50	50	75	75
奶及奶制品	200	200	250	250
大豆类及其制品和坚果	30	35	40	50
植物油	25	25	30	30
盐	5	5	5	6

注：均为可食部分生重；谷薯类包括各种米、面、杂粮、杂豆及薯类等；大豆包括黄豆、青豆和黑豆，大豆制品以干黄豆计。

（3）学龄儿童三餐比例 早餐、午餐、晚餐提供的能量和营养素应分别占全天总量的20%~30%、

20%~40%、30%~35%。

（4）学龄儿童每人每天早餐的食物种类和数量　学龄儿童应保证每天吃早餐，并吃好早餐。应在6：30～8：30吃早餐，留出充足的就餐时间，最好15～20分钟。早餐的食物品种要多样，尽量色彩丰富，适当变换口味，提高儿童食欲。早餐应包括以下四类食物中的三类及以上。①谷薯类：如馒头、花卷、全麦面包、面条、米饭、米线、红薯等。②蔬菜水果：新鲜蔬菜如菠菜、西红柿、黄瓜等，水果如苹果、梨、香蕉等。③动物性食物：鱼禽肉蛋等，如奶类、鸡蛋、鱼、虾、鸡肉、猪肉、牛肉等。④豆、坚果：豆类及其制品，如豆浆、豆腐脑、豆腐干等；坚果如核桃、榛子等。不同年龄段学生每人每天早餐的食物种类和数量见表4－8。

表4－8　学龄儿童每人每天早餐的食物种类及数量　　　　单位：g

食物种类	6~8岁	9~11岁	12~14岁	15~17岁
谷薯类	75~90	90~105	105~120	105~120
蔬菜类	90~105	105~120	120~135	130~150
水果类	45~60	60~75	75~90	90~105
畜禽肉类	9~12	12~15	15~18	18~21
鱼虾类	9~12	12~15	15~18	15~18
蛋类	15	15	25	25
奶及奶制品	60	60	75	75
大豆类及其制品和坚果	9	11	12	15
植物油	5	5	5	5
盐	1.5	1.5	1.5	2

（5）学龄儿童每人每天午餐、晚餐的食物种类和数量　不同年龄段学生每人每天午餐、晚餐的食物种类和数量见表4－9。

表4－9　学龄儿童每人每天午餐、晚餐的食物种类及数量　　　　单位：g

食物种类	6~8岁	9~11岁	12~14岁	15~17岁
谷薯类	100~120	120~140	140~160	140~160
蔬菜类	120~140	140~160	160~180	180~200
水果类	60~80	80~100	100~120	120~140
畜禽肉类	12~16	16~20	20~24	24~28
鱼虾类	12~16	16~20	20~24	20~24
蛋类	20	20	30	30
奶及奶制品	80	80	100	100
大豆类及其制品和坚果	30	35	40	50
植物油	10	10	10	15
盐	2	2	2	2.5

3. 学龄儿童配餐原则

（1）品种多样　①食物互换：在满足学龄儿童生长发育所需能量和营养素需要的基础上，参考表4－10~4－15主要食物互换表进行食物互换，做到食物多样，适时调配，注重营养与口味相结合。②谷薯类：包括米、面、杂粮和薯类等，可用杂粮或薯类部分替代米或面，避免长期提供一种主食。③蔬菜水果类：每天提供至少三种以上新鲜蔬菜，一半以上为深绿色、红色、橙色、紫色等深色蔬菜，适量提供菌藻类。有条件的地区每天提供至少一种新鲜水果。④鱼禽肉蛋类：禽肉与畜肉互换，鱼与虾、蟹等互换，各种蛋类互换。优先选择水产类或禽类；畜肉以瘦肉为主，少提供肥肉。每周提供1次动物肝脏，每人每次20~25 g。蛋类可分一日三餐提供，也可集中于某一餐提供。⑤奶类及大豆：平均每人每天提供300 mL以上牛奶或相当量的奶制品，如酸奶。每天提供各种大豆或大豆制品，如黄豆、豆腐、豆腐干、腐竹、豆腐脑等。奶及奶制品可分一日三餐提供，也可集中于某一餐提供。蛋白质含量相当于100 g鲜牛奶的奶类：奶酪10 g，奶粉15 g，酸奶100 g。

表4-10　能量含量相当于50 g大米、面粉的谷薯类

食物名称	重量（g）	食物名称	重量（g）	食物名称	重量（g）
稻米或面粉	50	米饭	籼米150，粳米110	米粥	375
米粉	50	馒头	80	面条（挂面）	50
面条（切面）	60	花卷	80	烙饼	70
烧饼	60	面包	55	饼干	40
鲜玉米（市售）	350	红薯、白薯（生）	190		

表4-11　可食部相当于100 g的蔬菜

食物名称	重量（g）	食物名称	重量（g）	食物名称	重量（g）
白萝卜	105	菠菜、油菜、小白菜	120	番茄	100
甘蓝	115	甜椒	120	大白菜	115
黄瓜	110	芹菜	150	茄子	110
蒜苗	120	冬瓜	125	菜花	120
韭菜	110	莴笋	160		

表4-12　可食部相当于100 g的水果

食物名称	重量（g）	食物名称	重量（g）	食物名称	重量（g）
苹果	130	柑橘、橙	130	梨	120
香蕉	170	桃	120	西瓜	180
鲜枣	115	柿子	115	葡萄	115
菠萝	150	草莓	105	猕猴桃	120

表4-13　可食部相当于50 g鱼肉的鱼虾类

食物名称	重量（g）	食物名称	重量（g）	食物名称	重量（g）
草鱼	85	大黄鱼	75	鲤鱼	90
带鱼	65	鲢鱼	80	鲅鱼	60
鲫鱼	95	平鱼	70	武昌鱼	85
墨鱼	70	虾	80	蛤蜊	130

表4-14　蛋白质含量相当于50 g瘦猪肉的禽畜肉

食物名称	重量（g）	食物名称	重量（g）	食物名称	重量（g）
瘦猪肉（生）	50	羊肉（生）	50	猪排骨（生）	85
整鸡、鸭、鹅（生）	50	肉肠（火腿肠）	85	酱肘子	35
瘦牛肉（生）	50	鸡胸	40	酱牛肉	35

表 4 - 15　蛋白质含量相当于 50 g 干黄豆的大豆制品

食物名称	重量（g）	食物名称	重量（g）	食物名称	重量（g）
大豆（干黄豆）	50	豆腐（北）	145	豆腐（南）	280
内酯豆腐	350	豆腐干	110	豆浆	730
豆腐丝	80	腐竹	35		

（2）预防缺乏　经常提供下列矿物质和维生素含量丰富的食物。①富含钙的食物：奶及奶制品、豆类、虾皮、海带、芝麻酱等。②富含铁的食物：动物肝脏、瘦肉、动物血、木耳等；同时搭配富含维生素C的食物，如深绿色的新鲜蔬菜和水果。③富含维生素A的食物：动物肝脏、海产品、蛋类、深色蔬菜和水果等。如果日常食物提供的营养素不能满足学生生长发育的需求，可鼓励使用微量营养素强化食物，如强化面粉或大米、强化酱油或强化植物油等。

（3）控油限盐　学生餐要清淡，每人每天烹调油用量不超过 30 g；控制食盐摄入，包括酱油和其他食物的食盐在内，提供的食盐不超过每人每天 5 g。

（4）三餐时间　早餐以安排在 6：30～8：30、午餐 11：30～13：30、晚餐 17：30～19：30 进行为宜。

（5）因地制宜　根据当地的食物品种、季节特点和饮食习惯等具体情况，结合中小学生营养健康状况和身体活动水平配餐。以周为单位，平均每日供应量达到标准的要求。

（6）合理烹调　蔬菜应先洗后切。烹调以蒸、炖、烩、炒为主；尽量减少煎、炸等可能产生有毒有害物质的烹调方式。烹调好的食品不应存放过久。

4. 学龄儿童一日三餐带量食谱举例及食谱分析　见表 4 - 16。

表 4 - 16　学龄儿童一日三餐带量食谱及食谱分析

餐次	饭菜名称	原料	6～8岁 原料重量（g）	6～8岁 食谱分析	9～11岁 原料重量（g）	9～11岁 食谱分析	12～14岁 原料重量（g）	12～14岁 食谱分析	15～17岁 原料重量（g）	15～17岁 食谱分析
早餐	馒头	面粉	90	能量 652 kcal 蛋白质 70 g 脂肪 45 g 碳水化合物 244 g	100	能量 1849 kcal 蛋白质 79 g 脂肪 47 g 碳水化合物 280 g	110	能量 2061 kcal 蛋白质 93 g 脂肪 53 g 碳水化合物 308 g	130	能量 335 kcal 蛋白质 103 g 脂肪 60 g 碳水化合物 351 g
	牛奶	牛奶	200		200		250		250	
	煮鸡蛋	鸡蛋	50		50		75		75	
	炒青菜	青菜	100	维生素 A 849 μg RAE 硫胺素 1.4 mg	110	维生素 A 953 μg RAE 硫胺素 1.6 mg	130	维生素 A 1127 μg RAE 硫胺素 1.8 mg	140	维生素 A 1196 μg RAE 硫胺素 2 mg
	食用油	花生油	5		5		5		5	
午餐	米饭	大米	110	核黄素 0.7 mg 维生素 C 151 mg 钙 867 mg 铁 8.2 mg 锌 4.8 mg	130	核黄素 0.7 mg 维生素 C 173 mg 钙 926 mg 铁 9 mg 锌 5.3 mg	140	核黄素 0.9 mg 维生素 C 196 mg 钙 1117 mg 铁 11 mg 锌 6.4 mg	160	核黄素 0.96 mg 维生素 C 211 mg 钙 1186 mg 铁 11.8 mg 锌 6.9 mg
	鱼香肉丝	瘦猪肉	40		50		60		65	
		柿子椒	50		60		65		70	
		胡萝卜	50		60		65		70	
	醋溜豆芽	绿豆芽	70		70		80		80	
	食用油	花生油	10		10		10		10	
晚餐	花卷	面粉	100	脂肪供能比 24.75% 碳水化合物供能比 59.06% 蛋白质供能比 16.19% 优质蛋白质比例为39%	120	脂肪供能比 23.04% 碳水化合物供能比 60.65% 蛋白质供能比 16.31% 优质蛋白质比例为37.9%	130	脂肪供能比 29.03% 碳水化合物供能比 59.81% 蛋白质供能比 11.16% 优质蛋白质比例为42%	150	脂肪供能比 23.04% 碳水化合物供能比 60.18% 蛋白质供能比 16.78% 优质蛋白质比例为40%
	莴苣炒木耳	莴苣	60		70		80		90	
		木耳	15		15		20		20	
	红烧鲢鱼	鲢鱼	40		50		60		60	
		北豆腐	30		35		40		50	
	二米粥	大米	10		10		12		12	
		小米	10		10		12		12	
	食用油	花生油	10		10		10		15	

七、老年人营养配餐与设计

随着社会经济和医学保健事业的发展，人类平均期望寿命的延长已成为总的趋势。人口老龄化要求从延年益寿转向增龄健康，营养因素在人体的健康、疾病和长寿中有着重要的关系，合理的营养可以减少疾病，增进健康，延长寿命。中国营养学会将老年人分为65岁以上和80岁以上两种情况。

（一）老年人的生理代谢特点

1. 基础代谢率 老年人的基础代谢率较年轻时为低，能量供给应适当减少，如能量摄入过多，会发生超重和肥胖，易发生恶性肿瘤（结肠癌、乳腺癌、前列腺癌、胰腺癌等）、心脑血管疾病、糖尿病等，但能量供给不足易消瘦，易得呼吸道疾病等，故应保持正常的体重和能量的平衡。

2. 心血管系统 老年人的脂质代谢能力降低，易出现血甘油三酯、总胆固醇升高，低密度脂蛋白胆固醇（LDL－C）升高，高密度脂蛋白胆固醇（HDL－C）下降的现象，加之老年人的抗氧化能力下降，LDL－C易被氧自由基氧化成氧化型的低密度脂蛋白胆固醇，它能损伤动脉内皮细胞，造成动脉粥样硬化，使血管壁弹性降低，管腔变窄，血流阻力增加，肺活量及心搏输出量减少，组织供血供氧减少。

3. 消化系统 老年人味觉功能减退、味蕾减少，因此，老年人易不自觉地偏重咸口味。味蕾的生长与微量元素锌和维生素A有关，老年人容易缺乏，应当重视此类元素的摄入量。胃、肠、胰的消化酶分泌均趋减少，消化功能降低。选择食物宜柔软、易消化。胃肠运动功能减退可引起老年性便秘。肠平滑肌纤维的萎缩易形成（食管、小肠、结肠）憩室，尤以结肠憩室为多见。增加膳食纤维的摄入，能增加容量，增加水分，刺激肠蠕动，防止便秘，减少憩室发生，亦有利于胆汁的分泌和排泄。肝脏的衰老主要是肝细胞数的减少，老年人的肝功能容易发生异常。重视抗氧化营养素的补充，可延缓肝细胞的衰老过程。

4. 抗氧化功能 成年后随年龄的增加，人体抗氧化酶的活性下降，表现为血中的超氧化物歧化酶（SOD）、过氧化氢酶（CAT）、谷胱甘肽过氧化酶（GSH－Px）的活性降低，使过多的氧自由基不能得到及时的清除，血中的脂质过氧化物（LPO）明显增加。除人体本身的抗氧化酶外，还有一些非酶的抗氧化物质，如抗氧化营养素的β－胡萝卜素、类胡萝卜素、维生素C、维生素E以及形成抗氧化酶的微量元素如SOD的锌、铜、锰和GSH－Px的硒等，增加这些抗氧化营养素有利于提高老年人的抗氧化能力和防病保健。

5. 免疫功能 老年人随年龄的增加，免疫功能亦逐渐下降，老年人易感冒，且呼吸道感染不易治愈，抵抗能力下降，体液免疫功能及细胞免疫功能均有下降，血中的抗体减少等，因此，提高免疫功能尤为重要。增加食用菌类食物，可提高人体免疫功能。

6. 神经系统 神经细胞自出生后就不可再生，随着年龄增长，神经细胞数逐渐减少。脑重以20～30岁为最重，以后渐渐减轻，60岁以后明显减轻。因此，老年人易出现精神活动能力降低、记忆力减退、易疲劳、动作缓慢等。神经细胞的营养、锌、22碳六烯酸（DHA）、牛磺酸、卵磷脂等都与脑的营养有关。卵磷脂中的胆碱，可合成乙酰胆碱是神经传导的介质，乙酰胆碱减少神经传导就缓慢。

7. 骨骼系统 老年人骨密度降低。据调查发现，随年龄增高，骨质疏松的发生率增高，尤其女性，由于骨质疏松、牙槽骨的萎缩，老年人的牙齿容易松动、脱落，骨质疏松的原因与内分泌激素的减少、钙与维生素D的摄入不足以及缺少体育锻炼等多种因素有关。

（二）老年人的营养需要

1. 能量 老年人应维持理想的体重，使摄入的能量与消耗的能量保持平衡，理想体重的常用计算公式是：理想体重（kg）= 身高(cm) − 105。

实际体重与理想体重相差在 10% 以内的为正常，超过标准的 10% 以上属于超重，超过 20% 以上属于肥胖。相反，低于理想体重 10% 者属于体重偏轻，低于标准 20% 者为消瘦。

近年来，国际国内对人体营养状况常用的指标是体质指数（BMI）。公式为：体质指数 = 体重（kg）/身高^2（m^2）。

控制总能量的摄入和维持理想体重的同时，必须注意保持其他营养素的充足和平衡。

2. 蛋白质 一般认为老年人的蛋白质摄入量应高于一般青壮年，应占能量的 15%。中国营养学会推荐的每日膳食中蛋白质 RNI 为男性 65 g，女性 55 g，优质蛋白质应 ≥50%。

3. 脂肪 我国居民膳食营养素参考摄入量建议老年人的脂肪摄入量占总热能的 20%~30% 为宜。饱和脂肪酸、单不饱和脂肪酸、多不饱和脂肪酸之比例为 1∶1∶1，n−3 系脂肪酸与 n−6 系列脂肪酸之比例为 1∶4 为宜。一些含胆固醇高的食物加动物脑子、鱼卵、蟹黄、蛋黄、肝、肾等，不宜多食。

4. 总碳水化合物 中国营养学会建议总碳水化合物能量应占总能量 50%~65%，其中添加糖应 <10%。建议老年人多吃富含膳食纤维的食物，每天宜摄入 25 g。此外，不少食物中的多糖类物质，有提高机体免疫功能和促进肠内双歧杆菌生长的作用，如枸杞多糖、香菇多糖等，有益于老年人的健康长寿。

5. 维生素 老年人需要注意补充各种维生素，如维生素 A、类胡萝卜素、维生素 D、维生素 E、维生素 B$_1$、维生素 B$_2$、尼克酸（烟酸）、维生素 B$_6$、叶酸、维生素 B$_{12}$、维生素 C。

6. 无机盐 无机盐中微量元素与心血管疾病及脑血管疾病的关系越来越引起人们的重视。其中铬和锰具有防脂质代谢的失常和动脉粥样硬化的作用。镁具有抗动脉粥样硬化的作用，这可能与改善脂质代谢和凝血机制，以及防止动脉壁损伤等功能有关。此外，镁对心肌的结构和功能也起良好的作用。钠与高血压发病有密切关系，也和脑卒中有关，而钾与钠有拮抗作用。老年人容易发生骨质疏松及血红蛋白合成降低，因此钙和铁的补充应适当充足。锌是组成多种金属酶的重要成分。锌的缺乏会影响酶的活性，影响生理功能，如味蕾生长和食欲等。铜/锌比例和锌/镉比例都会影响高血压和冠心病的发病。硒与人的防癌抗衰老有关，硒有抑制癌基因表达的作用，硒充足时有防癌、防复发的作用。

由于老年人摄取食物的总量与食品的种类会比其他年龄人群少，达到中国营养学会推荐量的要求会存在一定的难度，有条件的情况下，可以补充多种微量营养素的制剂，其中包括各种脂溶性与水溶性维生素，微量元素的铁、铜、锌、锰、碘、铬、硒、钼及钒等，对预防慢性病的发生是一个有效的途径。

7. 水 老年人对水分的要求不低于中青年，有时还比其他年龄组要求高，因为老年人失水与脱水的反应会晚于其他年龄组，加之水的代谢有助于其他物质代谢以及排泄代谢废物。实际上最佳的首选饮料是合乎卫生要求的天然水及其制备的汤（包括用瓜、菜及根茎类所制备的汤）。老年人不应在感到口渴时才饮水，而应该在白天定时主动饮水，其中可包括不太浓的茶。中国营养学会建议 65 岁以上老年人饮水量男性为 1700 mL/d，女性为 1500 mL/d。

（三）老年人的配餐原则

1. 遵循老年人群营养需求特点。

2. 配餐时要重点了解老年人健康状况。

3. 食物多样、搭配合理，符合平衡膳食要求。

4. 能量供给与机体需要相适应，吃动平衡，维持健康体重。

5. 保证优质蛋白质、矿物质、维生素的供给。

6. 烹制食物适合老人咀嚼、吞咽和消化。

7. 饮食清淡，注意食品卫生。

8. 食物摄入无法满足需要时，合理进行营养素补充。

9. 少食多餐。

10. 配餐要符合老年人的饮食习惯，同时考虑经济条件、市场供应情况及季节变化。

（四）老年人食物选择

1. 谷类为主，粗细搭配，适量摄入全谷物食品　保证粮谷类和薯类食物的摄入量。根据身体活动水平不同，每日摄入谷类男性为 250～300 g，女性为 200～250 g，其中全谷物食品或粗粮摄入量为每日 50～100 g，粗细搭配。

2. 常吃鱼、禽、蛋和瘦肉类，保证优质蛋白质供应　平均每日摄入鱼虾及禽肉类食物 50～100 g、蛋类 25～50 g、畜肉（瘦）40～50 g。保证优质蛋白质占膳食总蛋白质供应量 50% 及以上。

3. 适量摄入奶类、大豆及其制品　每日应摄入 250～300 g 鲜牛奶或相当量的奶制品。同时每日应摄入 30～50 g 的大豆或相当量的豆制品（如豆浆、豆腐、豆腐干等）。

4. 摄入足量蔬菜、水果，多吃深色蔬菜　保证每日摄入足量的新鲜蔬菜和水果，注意选择种类的多样化，多吃深色的蔬菜以及十字花科蔬菜（如白菜、甘蓝、芥菜等）。每日蔬菜摄入推荐量为 300～400 g，其中深色蔬菜占一半；每日水果摄入推荐量为 100～200 g。

5. 饮食清淡，少油、限盐　饮食宜清淡，平均每日烹调油食用量控制在 20～25 g，尽量使用多种植物油。减少腌制食品，每日食盐摄入量不超过 5.0 g。

6. 主动饮水，以白开水为主　主动、少量多次饮水，以维持机体的正常需求。饮水量应随着年龄的增长有所降低，推荐每日饮水量在 1.5～1.7 L，以温热的白开水为主。具体饮水量应该根据个人状况调整，在高温或进行中等以上身体活动时，应适当增加饮水量。

7. 如饮酒，应限量　每日饮酒的乙醇含量，男性不超过 25 g，相当于啤酒 750 mL、葡萄酒 250 mL、38°白酒 75 g、高度白酒（38°以上）50 g；女性不超过 15 g，相当于啤酒 450 mL、葡萄酒 150 mL、38°白酒 50 g。患肝病、肿瘤、心脑血管疾病等老年人不宜饮酒，疾病治疗期间不应饮酒。

8. 食物细软，少量多餐，保证充足食物摄入　食物应细软，切碎煮烂，不宜提供过硬、大块、过脆、骨/刺多的食物。通过烹调和加工改变食物的质地和性状，易于咀嚼吞咽。进餐次数宜采用三餐两点制，每餐食物占全天总能量：早餐 20%～25%，上午加餐 5%～10%，午餐 30%～35%，下午加餐 5%～10%，晚餐 25%～30%。保证充足的食物摄入，根据老年人的能量水平确定食物需要，中国居民平衡膳食宝塔（2022 年）建议的每人每天各类食物适宜摄入量的范围也适用于一般健康老年人，应用时根据自身的能量需要进行选择即可（表 4-17）。建议量均为食物可食部分的生重量。

表 4-17　中国居民不同能量需要量的平衡膳食模式和食物推荐量　　　　　单位：g/d

食物种类	能量水平（kcal/d）							
	1000	1200	1400	1600	1800	2000	2200	2400
1. 谷类	85	100	150	200	225	250	275	300
全谷物及杂豆	适量			50～150				
薯类	适量		50			75		100
2. 蔬菜	200	250	300	300	400	450	450	500
深色蔬菜	占所有蔬菜的一半							
3. 水果	150	150	150	200	200	300	300	350
4. 畜禽肉类	15	25	40	40	50	50	75	75
5. 蛋类	20	25	25	40	40	50	50	50
6. 水产品	15	20	40	40	50	50	75	75

食物种类	能量水平（kcal/d）							
	1000	1200	1400	1600	1800	2000	2200	2400
7. 乳类及制品	500	500	350	300	300	300	300	300
8. 大豆和坚果	5	15		25			35	
9. 烹调油	15~20	20~25	25	25	25	30	30	
10. 食盐	<2	<3	<4	<5	<5	<5	<5	<5

注：膳食宝塔能量范围在 1600~2400 kcal/d，薯类为鲜重。

9. 愉快进餐，饭菜新鲜卫生 营造温馨愉快的进餐环境和氛围，助餐点和养老院的老年人应集中用餐。需要时由家人、养护人员辅助或陪伴进餐，食物应新鲜卫生。

10. 合理补充营养，预防营养不足 膳食摄入不足时，合理使用营养补充剂。对于存在营养不良或营养风险的老年人，在临床营养师或医生指导下，选用合适的特殊医学用途配方食品（医用食品），每日 1~2 次，每次提供能量 200~300 kcal、蛋白质 10~12 g。

（五）健康老年人营养食谱举例

用餐对象：68 岁，女，低强度身体活动水平，身体健康，经计算其总能量为 1550 kcal。

早餐：香菇菜包（面粉 50 g、青菜 50 g、香菇 5 g），水煮蛋 1 个（鸡蛋 30 g），豆浆 250 mL，奶酪 20 g。

早加餐：柚子 200 g。

午餐：杂粮饭（大米 75 g、小米 10 g、红豆 25 g），青椒炒土豆丝（青椒 100 g、土豆 100 g），腰果鸡丁（腰果 10 g、鸡腿肉 50 g），紫菜蛋汤（紫菜 2 g、鸡蛋 10 g）。

午加餐：牛奶 300 g。

晚餐：二米饭（大米 50 g、黑米 25 g），小黄鱼炖豆腐（小黄鱼 50 g、北豆腐 50 g），青炒菠菜（菠菜 200 g），梨 100 g。

全天饮水 1500 mL，大豆油 25 g，盐 <5 g。

该食谱可提供能量 1719 kcal，蛋白质 78 g，脂肪 53 g，碳水化合物 248 g，维生素 A 793 μgRAE，硫胺素 0.9 mg，核黄素 1.3 mg，维生素 C 205.6 mg，钙 778 mg，铁 24.6 mg，锌 12.5 mg；脂肪供能占总能量 28.0%，碳水化合供能占总能量 53.8%，蛋白质供能占 18.2%，优质蛋白质比例为 53.5%。

任务二　特殊职业与环境人群的营养配餐与设计

PPT

一、高温环境下人群营养配餐与设计

根据《防暑降温措施管理办法》（安监总安健〔2012〕89 号），高温天气是指地市级以上气象主管部门所属气象台站向公众发布的日最高气温 35℃以上的天气。高温作业包括高温天气作业和工作场所高温作业。高温天气作业是指用人单位在高温天气期间安排劳动者在高温自然气象环境下进行的作业。工作场所高温作业是指在生产劳动过程中，工作地点平均湿球黑球温度指数（WBGT 指数）≥25℃的作业。高温作业时，人体会出现一系列生理功能改变，这些变化在一定限度范围内是适应性反应，但若超过适应范围，则会产生不良影响，甚至引起病变。

（一）高温环境下人群的营养需要

1. 水和无机盐 从事高温作业的人员每天出汗远远超过常人。由于汗液的大量蒸发，机体内所需的钾、钠、钙等无机盐以及水溶性维生素也会随着汗液丢失。水的补充应以补偿出汗丢失的水量保持体内水的平衡为原则。高温作业者主要依据其劳动强度、自身口渴感及具体生活环境建议的补水量进行补水。强劳动及气温或辐射热特别高时，补水量就应多一些。补水方法以少量多次为宜，不要喝得过多过快，这样可减少汗液排出，以免影响食欲。补充饮料的温度以10℃左右为宜。

无机盐的补充以食盐为主，主要以含盐饮料补充食盐。钾盐及其他无机盐的补充以食用含无机盐的各种蔬菜、水果、豆类为宜。对那些气温及辐射热特别高的环境下作业的人群，尤其是在刚进入高温环境的头几天，机体对高温还无法适应时，应补充含钠、钾、钙、镁等的混合盐水。

2. 水溶性维生素　对高温作业人员的维生素供给，首先应补充维生素 B_1、维生素 B_2、维生素 C 等水溶性维生素。高温作业人员要尽可能多吃一些新鲜蔬菜和瓜果，可以预防某些维生素缺乏病。

3. 蛋白质和能量　因高温环境下高温作业人员热量消耗大，机体分解代谢的增加及氨基酸从汗液的丢失，蛋白质和能量的摄入量也应适当增加。由于高温作业人群食欲下降，建议补充优质蛋白质占总蛋白质比例不低于50%，能量的供给以《高温作业人员膳食指导》（WS/T 577—2017，以下简称《指导》）为基础，作业环境 WBGT 指数超过25℃时，工作地点温度每增加1℃，能量摄入应比一般人群增加0.5%；班中餐能量应达到总能量的30%。

《指导》建议高温环境下人群的营养需要见表4-18。

表4-18　高温作业人员主要营养素推荐摄入量

营养素名称	推荐摄入量（天）
蛋白质	72～79 g
脂肪	占总能量的20%～30%
碳水化合物	占总能量的55%～65%
钠	4000～6500 mg
钾	2750～3200 mg
维生素 B_1	1.8～2.4 mg
维生素 B_2	1.7～2.3 mg
维生素 C	130～180 mg

（二）高温环境作业人员的配餐原则

1. 合理补充水、盐　高温作业时，因短期内丢失大量的水、盐，为预防中暑发生，应在一般人群平衡膳食的基础上合理补充水、盐。

（1）补水　补水量取决于出汗量、热辐射强度与劳动强度，以既能维持水平衡又不对机体造成负担为原则。《指导》推荐适度饮水量参考表4-19。

表4-19　不同 WBGT 指数与劳动强度的每小时饮水量

工作地点 WBGT 指数（℃）	劳动过程的适宜饮水量（mL/h）		
	低强度	中强度	高强度
25～30	310	380～530	380～560
31～35	330	560～680	600～740
36～40	380	710～830	780～930
41～45	480	860～970	970～1110

（2）补盐　高温作业时水、盐同时丢失，选择淡盐水补充为佳。补充氯化钠时应视出汗量而定，其中含盐饮料氯化钠的浓度以0.1%为宜，补充方式参考表4-20。

表 4 – 20　高温作业食盐需要量及补充方式

出汗量（L/d）	食盐需要量（g/d）	补充方式
<3	15	膳食
3 ~ 5	15 ~ 20	膳食，少量含盐饮料
>5	20 ~ 25	膳食，较多含盐饮料

因含盐饮料接受性较差，日常补充水、盐以膳食方式比较容易接受。因此，在膳食供给中应增加日常汤类的品种与花色，如菜汤、鱼汤、肉汤交替选择。如当日排汗量较大时，单纯靠膳食补充水、盐不能满足需要，要在两餐间或在高温现场及时补充含盐或电解质－碳水化合物饮料。

2. 多吃蔬菜、水果　增加蔬菜、水果的摄入，提供较为充足的维生素和矿物质，以补充汗液中的丢失。

3. 增加优质蛋白质摄入　增加优质蛋白质食物的摄入，以补充高温作业消耗。

4. 膳食制度与进餐环境　《指导》建议参考一般成年人群三餐能量分配推荐范围，高温环境作业人员每日三餐供能比为：班前餐占 35%、班中餐占 30%、班后餐占 35%，同时注意合理搭配以满足工间能量需要。

为促进高温作业人员的食欲，尽可能安排在舒适环境进餐。就餐地点远离作业场所，为高温作业人员安排凉爽的就餐环境；进餐前先提供饮料或羹汤以促进消化液的分泌；适当调整油脂摄入量，有助于促进食欲与消化吸收。

5. 膳食搭配与烹调　为维护高温作业人员的健康，日常膳食应做到合理搭配、精心烹调，起到增加食欲的效果。如进餐前先适量给予一些味美有营养的羹汤来解除因口渴引起的摄食中枢抑制；菜汤、肉汤还能促进消化液的分泌，有助于促进食欲。适量的冷饮也可促进食欲，但量不宜过多，温度不宜低于 10℃。配餐中搭配一些凉菜，既可补充盐分又能促进食欲；可选用酸奶、山楂等酸味食物及食醋、葱、姜、蒜等辛香调味料；此外，增加维生素 B_1、优质蛋白质的供给对维持食欲也有促进作用。由于消化液、胃酸分泌减少，加之大量饮水影响食欲，故膳食应注意色、香、味的调配并注意花色品种的变换。

（三）高温作业人员食物选择

1. 水　工间按作业温度和强度适量饮水，也可按出汗量多少补充。宜选择淡盐水进行补充；出汗量 >3 L/d 时，宜补充电解质－碳水化合物饮品，建议每 100 g 饮品中钠的含量为 25 ~ 70 mg，钾的含量为 9 ~ 25 mg，碳水化合物的含量为 5 ~ 9 g。水或饮品温度 10℃ 左右为佳。推荐少量多次饮用，每次 200 ~ 300 mL。

2. 蔬菜、水果　每日蔬菜摄入量不少于 500 g，水果不少于 400 g。宜选择富含钾、维生素 C 和 B 族维生素的品种。含钾丰富的食物如竹荪（干）、紫菜（干）、海苔、小麦胚粉、大豆、香菇、蘑菇（鲜蘑）、菠菜、彩椒等。各种食物营养素含量见食物成分表。

3. 优质蛋白质食物　适量多吃鱼虾、蛋、奶、大豆和瘦肉等优质蛋白质食物。建议每天奶类摄入不低于 300 g，每天摄入相当于 50 g 大豆的豆制品。

（四）高温作业人员一日食谱举例

用餐对象：男，45 岁，中等强度劳动，工作环境温度 38℃。

中等强度成年男子每天能量需要为 2500 kcal，工作地点温度每增加 13℃，应增加能量 13 × 0.5% × 2500 = 163（kcal），全天总热能为 2663 kcal。工间餐占 2769 × 30% = 798.9（kcal）。

早餐：鲜肉包（面粉 50 g、猪鲜肉 10 g），二米粥（大米 50 g、小米 20 g），花生仁焐西芹（花生 10 g、西芹 50 g），榨菜 10 g，葡萄 200 g。

工间餐：牛奶 300 g，馒头 1 个（面粉 100 g），咸鸭蛋 1 个（鸭蛋 80 g），炒西蓝花（西蓝花 100 g）。

午餐：绿豆米饭（绿豆 10 g、粳米 100 g），土豆烧牛肉（土豆 100 g、牛肉 50 g），凉拌海带 + 小白菜+粉丝（干海带 10 g、小白菜 100 g、粉丝 20 g），紫菜蛋汤（干紫菜 5 g、鸡蛋 15 g）。

工间餐：蒸红薯（红薯 100 g），番茄蛋汤（番茄 75 g、鸡蛋 15 g），梨 200 g。

晚餐：米饭（粳米 100 g），板栗烧鸡（板栗 20 g、鸡肉 50 g），肉末茄子（茄子 100 g、瘦猪肉 10 g），大白菜炖豆腐（大白菜 100 g、北豆腐 80 g、瘦猪肉 20 g），榨菜 10 g。

花生油：25 g；饮水 800 mL/h。

该食谱可提供能量 2850 kcal（其中工间餐热能 856 kcal），蛋白质 121 g，脂肪 53 g，碳水化合物 248 g，维生素 A 577 μgRAE，硫胺素 2.04 mg，核黄素 1.52 mg，维生素 C 257.6 mg，钙 1482 mg，铁 21.1 mg，锌 13.1 mg；脂肪供能占总能量 22.74%，碳水化合供能占总能量 60.76%，蛋白质供能占 16.5%，优质蛋白质比例为 50%。

二、低温环境下人群营养配餐与设计

低温环境多指环境温度在 10℃ 以下，常见于寒带及海拔较高地区的冬季及冷库作业等低温环境下，机体生理及代谢改变，导致对营养素有特殊要求。寒冷地区人体总能量需要量较温带同等劳动强度者为高，其原因有基础代谢可增高 10%~15%。低温时机体肌肉不自主寒战，以产生能量，这也使能量需要增加；笨重的防寒服也增加负担，活动耗能更多，也是能量消耗增加原因。

（一）低温环境下人群的营养需要

1. 能量和产热营养素 低温环境基础代谢可按提高 10%~15% 计算，一日总能量可在此基础上考虑野外活动多少、居住条件与服装保温情况以及对气候条件习服程度等而适当调整。低温环境下机体脂肪利用增加，较高脂肪供给可增加人体对低温的耐受，脂肪提供的能量可提高至 35%~45%。碳水化合物也能增强机体对寒冷耐受能力，作为能量主要来源，所供能量应占总能量的 45%~50%。蛋白质占 13%~15%，其中动物蛋白质应占总蛋白质的 50%。

2. 维生素 据对北极地区及我国东北地区调查表明，低温环境下人体对维生素需要量增加，与温带地区比较，增加 30%~50%。随低温下能量消耗增加，与能量代谢有关的维生素 B_1、维生素 B_2 及烟酸需要增加。研究表明，给低温生活人员补充维生素 C，可提高机体对低温的耐受。此外，寒冷地区因条件限制，蔬菜及水果供给常不足，维生素 C 应额外补充，每天补充量为 70~120 mg。维生素 A 也有利于增强机体对寒冷耐受力，氧化磷酸化过程也需要充足的维生素 A。每天供给量应为 1500 μgRE。寒冷地区生活户外活动减少，日照短而使体内维生素 D 合成不足，每天应补充 10 μg 维生素 D。人体受寒冷刺激后肾上腺肥大，其中维生素 C 含量也降低，大量摄入维生素 C 可缓解此种变化。

3. 矿物质 寒带地区居民极易缺乏钙和钠，钙缺乏主要原因是因饮食钙供给不足，加上日照短维生素 D 合成不足，钙吸收和利用率降低，故应尽可能增加寒冷地区居民富钙食物，如奶或奶制品供给。食盐对居住在寒冷地区的居民也很重要。低温环境下摄入较多食盐，可使机体产能增强。寒带地区居民食盐摄入量高达 26~30 g/d，相当温带地区居民 2 倍。寒带地区居民高钠摄入量，是否引起高血压尚有不同意见。寒带地区居民钠盐供给量，可稍高于温带地区居民。

（二）低温环境下人群的膳食选择

1. 供给充足的能量 保证每餐都吃饱，体内产热增多，可以提高耐寒能力。

2. 保证蛋白质的供给 在膳食安排时，特别注意鱼类、禽类、肉类、蛋类、豆类及其制品的供应。同时还可适当选择含高蛋白、高脂肪的坚果类（核桃仁、花生仁等）食品。

3. 提供富含维生素C、胡萝卜素和无机盐的食物 选择含钙、钾等的新鲜蔬菜和水果，适当选择动物的肝脏，补充维生素。

4. 食盐的推荐摄入量 每人 15~20 g/d，高于非低温地区。

（三）低温环境下人群的配餐原则

低温作业人员包括长期在10℃以下的环境中生活、工作（如南极、北极），或长期在局部低温环境中工作（如制冷业、冷库等）的人员。

1. 保证充足的能量，日能量供给量应在4000 kcal以上。

2. 合理地增加脂肪的供给量对机体防寒具有积极意义，但动物性脂肪不宜过多。

3. 蛋白质的供给量要充足，一般应为常温下相同劳动强度等级人员的130%～150%。

4. 低温环境下机体抵抗力低，应激能力差，需增加维生素A的供给量（为常温下的150%）。

5. 低温环境中人体散热增加，除采取各种防寒保暖措施外，在饮食上也要注意供应热食；在低温环境中凉饭菜对胃肠道是不良刺激，并且影响消化。热食使皮肤血管发生反射性舒张，使更多温热的血液流经皮肤，从而感到暖和。

6. 在寒冷环境，必须建立制度保证足够的饮水，即使不渴也要定时喝水。必须做到：①列出饮水时间表，每天保证饮水量；②如果尿液呈深黄色，应该增加饮水量，直到尿液呈透明淡黄色；③如需要雪或冰作为水源，应该首先进行融化、净化处理后方可饮用；④要保证供应热水，也可供应热茶或热咖啡；⑤限量饮用含酒精饮料。

7. 俄罗斯学者根据寒地居民能量需要量高、食量大的特点，也考虑劳动强度大、劳动时间长等因素，提议应该每日安排四餐，即早餐占25%、间餐占15%、午餐占35%、晚餐占25%。

8. 某些营养素和植物化合物能够激活人体脂肪组织产热，主要包括辣椒素及其类似物（如黑胡椒、白胡椒、姜酚、姜烯酚等）、绿茶儿茶素、麝香草酚、白藜芦醇、姜黄素、小檗碱、共轭亚油酸和n-3脂肪酸等。研究表明，这些物质均有促进机体代谢作用，其中有些物质具有促进白色脂肪细胞向棕色脂肪组织转化的作用。

三、运动人群营养配餐与设计

（一）运动与营养、健康的关系

1. 运动与健康的关系

（1）运动可以改善心肺功能　经常锻炼身体可以增强心肺功能，使心脏收缩力增强，心脏每搏输出的血量增多；增大肺活量，增加肺和组织中的气体交换，促进二氧化碳的排出。

（2）降低心血管疾病的发病风险　运动可以降低血液中胆固醇含量，升高血液中的高密度脂蛋白胆固醇含量，这种物质能够清除血管中沉积的脂肪和胆固醇，从而起到预防动脉硬化、冠心病、高血压、脑卒中等作用，延缓心血管系统的衰老。还可防治肥胖和2型糖尿病。

（3）运动提高机体的免疫力　经常运动可促进身体的新陈代谢，强化人体的免疫系统，增强机体的抗病能力。

（4）运动能改善骨骼肌肉系统功能　运动能强壮肌肉、韧带和骨骼，防止肌肉萎缩、关节僵硬和骨质疏松，从而保持健壮的体魄，保持肌肉、皮肤的弹性以及全身运动的灵活性。

（5）运动具有美容作用　运动不仅有助于保持良好体形，同时对皮肤、肌肉健康也有重要作用。

2. 运动与营养的关系

（1）运动可增强机体的代谢功能、改善消化吸收功能与促进食欲、促进血液循环，有利于维持良好的营养状况。

（2）适当的营养可以补充运动过程中消耗的能量、维生素、矿物质和水等，可保持机体处于良好的机能状态，保证运动的质量和效果。

（3）合理营养有助于剧烈运动后的恢复，可减轻运动性疲劳的程度或延缓其发生。

总之，良好的运动离不开营养的合理供给，如果只注重运动而不进行营养补给，会影响机体的恢复和生长发育，危害健康；相反，如果只注重营养而不进行适当的体育运动，摄入的营养物质不能进行很好的消化、吸收和运用，会出现一系列的健康问题。故运动、营养与健康是相辅相成的。

（二）不同锻炼项目的营养需求特点

1. 跑步项目的营养特点　短跑是群众体育竞赛活动经常设立的一个项目。应供给充足的能量，在膳食中要有丰富的蛋白质，以增大肌肉体积，提高肌肉质量。要求在膳食中增加磷和糖的含量，为脑组织提供营养，改善神经控制和增强神经传递，动员更多的运动单位参加收缩。还要求在膳食中增加无机盐如钙、镁、铁、钠及维生素 C、维生素 E、维生素 B_1 的含量，以改善肌肉收缩质量。也可适量补充磷酸肌酸，膳食中肌酸主要来源于动物肉类和鱼类食品，植物性食物中含量低，在烹调过程中也会部分损失，素食者可能会出现肌酸缺乏。

长跑是以有氧耐力素质为基础，以有氧代谢供能为特点，要求有较高的心肺功能及全身的抗疲劳能力。由于运动时间长，能量消耗大，应增加机体能源物质的贮备，进行足够的能量补充；长跑运动时间长，糖类物质消耗大，易引起疲劳，应供给充足的糖类，以淀粉为主。同时提供适宜的蛋白质和铁，以保证血红蛋白的合成，但不宜过量，以免增加肝、肾负担；脂肪也可适量增加，占总热能的 20%~30%；丰富的维生素和无机盐，特别强调铁、钙、磷、钠、维生素 C、维生素 B_1 和维生素 E 的含量，有利于提高有氧耐力，同时有利于消除疲劳、恢复体力；运动前适量喝水，保证体内水分贮备，以免长时间运动引起脱水。

2. 操类项目的营养特点　大众健身操一般是小强度、长时间的运动，能量消耗较大。所以，群众性体育活动中的操类营养要求是高蛋白质、高热量、低脂肪，维生素、无机盐应突出铁、钙、磷的含量及维生素 B_1、维生素 C 的含量。

以减脂、瘦身为目的的健美操练习者，应减少脂肪的摄入，每人每日不超过 30 g，以含不饱和脂肪酸的植物油为主。在运动前、中、后也可以考虑补充水或运动功能性饮料，防止脱水，维持体内水钠平衡。不要过分控制饮食，以免造成营养不良。

3. 球类项目的营养特点　球类项目对力量、速度、耐力、灵敏、柔韧等素质有较高的要求。球类运动是一项无氧代谢和有氧代谢混合供能的运动。奔跑较多的篮球和足球消耗的能量较大，膳食应根据运动量的大小，保证充足的能量。食物中要含丰富的蛋白质、糖以及维生素 B_1、维生素 C、维生素 E、维生素 A。球的体积越小，对运动者的眼力要求越高，食物中维生素 A 的量应更高些。篮球、足球活动时间较长且在室外活动，矿物质、水分丢失较多，应及时补充。

4. 游泳项目营养特点　游泳项目在水中进行，使机体散热较多、较快，对能量需求增加，冬泳更是如此。游泳锻炼要求一定的力量与耐力素质，要求在膳食中含有丰富的蛋白质、糖和适量脂肪。老年人及在水温较低时出于抗寒冷需要，可再增多脂肪摄入，维生素以 B_1、维生素 C、维生素 E 为主，还应增加维生素 A，以保护皮肤。无机盐主要增加碘的含量，以适应低温环境下甲状腺素分泌增多的需要。还要增加含铁丰富的食物，以增加血液氧含量，增强机体耐力。

（三）运动锻炼的营养配餐原则

1. 摄取足够的能量，并保证合理的热源比例　由于运动时能量消耗较多，只有及时补充，才能满足能量的正常需要和保证充沛的运动能力。然而过多的热量可导致体内脂肪积聚增多、身体发胖、运动能力降低。饮食安排因人并因项目而异。热能来源应以碳水化合物为主。

2. 多食蔬菜、水果，保证充足的维生素、无机盐和膳食纤维　缺乏维生素，会出现运动能力低下、疲劳和免疫功能降低等症状。如果食物中的蔬菜水果供应充足，则不必另外补充维生素；蔬菜和水果供给不足可以适当补充维生素制剂，以防止维生素缺乏。

3. 膳食多样化，注意酸碱食物搭配 饮食的酸碱搭配不仅与运动人员的健康有着密切的关系，而且也直接影响运动后体力的恢复。如果食酸性食物过多，就会增加体内钙、镁的消耗，易引起疲劳，而且还会使血液的黏滞度增高，对健康是极为不利的。因此运动人员饮食要求酸碱相对平衡，酸碱食物要合理搭配。

4. 少食多餐，合理分配三餐 既包括热能的合理分配，又包括各类食物的合理选择搭配。进食时间应考虑运动者饮食习惯和消化功能。如果少餐多食，会给肠胃增加负担。饭后不能马上运动，较大运动量的健身运动最好在进餐 3 小时以后进行，否则运动会使血液流向肌肉和骨骼，影响胃肠的消化和吸收。饭后立即剧烈运动还会因胃肠振动及牵扯肠系膜而引起腹痛和不适感。运动后也不能马上吃东西，应休息 40 分钟后再进餐，否则也会因进入胃肠的血液减少，胃液分泌不足而影响消化吸收功能，长此下去还会引起慢性胃肠疾病。

5. 饮食适度 热能和蛋白质的摄入与消耗相适应，避免体重超重或消瘦，保持正常体重。

6. 脂肪摄入要适量 避免过多脂肪摄入，尤其是饱和脂肪酸的量要限制。

7. 少吃甜食 尤其是精制食糖类，这些食物除了能量高外，其他营养素非常少。

任务三 团体膳食的营养配餐与设计

PPT

团体膳食包括家庭膳食，机关、学校等集体食堂膳食以及宴会菜单等，本任务主要介绍家庭和养老院营养餐的配制。

一、家庭的营养配餐与食谱设计

（一）食品种类的选择

1. 粮谷类食物 是提供热能的主食，每周除大米、面粉外，可搭配 1 ~ 2 次的玉米、小米、荞麦、黄豆、绿豆、薯类等粗杂粮，做到粗细搭配，达到营养素互补的目的。

2. 动物性食品 鉴于中国居民以猪肉为主的饮食习惯，一周内最好只安排两次猪肉、一次牛或羊肉、一次内脏；鱼肉、鸡肉或鸭肉可适当摄入，做到多种肉食的搭配，既可保证动物性蛋白质的供给，又可减少动物性脂肪的摄入。同时，奶类和蛋类也不能少。

3. 蔬菜、水果 主要提供维生素、无机盐和膳食纤维。应首选叶菜类，颜色越深的叶菜所含维生素、无机盐的量越高，所以，绿色叶菜要占蔬菜量的一半，以保证维生素的摄入。

4. 调料食品 如葱、姜、蒜、辣椒、味精等，可改善食品的感官性状，促进食欲。

食物选购注意以下五条原则：①挑选新鲜食物；②挑选营养密度高的食物；③挑选当地应季食物；④挑选预包装食品要看营养标签及生产日期；⑤考虑成本，物美价廉。

（二）食物的搭配原则

1. 食物多样 每种食物都有自己的营养特点，任何一种食物都不能满足人体对各种营养素的需要，必须多种食物搭配，才能发挥营养素的互补作用。

2. 确定好各类食物的构成比例 主食主要提供热能，副食主要提供蛋白质。一般建议各类食物来源的比例为：粮谷类食物占 60%，动物性食物占 15%，豆及豆制品占 10%，或动物性食物与豆制品之和占 25%，其他植物性食物占 15%。

3. 保证营养素平衡 选择食物不仅要数量上充足，还要考虑营养素间的平衡。每天食物的种数不能太单一，不能只局限在某一、二类食品上，而要根据家庭的不同情况分布于九大类食品中，构成较为合理的平衡膳食。如一日膳食中安排了 3 种粮谷类、5 种蔬菜、2 种水果、2 种肉类，食物种类虽达到了

12 种，即使在数量充足的情况下，仍有可能达不到营养素的平衡，缺少水产品、奶类、蛋类、大豆及坚果等食物。

4. 要照顾到家庭成员中特殊人群的营养需要　妊娠期妇女、哺乳期妇女、特殊工种、学龄前儿童、青春期孩子等，可为他们设计特殊的加餐。还可选用一些强化了营养素的食物或膳食补充剂。如果家里有患者，应按医生的建议准备膳食。

（三）设计食谱的原则

1. 食物多样，粮谷为主，保证乳类、蛋类，增加蔬菜、水果。

2. 保证吃好早餐，吃饱午餐，吃少晚餐，三餐比为 3：4：3。

3. 少吃零食，少饮用含糖及碳酸类饮料，控制食糖的摄入。

4. 每日饮奶、喝 7~8 杯水。

5. 营养素的合理分配。早餐热能和各种营养素的供给量约占全日总需要量的 30% 左右，午餐占 40%，晚餐占 30%。总能量中 10%~15% 的能量来自蛋白质，20%~30% 来自脂肪，50%~65% 来自碳水化合物，注意添加糖占总热比 <10%，饱和脂肪酸 <8%。

6. 全天用油均建议用植物油，<30 克/（人·天）。

（四）食谱设计方法

1. 确定营养目标　一个家庭是个混合人群，我国对各种人群分别有各自的营养素参考摄入量，但一个家庭不能分别按各自的参考摄入量设计食谱，所以，这一由混合人群组成的家庭单位，每日膳食的营养摄入量要根据营养学的原理、生理参数以及每个家庭的具体组成，计算出此家庭的各种营养素平均每人每日的参考摄入量。为群体设计食谱的目的是确定一种日常摄入量的分布，在这种分布状态下摄入不足或摄入过量的概率都很低。计划群体膳食需要分步骤进行，即确定营养目标、计划怎样达到目标及评估目标是否都达到。为人群设计食谱的方法要根据人群的特点来决定，主要看该人群是一个均匀的群体（如年龄、性别、劳动状况等比较一致），还是由若干营养素需要量不同的亚人群组成的不均匀的群体。

确定食谱的能量目标，需要计算人群平均能量需要量（EER）或当前能量摄入量分布的平均值，同时对体重进行检测。

一般家庭中各个成员对营养素或（和）能量需要量往往不是一致的，即家庭是一个不均匀的群体，这时，可以把最脆弱的亚人群，即营养素的需要量相对他们的能量需要最高的亚人群作为目标制定计划。它的表示方法是每 1000 kcal 热能的营养素重量单位数，如 80 mg/1000 kcal。例如，一个由男、女混合组成的成年人群，假设男性的维生素 C 摄入量目标中值为 138 mg/d，平均能量需要量为 2600 kcal/d；女性的维生素 C 摄入量目标中值为 116 mg/d，平均能量需要量是 1800 kcal/d，则男性维生素 C 摄入量营养素/热能密度可表示为 138/2600 = 52 mg/1000 kcal，女性为 116/1800 = 64 mg/1000 kcal。可见，女性膳食中的维生素 C 的密度高于男性，我们就可以用女性的维生素 C 摄入量目标中值 64 mg/1000 kcal 作为设计食谱的依据，而且推测这个食谱也可以满足男性维生素 C 的摄入目标。

根据需要量最高的亚人群来确定摄入量中值有可能大大超过其他亚人群的需要。在需要量较低的亚人群当中，可能超过有些成员的可耐受最高摄入量，设计食谱时必须考虑到这种危险性。在这种情况下可考虑采用营养教育或者营养素补充的途径来满足需要量最高的亚人群的需要更为适宜。

2. 计算就餐总人日数　主要根据餐次比，家庭成员的人数、年龄、性别、职业，以及每名成员一周内一日三餐在家就餐的规律等实际情况，计算出家庭每日就餐的总人日数。

人日数是代表被调查者用一日三餐为标准折合的用餐天数，一个人早、中、晚 3 餐都在家吃为 1 个人日。如果规定餐次比为：早餐占 30%、午餐占 40%、晚餐占 30%，假设某一个人只吃了早餐和午餐两餐，则其人日数为 1×30% + 1×40% = 0.3 + 0.4 = 0.7（人日）。

就餐总人日数计算公式如下：

$$就餐总人日数 = 早餐人次 \times 早餐餐次比 + 午餐人次 \times 午餐餐次比 +$$
$$晚餐人次 \times 晚餐餐次比$$

例如，一个家庭共有 5 个成年人，全是低强度身体活动水平，大多数情况下在家吃早餐的有 4 个人，吃午餐的有 5 人，吃晚餐的有 3 人。如果三餐能量比为 30%、40%、30%，根据这个家庭的实际情况，我们即可计算出此户一日的就餐总人日数。总人日数 = 4 × 0.3 + 5 × 0.4 + 3 × 0.3 = 4.1（人日）。一日就餐的总人日数是计算家庭膳食营养素供给量的基础依据。

3. 计算出每个家庭的热能和各种营养素一日总摄入量 结合就餐总人日数和摄入目标进行计算。例如，一家庭的热能目标值为平均每人日 2600 kcal，计算出一天在家就餐的为 4.1 人日，此家庭一日膳食中摄入的总热能即应为：2600 kcal × 4.1 = 10660 kcal；又如假设计算出每人日平均蛋白质摄入量目标为 78 g，则此家庭一日膳食中摄入的总蛋白质的量应为 78 g × 4.1 = 319.8 g。其他营养素的一日总摄入量的计算方法依次类推。

4. 编制食谱、评价及调整食谱 方法参考相关章节，本处不再赘述。

二、养老机构的营养配餐与食谱设计

养老机构的营养配餐属于养老机构膳食服务的内容。养老机构膳食服务是指根据营养学、卫生学要求，向老年人提供营养均衡饮食的过程。包括食谱制定、采购、贮存、加工及烹饪、供餐、留样、清洗消毒、营养宣教与评估等服务内容。

（一）老年人营养不良风险的评估

养老机构应通过膳食调查、体格检查、营养缺乏病检查和生物化学检查等方法，了解有关的指标参数，并与相应的正常值或参考值进行比较，评价老年人群营养状况。根据老年人营养状况的评价结果，对存在营养不良风险或中、重度营养不良的老年人，结合饮食习惯及营养风险因素评价，找到营养风险因素，为老年人制定营养改善或干预计划，开展有针对性的个性化的养老服务。养老机构应建立营养状况评价与监测的工作制度，对入住老年人定期开展营养状况定期的评价与监测工作，频度不低于每 6 个月一次，当老年人生病住院一周以上时，应在出院后一周内进行营养状况的再次评价。

（二）养老机构食谱的制定

1. 宜按照卫生标准《老年人膳食指导》（WS/T 556—2017）和《中国居民膳食指南（2022）》的相关要求，结合老年人生理特点、身体状况、地域特点、民族宗教习惯、疾病需求等因素，进行食谱制定。

2. 食谱每周更新一次。

3. 宜根据老年人咀嚼、吞咽及消化功能的不同，为老年人提供普通膳食、软食、半流质膳食、流质膳食等基本膳食。

（1）普通膳食 适用于咀嚼、吞咽及消化功能正常的老年人。具体制作要求如下：①普通膳食应营养均衡，食物品种齐全、搭配合理；②食物的形状、韧性、口感应适合老年人的咀嚼和吞咽能力。

（2）软食 适用于存在咀嚼不便、不能进食大块食物、消化功能欠佳的老年人。具体制作要求如下：①食物应细软、易咀嚼、易吞咽、易消化，应用富含膳食纤维和动物肌纤维的食物，经切碎、煮烂后食用；②老年人可以用牙齿轻松碾碎，使用汤勺边缘或筷子将此类食物切断或分成小块。

（3）半流质膳食 适用于消化功能减退，咀嚼或吞咽功能一定程度受损的老年人。具体制作要求如下：①呈半流质状态，松软、湿润，易咀嚼吞咽，易消化吸收；②每日宜提供 5 餐。

（4）流质膳食 适用于极度虚弱、无力咀嚼食物、病情危重的老年人。具体制作要求如下：①流质膳食呈液体状或在口腔可以融化为液体；②每日宜提供 6 餐，每餐液体量以 200～300 ml 为宜；③普通流质可选用各种肉汤、牛乳、浓米汤、蛋花汤、蒸嫩蛋羹、奶酪、酸奶、藕粉、豆浆、蔬菜汁、水果汁等；④某些固体食物可先用高速搅拌机将其研碎、过筛，再用液体冲匀和制熟；⑤肉汤、蔬菜汤、水果汤应过筛去除渣滓。

4. 根据老年人疾病情况提供特殊膳食，特殊膳食包括但不限于匀浆膳、低盐膳食、糖尿病膳食、肾病膳食、低嘌呤（痛风）膳食等。特殊膳食应由营养师编制食谱。

（1）特殊膳食的要求　①特殊膳食的提供应遵医嘱执行。②特殊膳食应在专门的特殊膳食配制室进行配制。③特殊膳食配制应按照相应的卫生标准执行。④特殊膳食应该由经过培训的专人制作。

（2）匀浆膳　适用于采用鼻饲管辅助进食、疾病晚期、有特殊进食需求的老年人。匀浆膳应在专门的特殊膳食配制室进行配制。匀浆膳提供的能量、营养素比例应符合不同老年人的营养需求。匀浆膳配制流程如下：①配制之前做好台面及配制室的清洁及消毒工作，各种原料清洁、安全、无污染；②工作人员戴好口罩、帽子，清洁双手后进行操作；③将称量好的各种原料依次放入配制机器中，加适量水，研磨成均匀的无颗粒乳状液体，然后按量分装入已消毒灭菌的容器中，制熟待用；④制熟后的匀浆膳要贴上标签，标明老年人所住区域、床号、姓名、剂量、配制日期等信息；⑤匀浆膳应盛放在耐高温、不易腐的食品容器中，容器应标有容量刻度。

5. 老年人通过日常膳食无法满足每日营养需求时，宜在医师或临床营养师指导下，为老年人提供或指导老年人采用特殊医学用途配方食品作为基本膳食的补充。

6. 食谱应定期进行评价改进。

思考题

1. 母乳喂养需作哪些准备？
2. 如何为儿童正确选择零食？
3. 如何改善老年人便秘？

☑ 实训九　婴儿断奶期辅食设计

小组成员			学时	
实训场地		指导教师	日期	
目标	**知识目标** 1. 掌握婴儿断奶期辅食添加的原则和顺序；婴儿断奶期辅食的设计方法。 2. 熟悉婴儿的生理特点；婴儿断奶期辅食添加的目的。 **能力目标** 1. 具有选择婴儿食物的能力。 2. 能进行婴儿断奶期辅食的设计。			
工作要求 （任务描述）	1. 根据任务工单所选定的对象（11 个月婴儿）设计断奶期食谱。 2. 制作 11 个月婴儿断奶期食品。			
企业标准	中国居民膳食指南（2022）。			
工作条件 （实训条件）	1. 营养配餐实训室、膳食计算软件、计算机、食物模型等。 2. 烹调设备与工具、健康安全的食材等。			
工作流程				

续表

一、工作准备
1. 各种安全卫生的食材。
2. 烹调用具。
3. 计算器、记录纸、笔等。

二、决策与计划

人员分配	
时间安排	
工具和材料	
工作步骤	

三、实施
请根据以下案例为婴儿设计食物转换的方法。婴儿，男，11 个月，身长 73 cm，体重 9 kg，均在正常范围内，婴儿睡眠情况良好，能扶着东西行走。已添加辅食，但父母担心不合理，请为其提供良好建议。10 ~ 12 个月婴儿食物转换方法见表 4 – 4。
1. 确定小组工作配餐对象，记录配餐对象的基本信息。

姓名		性别		出生年月	
身高		体重		体型	

2. 了解婴儿的日常情况，确定婴儿的食物转换方法。
3. 根据婴儿一日需要，确定总能量、蛋白质、脂肪和碳水化合物的数量。
4. 确定婴儿食物。选择富含蛋白质、碳水化合物、脂肪的食物。
4. 确定主食和副食的带量生重。
5. 确定水果、蔬菜、油、盐的量。
6. 为婴儿设计辅食，形成一日营养食谱。
7. 食谱计算与评价。
8. 详细编写食物的制作方法，完成婴儿一日辅食的制作。

餐次	食物名称	原料名称用量（g）	食物制作方法

四、检查
根据小组间讨论情况及教师讲解情况，对整个食物选择与制作过程、食品安全性、实验室安全等进行检查。

五、评估考核标准（技能和素质考核）

考评项目		组内评估	组间评估	教师（企业教师）评估	备注
素质考评 （15 分）	工作纪律（5 分）				
	团队合作（5 分）				
	职业道德（5 分）				
任务工单（实训报告）考评（30 分）					
实操技能考评 （55 分）	软件使用（10 分）				
	任务方案（10 分）				
	实施过程（15 分）				
	完成情况（15 分）				
	其他（5 分）				
综合评价（100 分）					

组长签字：   教师签字：

实训十　高中生食谱设计

小组成员			学时	
实训场地		指导教师	日期	

目标	**知识目标** 1. 掌握高中生营养需求特点；高中生食谱设计要点。 2. 熟悉高中生的生理特点。 **能力目标** 1. 具有指导高中生正确选择食物的能力。 2. 能进行高中生食谱的设计。
工作要求 （任务描述）	根据任务工单所选定的对象（高三学生）设计食谱。
企业标准	中华人民共和国卫生行业标准 WS/T 554—2017；学生餐营养指南（2017）；中国居民膳食指南（2022）。
工作条件 （实训条件）	营养配餐实训室、膳食计算软件、计算机、食物模型等。

工作流程

一、工作准备

1. 膳食计算软件及计算机。
2. 记录纸、笔等。

二、决策与计划

人员分配	
时间安排	
工具和材料	
工作步骤	

三、实施

请根据以下案例为高中生设计一日食谱。张某，男，17 岁，高三学生，身高 183 cm，体重 70 kg，请为其设计一日食谱。

1. 确定小组工作配餐对象，记录配餐对象的基本信息。

姓名		性别		年龄	
身高		体重		体型	

2. 确定总能量、蛋白质、脂肪和碳水化合物的数量。
3. 确定主食和副食的带量生重。
4. 确定水果、蔬菜、油、盐的量。
5. 设计一日营养食谱。
6. 食谱计算与评价。

四、检查

根据小组间讨论情况及教师讲解情况，对整个食物选择与食谱编制过程、实验室安全等进行检查。

五、评估考核标准（技能和素质考核）

考评项目		组内评估	组间评估	教师（企业教师）评估	备注
素质考评 （15 分）	工作纪律（5 分）				
	团队合作（5 分）				
	职业道德（5 分）				
任务工单（实训报告）考评（30 分）					
实操技能 考评（55 分）	软件使用（10 分）				
	任务方案（10 分）				
	实施过程（15 分）				
	完成情况（15 分）				
	其他（5 分）				
综合评价（100 分）					

组长签字：　　　　　　　　　　　　　教师签字：

实训十一　成年人减重餐食谱设计

小组成员			学时	
实训场地		指导教师	日期	

目标	知识目标 1. 掌握成年人超重肥胖的判定；减重食谱设计要点。 2. 熟悉成年人的营养需要量确定方法。 能力目标 1. 具有指导成年人正确减重的能力。 2. 能进行成年人减重食谱的设计。
工作要求 （任务描述）	根据任务工单所选定的对象（成年肥胖者）设计食谱。
企业标准	中国居民膳食指南（2022）。
工作条件 （实训条件）	营养配餐实训室、膳食计算软件、计算机、食物模型等。

工作流程

一、工作准备
1. 膳食计算软件及计算机。
2. 记录纸、笔等。

二、决策与计划

人员分配	
时间安排	
工具和材料	
工作步骤	

三、实施

请根据以下案例为成年肥胖者设计一日食谱。张某，男，47岁，教师，身高173 cm，体重90 kg，请为其设计一日食谱。

1. 确定小组工作配餐对象，记录配餐对象的基本信息。

姓名	性别	年龄
身高	体重	体型

2. 确定配餐对象目前体重下所需总能量。
3. 根据配餐对象的体型，确定减重频率：每一个月减 1~2 kg 还是每周减 1~2 kg。
4. 确定负平衡能量。
5. 确定饮食应提供的能量。
6. 确定每日蛋白质、脂肪和碳水化合物的数量。
7. 确定主食和副食的带量生重。
8. 确定水果、蔬菜、油、盐的量。
9. 设计一日营养食谱。
10. 食谱计算与评价。

四、检查

根据小组间讨论情况及教师讲解情况，对整个食物选择与食谱编制过程、实验室安全等进行检查。

续表

五、评估考核标准（技能和素质考核）

考评项目		组内评估	组间评估	教师（企业教师）评估	备注
素质考评（15 分）	工作纪律（5 分）				
	团队合作（5 分）				
	职业道德（5 分）				
任务工单（实训报告）考评（30 分）					
实操技能考评（55 分）	软件使用（10 分）				
	任务方案（10 分）				
	实施过程（15 分）				
	完成情况（15 分）				
	其他（5 分）				
综合评价（100 分）					

组长签字：　　　　　　　　　　　　　　教师签字：

练 习 题

答案解析

单选题

1. 妊娠期妇女出现巨幼细胞贫血，主要是缺乏（　　）

　　A. 蛋白质　　　　　　　　B. 铁　　　　　　　　C. 叶酸

　　D. 维生素 B_1　　　　　　E. 维生素 B_2

2. 妊娠晚期妇女蛋白质的摄入量应在非妊娠妇女的基础上每天增加（　　）

　　A. 5 g　　　　　　　　　B. 15 g　　　　　　　C. 20 g

　　D. 25 g　　　　　　　　E. 30 g

3. 中国营养学会建议妊娠期妇女每日膳食能量摄入量应在非妊娠妇女基础上增加（　　）

　　A. 200 kcal　　　　　　　B. 300 kcal　　　　　　C. 400 kcal

　　D. 500 kcal　　　　　　　E. 600 kcal

4. 婴儿出生时体内储备的铁，一般可满足（　　）内婴儿对铁的需要

　　A. 2 个月　　　　　　　　B. 3 个月　　　　　　　C. 4～6 个月

　　D. 7 个月　　　　　　　　E. 10 个月

5. 婴儿首选添加辅食的种类应为（　　）

　　A. 蛋类　　　　　　　　　B. 谷类　　　　　　　C. 豆类

　　D. 畜禽肉类　　　　　　　E. 鱼类

6. 提倡母乳喂养的原因不正确的是（　　）

　　A. 人乳中的蛋白质易消化

　　B. 人乳中的脂肪球小易吸收

　　C. 人乳中含丰富的免疫活性物质

　　D. 人乳中的钙吸收率高

E. 人乳中钙比牛奶高

7. 不易通过泌乳进入乳汁的维生素是（　　）

A. 维生素 A
B. 维生素 D
C. 维生素 C
D. 维生素 B_1
E. 维生素 B_2

8. 老年人保证充足的维生素 E 供给是为了（　　）

A. 防骨质疏松
B. 增进食欲
C. 增强机体的抗氧化能力
D. 降低胆固醇
E. 防止便秘

9. 关于运动人员的饮食，下列说法错误的是（　　）

A. 饮食中供给足够的能量

B. 饮食中应含有运动员所需要的各种营养素

C. 供给的饮食要能量高、体积大

D. 饮食要易于消化吸收

E. 运动后要补充水、盐

10. 关于老年人饮食注意事项，正确的是（　　）

A. 蛋白质适量而质优

B. 控制碳水化合物的摄入，应以蔗糖为主

C. 植物油可增加摄入

D. 总热能摄入维持不变

E. 增加铅的摄入

书网融合……

本章小结　　　　题库

常见慢性病人群营养配餐与设计

知识目标

1. **掌握** 慢性非传染性疾病人群的营养配餐原则和营养配餐设计。
2. **熟悉** 医院膳食的种类、适用范围与配餐原则。
3. **了解** 与慢性疾病有关的膳食因素；常见慢性非传染性疾病人群的食物选择。

技能目标

1. 能够熟练掌握"交换份法"食谱编制方法，为糖尿病患者制订一日或一周营养食谱。
2. 能够合理运用适宜膳食原则与方法，为慢性非传染性疾病患者编制一日或一周营养食谱。

素质目标

通过本项目的学习，学思践悟"健康中国"战略，关注合理营养、中国居民的健康问题，增强职业责任感、职业使命感、社会责任感。

情境导入

情境 患者，男，糖尿病史十年，47岁，体重72 kg，身高175 cm，主诉反复口干、多饮10余年，因腿部双下肢麻木就诊。检查空腹血糖11 mmol/L，餐后2小时血糖20 mmol/L，考虑"糖尿病周围神经病变"收治，已用相应药物控制病情，十天后病情有所改善，拟出院。

问题 根据糖尿病患者营养配餐原则怎样进行该患者食谱编制？

任务一　医院膳食

PPT

医院膳食指患者在疾病住院治疗期间，根据疾病种类、病因、病程、病情的不同和患者的生理状况而进行的膳食安排。根据人体基本营养需要和各种疾病的医疗需要而制定的医院膳食大致分为基本膳食、治疗膳食两大类。常见慢性疾病患者因病因、病情程度不同，对膳食的要求不相同，因此，医院膳食在食材选择、食物搭配、调配制作等方面必须根据不同情况，选择恰当的膳食种类，尽量做到既适合特定病情需要又符合营养原则，从而适应患者恢复身体健康的需要。

一、基本膳食

医院基本膳食按照质地及烹调加工原则又分为普通饭、软食、半流质和流质四种。

（一）普通饭

普通饭简称普食、正常饭，是医院膳食中最常见、应用范围最广的基础类型，占基本膳食的大多数。膳食软硬要求、稀稠程度等与正常人膳食一样。每日供应早、午、晚三餐。

1. 适用范围　适用于体温正常或接近正常，咀嚼能力、消化功能无障碍；在治疗上无特殊膳食要求，不需要对任何膳食营养素加以限制的患者。多用于眼科、骨科、妇科的患者。

2. 配膳原则　①膳食营养均衡，供给充足能量，满足普通成年人的营养需求，每日总能量 2000 ~ 2500 kcal，蛋白质 70 ~ 90 g，三大营养素比例恰当，符合平衡膳食的要求，使住院患者能够获得良好的营养。②主、副食品种应多样化，一日膳食要求 10 ~ 20 种食物品种，烹调加工合理，少油少盐，食物清淡易消化，注意色、香、味、形的搭配，易于消化吸收和增进食欲。每餐膳食有适当的体积，满足饱腹感。③将全天的食物适当地分配于三餐，通常早餐为 25% ~ 30%，午餐 40% 左右，晚餐为 30% ~ 35%。④避免食用强烈辛辣刺激性食品、高脂肪食品、烟熏食品、油炸食品、过分坚硬食物以及产气过多的食物。普通饭膳食举例和营养素分析结果见表 5 - 1。

表 5 - 1　普通饭膳食举例和营养素分析

餐次	食谱与食物组成	营养素分析
早餐	二米粥（粳米 30 g，小米 20 g） 菜包（富强粉 60 g，肥瘦肉 20 g，包菜 50 g，韭菜 20 g） 榨菜 10 g	能量 1831 kcal 蛋白质 62 g 脂肪 44.1 g
午餐	米饭（粳米 120 g） 芹菜鱼片汤（草鱼片 20 g，豆腐 30 g，芹菜 50 g，牛奶 100 g） 青椒鸡肉片（青椒 80 g，鸡胸脯肉 30 g）	碳水化合物 295.3 g 钙 408 mg 铁 17 mg 维生素 B$_1$ 0.9 mg
晚餐	西红柿海鲜面（挂面 110 g，西红柿 50 g，明虾 20 g，鱿鱼 20 g，油白菜 80 g，猪肝 40 g）	维生素 B$_2$ 1.53 mg 维生素 A 1279 μgRAE 维生素 C 151.9 mg
加餐	苹果 200 g	
	烹饪用油 25 g/d	

（二）软食

软食是一种比普通饭质地软、渣少、易咀嚼、易消化的膳食，介于半流质饮食和普食之间的一种膳食，每日供应 3 ~ 5 餐。

1. 适用范围　适用于低热、消化不良、胃肠功能减弱者；也适用于拔牙咀嚼不便、咀嚼功能欠佳或其他口腔疾病患者；小儿、老年人、手术后患者的过渡饮食。

2. 配膳原则　①平衡膳食，基本要求与普食相同，每日总能量 1800 ~ 2200 kcal，蛋白质 55 ~ 75 g；②选择合适的食物及制备、烹调方法，控制副食原料中果蔬不可溶膳食纤维、较硬的动物肌肉纤维的数量，通过物理加工方法改变食物形态，各种食物制作要求细、碎、软、烂，可选用软米饭、馒头、花卷、面条、馄饨、包子、饺子等，可适当补充一些切碎的嫩菜叶、菜泥、果泥、菜汁、果汁等。③每日可安排 3 ~ 4 餐。④禁用刺激性强烈的调味品；禁用熏烤、煎炸食品；不宜食用硬度高的如花生、核桃等坚果类食物。软饭膳食举例和营养素分析结果见表 5 - 2。

表 5 – 2　软饭膳食举例和营养素分析

餐次	食谱与食物组成	营养素分析
早餐	鸡蛋粥（粳米 20 g，小米 10 g，鸡蛋 50 g） 牛奶小馒头（富强粉 50 g，牛奶 25 g）	能量 1501 kcal 蛋白质 62.3 g
午餐	软米饭（粳米 90 g） 鱼片炒莴笋（草鱼片 30 g，青葱 10 g，莴笋 70 g） 红烧嫩豆腐（嫩豆腐 100 g，猪瘦肉 30 g）	脂肪 38.4 g 碳水化合物 225.2 g 钙 342 mg 铁 15 mg
晚餐	水饺 8 个（面粉 90 g，白菜 50 g，虾仁 20 g，猪肥瘦肉 20 g）	维生素 B_1 0.98 mg 维生素 B_2 0.59 mg
加餐	猕猴桃 150 g 烹饪用油 15 g/d	维生素 A 224 μgRAE 维生素 C 113.6 mg

（三）半流质

比较稀软、易消化、易咀嚼吞咽，介于软食与流质饮食之间的膳食，外观呈半流质。

1. 适用范围　适用于发烧、身体虚弱、咀嚼或吞咽困难者；耳、鼻、咽、喉术后患者；刚分娩的产妇；消化道疾病手术患者；也用于外科手术后的过渡饮食。

2. 配膳原则　①营养素适量，全天总能量低于软食，每日总能量 1500~1800 kcal，蛋白质 55~65 g；蛋白质及其他营养素应达到中国营养学会推荐的参考值。②食物呈半流体状，应软、细、碎、少膳食纤维、无刺激性，易于咀嚼和吞咽，易于消化吸收。主食可选用各种粥类（瘦肉皮蛋粥、鸡末粥、虾仁粥、肝末粥）、各种面食类（面条、馄饨、面片、面包、蛋糕）、藕粉等；副食宜选用蛋类；畜禽瘦嫩部位做成的肉泥、肉丸、鸡肉丝、鸡肉泥；以及鱼丸、虾仁等；豆类宜制成豆腐、豆浆、豆腐脑等；果蔬类可食用菜泥、果泥、菜汁、果汁，以弥补维生素与矿物质的摄入不足。③每天 5~6 餐，时间间隔 2~3 小时。主食不超过 300 g，食物品种多样化。④烹调要求色、香、味俱佳，注意干稀搭配、甜咸间隔，以增进食欲。半流质膳食举例和营养素分析结果见表5 – 3。

表 5 – 3　半流质膳食举例和营养素分析

餐次	食谱与食物组成	营养素分析
早餐	甜豆花（豆汁 200 g，白糖 10 g） 蒸蛋糕（富强粉 50 g，鸡蛋 50 g，牛奶 25 g）	能量 1380 kcal 蛋白质 62.3 g 脂肪 32.7 g
午餐	大米粥（粳米 50 g，绿豆 25 g） 猪肉豆腐泥（猪瘦肉 30 g，青葱 10 g，嫩豆腐 70 g） 鸭血炒菠菜（菠菜 100 g，鸭血 40 g）	碳水化合物 183.6 g 钙 351 mg 铁 29 mg
晚餐	海鲜面片（面片 60 g，西红柿 50 g，虾仁 20 g，鲜海蛎 20 g）	维生素 B_1 0.82 mg 维生素 B_2 0.61 mg
加餐	火龙果 200 g 烹饪用油 20 g/d	维生素 A 698 μgRAE 维生素 C 73.8 mg

（四）流质

流质是将食物经过处理，形成流质或在口腔内融化为流体的一种膳食。流质膳食少渣、无刺激，易吞咽和消化。流质是一种不平衡膳食，所含能量及必需营养素不能满足人体需求，只能作为过渡期（1~2天）内膳食，不宜长期使用。流质膳食又可分为普通流质、浓流质、清流质、冷流质及不胀气流质 5 种。

1. 适用范围　适用于重症患者和极危重患者，如急性传染病、大手术后、头面部机械创伤、高热、衰弱、无力咀嚼，也适用口腔手术引起的咀嚼吞咽困难、急性消化道炎症、食管狭窄患者。

2. 配餐原则　流质为营养不平衡饮食，仅能短时间作为过渡期膳食应用，或者同时辅以肠外营养和其他形式肠内营养。流体食物易消化，易吞咽，无刺激性。每天6~7餐，2~3小时进餐一次，每餐液体量为200~250 mL，有咸有甜，咸甜相间。尽量选用营养密度高的食品，如奶类、蛋类、豆浆、肉汤、肝汤、菜汁、果汁等，并可加入适量的油脂如奶油、黄油、花生油等以增加能量的摄入。禁用一切非流质的固体食物、多膳食纤维的食物、刺激性食物、调味品等。①普通流质。可选择米汤、藕粉、面糊、豆浆、豆腐脑、奶类、蛋类、各种汤类、菜汁、果汁等，加入适量的油脂和白糖，以提高能量摄入，常用于高消耗性、高热患者。②清流质。可选择过筛肉汤、过筛菜汤、过筛稀米汤、稀薄藕粉等，适用于食管及胃肠大手术前后患者、胰腺炎患者。清流质比普通流质更清淡，提供的能量及各种营养素更少，不含渣滓，禁用牛奶、豆浆、甜汤等易产气食物。③浓流质。有鸡蛋薄面糊、较稠的藕粉、奶糊等，制成无渣较浓稠流体，适用于口腔手术后吞咽困难患者，可以用吸管吸吮。④冷流质膳食。可选择冰淇淋、冷牛奶、冰砖、冷豆浆、冷米汤等无刺激性的食品，适用于扁桃体术后最初2天内的膳食，以促使伤口血管收缩，利于止血和减少局部血肿。⑤不胀气流质膳食。适用于腹部手术后患者进食，以避免因胀气而增加腹部切口缝合处的张力，减轻疼痛和促进切口愈合，忌用蔗糖、牛奶、豆浆等易产气的食物。冷流质膳食举例和营养素分析结果见表5-4。

凡是用鼻饲管喂养的流质，忌用蛋花汤、浓米汤，以免食物存积引起胃肠炎或堵塞管道。

表5-4　冷流质膳食举例和营养素分析

餐次	食谱与食物组成	营养素分析
早餐	鸡蛋薄面糊（过筛面粉30 g，白糖10 g，鸡蛋50 g） 冷果泥（苹果100 g，牛奶25 g）	能量1201 kcal 蛋白质50.4 g
早加餐	豆浆200 mL，蜂蜜10 g	脂肪45.8 g 碳水化合物147.5 g
午餐	冷奶糊（粳米粉30 g，牛奶200 g，盐3 g） 肉汁嫩豆腐（嫩豆腐100 g，过筛浓肉汤，瘦猪肉30 g）	钙491 mg 铁16 mg 维生素 B_1 0.72 mg
午加餐	混合果蔬汁150 mL	维生素 B_2 0.72 mg
晚餐	浓藕粉糊（面粉10 g，藕粉20 g，虾仁20 g，鱼肉泥20 g）	维生素 A 261 μgRAE 维生素 C 99.5 mg
晚加餐	猕猴桃150 g	
	烹饪用油25 g/d	

二、治疗膳食

治疗膳食通过食物的选择和搭配，以及烹调方法的使用，改变或调节膳食中一种或几种营养素含量或比例，从而达到营养治疗的目的。治疗膳食可增强患者的抵抗力，供给或补充疾病消耗或组织新生所必需的营养物质，纠正机体代谢紊乱，促进机体的康复。我国成人BMI的评定标准（表5-5）与发达国家标准相比会略低一些。

表5-5　我国成人 BMI 评定标准

等级	BMI值（kg/m²）	等级	BMI值（kg/m²）
重度蛋白质-能量营养不良	<16.0	正常	18.5~23.9
中度蛋白质-能量营养不良	16.0~17.4	二级肥胖	24.0~27.9
轻度蛋白质-能量营养不良	17.4~18.4	三级肥胖	≥28.0

治疗膳食的种类很多，应根据不同情况，选用不同的种类。临床常见的有高能量膳食、低能量膳食、高蛋白膳食、低蛋白膳食、低盐膳食、无盐膳食、低钠膳食、低胆固醇膳食、限脂肪膳食、少渣膳

食、高膳食纤维膳食。

（一）高能量膳食

每日供能 35 ~ 50 kcal/kg 理想体重、总能量在 2100 ~ 3000 kcal 以上，甚至 4000 kcal，满足营养不良和高代谢患者的需要。

1. 适用范围 ①瘦弱或体重不足者，如营养不良、贫血、疾病恢复期患者。②代谢亢进、慢性消耗性疾病者，如甲状腺功能亢进、癌症、严重烧伤和创伤、高热。③体力消耗增加者，如运动员、高强度训练的军人和警察、重体力劳动者等。④吸收障碍综合征者。

2. 配餐原则 ①增加总热量，提供高能量膳食，可以通过增加主食，增强总能量摄取，注意循序渐进，少量多餐，避免造成胃肠功能紊乱。除三次正餐外，可在两餐之间加 2 ~ 3 次小餐。②膳食安排要求遵循平衡膳食原则，菜肴配餐要求促进患者食欲，鼓励患者以加餐方式增加食物摄入量。由于增加了总能量、蛋白质的摄入，所以要相应增加 B 族维生素和钙的获取，膳食中要注意不宜过高摄取饱和脂肪酸、胆固醇。③食欲不佳和进食困难患者，辅以配方营养剂来增加总的热能和相关营养素的摄入。

3. 食物选择 ①宜用碳水化合物含量高的食品，如米面制品，面包、馒头、蛋糕、牛乳、藕粉、马蹄粉等，这些食物转换能量的效率较高，代谢废物的负担较轻。②注意低能量的食物不宜摄取过多，以免为了达到总热能的摄入而增加食物的总体积。③高热量膳食使用期间应注意患者血脂和体重增重情况的变化。④肥胖症、糖尿病、尿毒症患者不宜使用。

（二）低能量膳食

1. 适应范围 ①需要减轻体重的单纯性肥胖者、减肥者。②需通过减轻体重而控制病情的患者，如糖尿病、高血压、高脂血症、冠心病等。

2. 配餐原则 ①限制膳食总热量摄入，热量限制要求循序渐进，以调动机体内脂肪的分解利用。能量提供为 1000 ~ 1500 kcal，不低于 1000 kcal，以防止酮症酸中毒。②除控制总热量外，要求膳食中其他营养素较为均衡，满足机体需要，由于总热量的限制，膳食中蛋白质比例可略增加，为 15% ~ 20%，多选用优质蛋白食品，如脱脂牛奶及奶粉、鱼、鸡、蛋清、瘦肉、豆制品等。③限制精制糖、高脂肪和高胆固醇、食盐的摄入量。④由于总热量的限制，注意维生素和矿物质的摄入，必要时使用膳食补充剂进行补充。

3. 食物选择 ①膳食可选食粗粮、杂粮，多采用富含膳食纤维的蔬菜和低糖的水果，满足饱腹感。②限用精白米面，忌用精糖、甜点心及其他含糖分较高的食物。③忌用含油脂高的食物，如肥肉、动植物油脂；烹调方法宜用炖、煮、蒸、拌等用油少的烹饪方法。④低能量膳食不适用于妊娠肥胖者。

（三）高蛋白膳食

高蛋白质膳食是指膳食中蛋白质含量及蛋白质含量比例高于正常膳食。每日蛋白质摄入为 1.2 ~ 2 g/kg 理想体重，占总能量的 15% ~ 20%。同时应适当增加能量的摄入量，防止蛋白质的分解利用。

1. 适应范围 ①因为疾病引起机体蛋白消耗增加，如营养不良、手术前后、烧伤患者、甲状腺功能亢进症患者等。②低蛋白血症，肾病综合征，恶性肿瘤、贫血、结核病及各种原因引起的慢性消耗性疾病。③机体处于康复期需要更多的蛋白质用于组织的再生、修复，需在原有膳食的基础上额外增加蛋白质的供给量。④妊娠期妇女、哺乳期妇女、生长发育期儿童等。

2. 配餐原则 ①在正常膳食基础上，添加高蛋白食品，如牛肉、动物内脏等，但蛋白质摄入量占总能量的 20%，其中鱼、肉、蛋、奶、大豆制品等优质蛋白质应占总蛋白的 1/2 以上。膳食中的热氮比为 150 kcal：1 g，减少蛋白质分解供能而消耗，防止负氮平衡。②高蛋白质膳食会增加钙、铁排出，易出现钙和铁负平衡，故膳食中应增加矿物质的供给量，选用富含钙铁的乳类、豆类、动物内脏等食品。③高蛋白膳食使维生素 A、B 族维生素、维生素 C、维生素 B$_{12}$、叶酸的需要量也随之增多，应注意补充富含这些营养素的食物。④膳食可采用，如酪蛋白、乳清蛋白、大豆分离蛋白等高蛋白配方制品。

3. 食物选择 ①宜用含蛋白质高的食物，如瘦肉、鱼类、动物内脏、蛋类、乳类、豆类，以及富含碳水化合物的食物，如谷类、薯类、山药、荸荠、藕等，并选择新鲜蔬菜和水果。避免使用引起变态反应的食物。②摄入高蛋白食物的同时，注意防止过多摄入胆固醇及饱和脂肪酸。

（四）低蛋白膳食

蛋白质和氨基酸在肝脏分解，产生含氮代谢产物，需经肾脏排出体外。肝、肾等代谢器官功能下降出现排泄障碍，代谢废物在体内堆积会损害机体，应限制膳食中蛋白质的含量，采用低蛋白质膳食。

1. 适应范围 急性肾炎、急慢性肾功能不全、慢性肾功能衰竭、尿毒症、肝性脑病或肝性脑病前期患者。

2. 配餐原则 ①控制膳食中蛋白质含量，减少含氮代谢产物对肝、肾的负担，但仍要满足机体需要。②每日蛋白质摄入量一般不超过 40 g，优质蛋白质 >50% 以上，应尽量选择含 8 种必需氨基酸的优质蛋白质食物，如蛋、乳、瘦肉类等，同时根据病情随时调整蛋白质的供给量，以利于病情改善。③肝功能衰竭患者选用含高支链、低芳香族氨基酸的食物，通常以豆类蛋白为主，避免动物蛋白；肝、肾功能不全时，可采用纯淀粉以增加能量摄入。④供给充足的维生素和矿物质。

3. 食物选择 ①采用含蛋白质较低的食物作为主食，如麦淀粉、马铃薯、甜薯、芋头等代替部分主食。②避免使用动物内脏、大豆坚果等含蛋白质丰富的食物，适当选用蛋、乳、瘦肉类。③低蛋白膳食患者食欲较差，选用合适的烹调方法，注意烹调的色、香、味、形和食物的多样化，以促进食欲。④供给充足的蔬菜和水果，以满足机体对矿物质和维生素的需要。

（五）低盐膳食

低盐膳食用于调整膳食中的钠摄入量，纠正水、钠潴留，达到维持机体水、电解质平衡的目的。钠是细胞外的主要阳离子，参与调节机体水、电解质平衡、酸碱平衡、渗透压和神经肌肉的兴奋性。

1. 适应范围 高血压，心力衰竭，急、慢性肾炎，妊娠毒血症及各种原因引起的钠水潴留者。

2. 配餐原则 ①根据 24 小时尿钠、血钠、血压等临床指标来调整钠盐的摄入，一般摄入食盐量为 2 ~ 4 g/d，每克食盐含钠 400 mg，（1 g 食盐含钠量 ≈5 mL 酱油），全日钠 <2000 mg。水肿明显者 1 g/d，一般高血压 4 g/d。②每日食盐摄入量或含盐量高的食物应计算后进行配餐。③用鲜、干酵母替代食用碱，烹调食物可以番茄汁、芝麻酱、糖、醋等代替食盐。

3. 食物选择 忌用一切盐腌食物或咸食，如咸蛋、咸肉、咸鱼、酱菜、面酱、腊肠等。慎用含盐量不明的食物和调味品。

（六）无盐膳食

烹调加工食物过程中不加食盐、酱油和其他含钠盐调味品，全日食物含钠量 <1000 mg。

1. 适应范围 高血压，心力衰竭，急慢性肾炎，妊娠毒血症及各种原因引起的钠水潴留且症状加重者。

2. 配餐原则 ①无盐膳食宜短期使用，实时监控患者的血钠浓度，防止出现低钠血症。②可用钾盐代替部分钠盐。

3. 食物选择 忌用食盐和含盐调味品、各种酱油，免用各种盐腌食品和含盐食品。

（七）低钠膳食

低钠膳食要求钠盐控制在 500 ~ 700 mg，甚至 500 mg 以下，需医护人员严密监测下短期使用。

1. 适应范围 同低盐膳食，系病情更严重者。

2. 配餐原则 ①禁用食盐、酱油和含盐调味品，禁用一切盐腌食物或咸食，如咸蛋、咸肉、咸鱼、酱菜、面酱、腊肠、松花蛋等。②选择含钠量 <100 mg/100 g 的天然食物，并进行钠含量的严格计算。③可采用番茄汁、芝麻酱、糖醋等调味。烹调时注意色、香、味、形，尽量引起食欲。④密切观察患者血钠情况，注意防止低钠血症。

3. 食物选择 宜用不加盐或酱油制作的谷类、畜肉、禽类、鱼类和豆类食品、乳类。忌（少）用天然食物中含钠高的食品（含钠 100 mg/100 g 以上），如油菜、蕹菜、芹菜等蔬菜及豆腐干、猪肾等。

（八）低胆固醇膳食

每日膳食中的胆固醇含量需控制在 300 mg 以下，甚至低于 200 mg。

1. 适应范围 高胆固醇血症、高甘油三酯血症、高血压、动脉粥样硬化、冠心病、肥胖症、胆结石等患者。

2. 配膳原则 ①控制总热能，达到或维持理想体重。②限制脂肪总量，脂肪供能应占总能量的 20%~25%，一般不超过 50 g/d。限制膳食中饱和脂肪酸的含量，不超过膳食总能量的 10%。单不饱和脂肪酸占总能量的 10%~12%，多不饱和脂肪酸占总能量的 10% 左右。③限制膳食中胆固醇含量，胆固醇摄入量控制在 300 mg/d 以下。④充足的维生素、矿物质和膳食纤维。

3. 食物选择 ①选用谷类、瘦猪肉、牛羊肉、兔肉、鸡、鱼虾、蛋清、去脂乳，选择生物价值高的植物性蛋白质（如大豆及其制品）代替部分动物性蛋白质。②多选用各种绿叶蔬菜、水果、香菇、木耳等食物。③忌（少）用含胆固醇高的蛋黄、内脏、鱼籽等食物。④忌（少）用含脂肪高的食物，如肥肉、奶油、肥禽、酥油或奶油点心、油炸的食物。

（九）限（低）脂膳食

减少膳食脂肪的供给量，即低脂膳食或少油膳食。用于改善脂肪代谢紊乱和吸收不良而引起的各种疾患。分一般限制、中等限制和严格限制脂肪。

1. 适应范围 胆囊、胆道、胰腺疾病患者，如急慢性胰腺炎、胆囊炎、胆结石；脂肪消化吸收不良，表现为脂肪泻（脂肪痢）的患者，如肠黏膜疾患、胃切除和短肠综合征等所致的脂肪泻；高脂蛋白血症、肥胖症、腹泻患者等。

2. 配餐原则 ①一般限制：脂肪占总能量的 25% 以下，全日摄入脂肪总量 <50 g，适用高血压、高脂血症、冠心病等患者。②中度限制：脂肪占总能量的 20%，总量控制在 30 g/d 以下，如胆囊炎恢复期、脂肪吸收不良患者。③严格限制：脂肪占总能量的 10%，脂肪摄入量 <15 g/d，如急性胰腺炎、急性胆囊炎患者。④膳食宜清淡少油，烹调方法以蒸、煮、熬、炖、烩、烘为主。⑤脂肪泻患者宜注意补充热能及脂溶性维生素。

3. 食物选择 ①忌用含油脂高的食物，如肥肉、肥禽、干果类、巧克力、高油脂点心等。②应选择低脂或脱脂奶及奶制品。③忌用油煎、炸食品，限制烹调用油。④脂肪含量大于 20 g/100 g 的食物忌用，15~20 g/100 g 的食物少用。

（十）少渣膳食

少渣膳食是指一种植物性膳食纤维和动物性结缔组织含量少，易于消化的膳食。减少膳食纤维对胃肠道的刺激，减慢胃肠道蠕动，减少粪便量，减少肠梗阻。

1. 适应范围 ①消化道狭窄并有梗阻危险的患者，如食管或肠管狭窄、食管静脉曲张。②各种急慢性肠炎、肠憩室病、肠道肿瘤、痔瘘患者。③腹泻、伤寒、肠道手术前后等。

2. 配餐原则 ①限制膳食纤维的含量尽量少用富含膳食纤维的食物，如蔬菜、水果、粗粮、整粒豆、硬果，以及含结缔组织多的动物跟腱、老的肌肉。②食物应细软、渣少，便于咀嚼和吞咽，易于消化，烹调时将食物切碎煮烂。③脂肪含量不宜过多，易致脂肪泻，控制膳食脂肪量。④少渣膳食不宜长期使用。

3. 食物选择 宜用精白米、面等细粮，蔬菜宜去皮、去籽；不用含膳食纤维多的食物，如芹菜、韭菜、干豆类及毛豆、竹笋等；少量多餐，热能充足，应注意控制脂肪摄入。

（十一）高纤维膳食

膳食中的膳食纤维摄入的总量不低于 25 ~ 35 g，增加粪便体积及重量、刺激肠道蠕动，促进排便。

1. 适用对象 习惯性便秘，需刺激肠道蠕动者，预防和控制高脂血症、冠心病、糖尿病、肥胖病等。

2. 配餐原则 ①增加含膳食纤维食物，如韭菜、芹菜、粗粮、麦麸、玉米等，少用精细食物。②每日饮水 1500 ~ 2000 mL，特别是清晨饮水，可刺激肠道蠕动。③注意养成定时排便的习惯。④可选用膳食纤维配方。

3. 食物选择 ①选用各种粗粮、薯类、杂豆等，如糙米、小米、黑米、红薯、大豆等。②选择含膳食纤维较多的蔬菜，如芹菜、韭菜、豆芽、油菜、菠菜、小白菜、笋类等；带皮的水果，如苹果等。③润肠作用的食品，如蜂蜜、菌藻类等。④不食用过于精细的食品。

> **知识链接**
>
> 十九大报告提出"健康中国发展战略"，人民健康是民族昌盛和国家富强的重要标志。2019年 7 月，国务院印发《国务院关于实施健康中国行动的意见》，成立健康中国行动推进委员会，出台《健康中国行动组织实施和考核方案》。由新华社新闻信息中心等和上海华夏社会发展研究院推出了"健康中国指数"，评价健康中国建设。当前慢性病防控形势严峻，党中央、国务院高度重视，将实施慢性病综合防控战略纳入《"健康中国 2030"规划纲要》，将合理膳食和重大慢病防治纳入健康中国行动，从政府、社会、个人（家庭）3 个层面协同推进，通过普及健康知识、参与健康行动、提供健康服务等措施，推进实现全民健康。

任务二 常见慢性病营养配餐与设计

PPT

随着工业化、城镇化、人口老龄化进程加快，中国居民生产生活方式和疾病谱不断发生变化。2019年我国因慢性病导致的死亡占总死亡 88.5%，导致的疾病负担占疾病总负担的 70% 以上。慢性疾病多因不良饮食和生活习惯等引起，合理膳食和改变生活习惯是最有效的防治办法。合理膳食可以对慢性病起到预防和调节的双重作用，对于增强广大群众的身体健康，具有非常重要的意义。

一、高血压人群营养配餐与设计

高血压（hypertension）是一种以动脉血压升高为主要表现的最常见心血管疾病，是全球范围内的重大公共卫生问题。高血压患病率高、死亡率高，可引起心、脑、肾并发症，是引发冠心病、脑卒中的危险因素。

高血压患病率存在着明显的地区差异。在我国呈现自南向北逐渐升高的趋势，北方患病率高，南方低；城市高于农村；经济发达地区高于不发达地区。血压水平的定义与分类情况见表 5 - 6。

表5-6 血压水平的定义和分类

类别	收缩压（mmHg）	舒张压（mmHg）
理想血压	<120	<80
正常血压	<130	<80
正常高值	120～139	80～89
高血压		
1级（轻度）	140～159	90～99
2级（中度）	160～179	100～109
3级（重度）	≥180	≥110
单纯收缩期高血压	≥140	<90

（一）与高血压有关的膳食因素

原发性高血压的发病机制至今尚未明确，一般认为是多种因素影响血压，如膳食因素、肾素－血管紧张素－醛固酮系统、中枢神经系统和自主神经等。

1. 钠 在日常膳食中，钠或食盐的摄入量与高血压的发生率密切相关。钠与食盐摄入过多引起高血压的机制可能与细胞外液增多、心排血量增加、组织周围血管阻力增加有关。钠或食盐摄入增加使体液渗透压增高，下丘脑的饮水中枢促进饮水；体液渗透压增加还促进肾脏对水的重吸收。可见盐通过影响体液容量是其升高血压的重要机制之一。氯化钠摄入增加还可使交感神经活动增强，外周血管阻力增加，血管收缩增强，心脏输出量增加。另外，个体对盐的敏感性不同，即盐对血压的作用存在个体差异，可能是由于血管系统对循环血容量和对钠调节能力的差异所致。

2. 钾 钾摄入量的增加能防止高血压的发生或减轻高血压的严重程度。这可能与钾促进尿钠排泄、抑制肾素释放、舒张血管、减少血栓素的产生等作用有关。

3. 钙 膳食钙摄入不足可使血压升高，膳食中增加钙可引起血压降低。膳食中每天钙的摄入少于DRIs推荐量，可能导致血压升高。膳食钙能促进钠从尿中的排泄可能是其降血压作用的机制，除此之外，钙能调节激素促进血管活性作用、调节交感神经系统活性等。

4. 脂类 脂类或总脂肪摄入量和血压之间没有观察到有直接的联系，通常包括总脂肪摄入量、脂肪酸种类及比例的变化，常常与其他膳食因素一起对血压产生影响，血压的反应并非是脂肪摄入量或不同脂肪酸变化所致。富含n-3和n-6多不饱和脂肪酸的鱼油或鱼产品、富含单不饱和脂肪酸的地中海型膳食，可能对调节血压有一定的作用。

5. 碳水化合物 研究证明膳食纤维与血压呈负相关，尤其是可溶性膳食纤维可能由于影响胃肠道功能而间接地影响胰岛素代谢，从而起到降低血压的作用。简单碳水化合物，如葡萄糖、蔗糖和果糖，可升高血压。

6. 肥胖与超重 体重与血压有高度的相关性，肥胖或超重是血压升高的重要危险因素，特别是向心性肥胖是高血压的重要指标。超重、肥胖者高血压患病率较体重正常者要高2～3倍。肥胖导致脂肪组织增加，心输出量的增加，交感神经活动增加以及胰岛素抵抗增加，从而使血压增加。体质指数与血压水平有着明显的正相关，随着体质指数的增加，血压水平也相应增加，显示体质指数BMI增高是血压升高的独立危险因素。减轻体重已成为降血压的重要措施。

7. 乙醇 每天少量饮酒者的血压比绝对禁酒者还要低，但每天超过42 g乙醇以上者的血压则显著升高，少量的乙醇具有舒展血管作用，而大量乙醇具有收缩血管作用。

（二）高血压营养配餐原则

1. 控制热量 保持标准体重控制总热量摄入量，给予20～25 kcal/kg标准体重，对于超重者，首先要求降低热量摄入，达到标准体重，控制体重可使高血压的发生率减低28%～40%。在限制的能量范围内，做到营养合理均衡，高血压人群推荐的食物摄入量和能量见表5-7、营养素摄入比例见表5-8，减少膳食脂肪，补充适量优质蛋白质，包括大豆蛋白等植物蛋白，减少膳食中动物胆固醇的摄入，无机盐和维生素充足。

表5-7　高血压患者每日食物种类推荐摄入量

能量（kcal）	食物种类和重量（g）							
	全谷物/杂豆	鱼禽虾肉	蛋类	奶类	大豆及制品	蔬菜	水果	植物油
1100	125	50	50	250	30	500	200	10
1200	140	50	50	250	30	500	200	15
1300	150	75	50	250	30	500	200	15
1400	175	75	50	250	30	500	200	20
1500	200	75	50	250	30	500	200	20
1600	200	90	50	250	30	500	200	25
1700	225	90	50	250	30	500	200	25
1800	250	100	50	250	30	500	200	25
1900	275	100	50	250	30	500	200	25
2000	300	100	50	250	30	500	200	25

表5-8　高血压患者推荐的营养素摄入量

营养素名称	每日推荐摄入量
蛋白质	体重正常者占总能量12%~15%；超重、肥胖者，占总能量15%~20%
脂肪	≤总能量的30%
饱和脂肪酸	<总能量的7%
多不饱和脂肪酸	<总能量的10%
单不饱和脂肪酸	占总能量的10%左右
反式脂肪酸	<总能量的2%
胆固醇	不超过300 mg/d，如合并高胆固醇血症，每日胆固醇摄入量少于200 mg/d
碳水化合物	占总能量55%~65%
膳食纤维	不少于14 g/（1000 kcal/d）
钠	<2000 mg（相当于食盐5 g）
钾	>2500 mg（相当于氯化钾4.75 g）
钙	801~1000 mg
镁	350~500 mg
维生素C	100~150 mg
维生素D	5~10 μg（200~400 IU）
烟酸	10~20 mg

2. 减少食盐与钠的摄入　建议每人每日食盐用量5 g。减少调味品和含盐高的腌制品，包括食盐、酱油、味精、咸菜、酱菜等。限盐首先要减少烹调用调料，并少食各种腌制品。

3. 注意补充钾和钙　蔬菜和水果是钾的最好来源。富含钾的食物有麸皮、干豆类、菌菇、海藻、竹笋、杏干等。奶和奶制品含钙量丰富，吸收率高，酸奶更有利于钙的吸收。奶中钙、钾、镁三种元素都有降低血压的作用。此外，奶是低钠食品，对降低血压更有好处。奶制品还能降低血小板凝集和胰岛素抵抗作用

4. 充足的维生素、矿物质和膳食纤维　多吃蔬菜和水果，或采取素食，可以保持较低的血压，有助于高血压病的防治。水果、蔬菜富含膳食纤维、丰富的维生素和矿物质，脂肪少。补充维生素C可使胆固醇氧化为胆酸排出体外，从而改善心脏功能和血液循环。

5. 限制饮酒　过量饮酒会增加患高血压的风险，饮酒对降压药物有抗性，故提倡高血压患者应戒酒。考虑到少量饮酒对心血管总体的作用，轻度饮酒的人可以不改变饮酒习惯。建议饮酒限制每天2杯

（约含乙醇 28 g）或以下。

（三）高血压食物选择与食谱设计

1. 谷类和薯类　增加全谷类和薯类食物的摄入，粗细搭配。视体力活动的不同，每日谷类和薯类的摄入量不同，轻、中度体力活动的高血压患者，推荐每日摄入谷类 150～400 g，其中 1/3～1/2 为粗粮和杂粮。少食用或不食用加入钠盐的谷类制品，如咸面包、方便面、挂面等。

2. 动物性食品　选择鱼、虾、禽、蛋和瘦肉类食品，每日摄入鱼虾类 25～50 g，禽肉 25～50 g，蛋类 25～50 g，畜肉类 25～50 g。少食用或不食用高钠盐（表 5-9）、高脂肪（表 5-10）、高胆固醇（表 5-11）的动物性食品。优先选择脱脂或低脂牛奶、酸奶。推荐每日摄入奶类 200～300 g。

3. 豆制品　每日适量食用豆制品，例如豆腐、豆浆、豆腐脑、腐干、豆腐丝等。推荐每日摄入豆腐干 50 g，其他豆制品按水分含量折算，不宜食豆瓣酱、腐乳、臭豆腐、咸豆干等。

4. 蔬菜和水果　每日蔬菜摄入量为 500 g，至少 3 个品种，最好 5 个品种以上，且每日摄入的蔬菜中要有深色蔬菜、叶类蔬菜等；推荐食用富钾蔬菜，例如菠菜、芥蓝、莴苣叶、空心菜、苋菜等；水果摄入量至少 200 g，每天至少 1 个品种，最好 2 个品种以上。

5. 坚果　可适量食用坚果，每周 50 g 左右，食用坚果时应注意控制摄入的总能量，合并肥胖和超重者应注意防止摄入过多的脂肪，以免增加体重或导致减重失败。

6. 油脂　优先选择富含单不饱和脂肪酸的橄榄油、菜籽油、茶籽油以及含多不饱和脂肪酸的大豆油、玉米油、花生油等。尽量不食用动物油、椰子油、棕榈油。推荐交替使用不同种类的植物油，每天烹调用油控制在 20～30 g。少食用或不食用油炸和富含油脂的食品以及含反式脂肪酸的食品（如蛋糕、点心、人造黄油等）。

7. 酒　不宜饮酒，尽量戒酒。

8. 水、饮料　不宜饮用含糖饮料和碳酸饮料，可适量饮用白开水、茶水（红茶和绿茶）、矿泉水、低糖或无糖的水果汁和蔬菜汁，保证摄入充足的水分。

表 5-9　常见食物钠的含量

单位：mg/100 g（可食部）

食物名称	钠含量	食物名称	钠含量	食物名称	钠含量
虾皮	5058	蛋清肠	1143	多维面包	653
虾米	4892	大腊肠	1099	小泥肠	648
鲑鱼子酱	2881	火腿	1087	龙虾片	640
咸鸭蛋	2706	扒鸡	1001	豆腐干	634
鲅鱼罐头	2310	午餐肉	982	红烧鸭（罐头）	628
香肠	2309	酱鸭	981	风干肠	618
老年保健肉松	2302	干鱿鱼	965	油条	585
咖喱牛肉干	2075	香肠罐头	874	羊肉串（炸）	581
牛肉松	1946	酱牛肉	869	沙蛤蜊	578
虾脑酱	1790	叉烧肉	819	油饼	573
鸡肉松	1688	火腿肠	771	蒜肠	562
盐水鸭（熟）	1558	肯德基（炸鸡）	755	午餐肉	553
广东香肠	1478	鹌鹑蛋（五香罐头）	712	松花蛋	543
羊乳酪	1440	小红肠	682	咸面包	526
福建肉松	1420	素火腿	676	海参	503
腊肠	1420	猪肝	675		
炒葵花籽	1322	干酪（普通）	670		
方便面	1144	干酪（脱脂）	670		

注：以上数据来源于《中国食物成分表》标准版，第一册（2018）；《中国食物成分表》标准版，第二册（2019）。

表 5 - 10　常见食物脂肪含量

单位：mg/100 g（可食部）

食物名称	脂肪含量	饱和脂肪酸	食物名称	脂肪含量	饱和脂肪酸
黄油	98	52	猪大肠	18.7	7.7
奶油	97	42.8	酱鸭	18.4	5.9
猪肉（肥）	88.6	10.8	猪舌	18.1	6.2
腊肉（生）	48.8	3	叉烧肉	16.9	5.1
腊肠	48.3	18.4	烤鸡	16.7	4.6
香肠	40.7	14.8	午餐肉	15.9	5
牛肉干	40	38.1	鹅蛋	15.6	4.5
北京烤鸭	38.4	12.7	鸽	14.2	3.3
猪肉（软五花）	35.3	2	羊肉（肥瘦）	14.1	6.2
鸭蛋黄	33.8	7.8	牛舌	13.3	5.7
猪肉（后臀尖）	30.8	10.8	鸭蛋	13	3.8
鸡蛋黄	28.2	6.3	酱牛肉	11.9	5.5
猪肉（后肘）	28	9.4	羊肉串（炸）	11.5	2.7
金华火腿	28	8.2	鸡蛋（红皮）	11.1	3.3
火腿	27.4	9.2	鹌鹑蛋	11.1	4.1
烧鹅	21.5	6.4	扒鸡	11	3.3
鹅	19.9	5.5	羊脑	10.7	2.3
鸭	19.7	5.6	火腿肠	10.4	3.8
鸭舌	19.7	3.5	羊肉串（烤）	10.3	4
猪蹄	18.8	6.3			

表 5 - 11　常见高胆固醇食物

单位：mg/100 g（可食部）

食物名称	胆固醇含量	食物名称	胆固醇含量
鸡蛋黄粉	2850	墨鱼	226
猪脑	2571	扒鸡	211
鸡蛋粉	2251	奶油	209
鹅蛋黄	1696	石螺	198
鸭蛋黄	1576	炸鸡	198
鸡蛋黄	1510	鸡心	194
鸡蛋（土鸡）	1338	对虾	193
猪肝	1017	猪蹄	192
鱿鱼干	871	鸭肠	187
鹅蛋	704	基围虾	181
鸡蛋	585	鸡胗	174
鸭蛋	565	鸡血	170
虾米	525	牛肉松	169
鹌鹑蛋	515	牛肉干	166
鸡肝（肉鸡）	476	猪大排	165
虾皮	428	猪肚	165
鸡肝	356	奶油蛋糕	161
猪肾（猪腰子）	354	猪舌	158
羊肝	349	沙丁鱼	158
鸭肝	341	蛤蜊	156
墨鱼干	316	蚕蛹	155
鱼片干	307	田螺	154

续表

食物名称	胆固醇含量	食物名称	胆固醇含量
猪皮	304	鸭肫	153
黄油	296	猪心	151
火鸡肝	294	猪小排	146
羊肾（羊腰子）	289	扇贝（鲜）	140
鹅肝	285	猪大肠	137
明虾	273	鲫鱼	130
河蟹	267	黄鳝	126
鲍鱼	242	海蟹	125
河虾	240	羊肚	124

高血压人群食谱举例及营养素分析见表5－12。

表5－12　高血压患者膳食举例和营养素分析

餐次	食谱与食物组成	营养素分析
早餐	燕麦粥（燕麦20 g、牛奶200 mL），红薯1个（红薯100 g）	能量 1436 kcal 蛋白质 53.4 g
午餐	米饭（大米100 g），五彩肉丝（瘦猪肉30 g、青椒30 g、红椒30 g、黄椒30 g、黑木耳5 g），冬瓜排骨汤（排骨30 g、冬瓜80 g）	脂肪 43.2 g 碳水化合物 223.3 g 钙 466 mg 铁 15 mg
晚餐	米饭（大米100 g），溜鱼片（黑鱼70 g），凉拌西红柿（西红柿100 g），紫菜虾米汤（紫菜5 g、虾米5 g）	维生素 B_1 0.95 mg 维生素 B_2 0.89 mg 维生素 A 342 μgRAE
	烹调用油25 g	维生素 C 83.1 mg

二、高血脂人群营养配餐与设计

血浆中的脂类包括胆固醇、游离脂肪酸、甘油三酯、磷脂、胆固醇酯等。高脂血症是指机体血浆中胆固醇、甘油三酯、低密度脂蛋白水平升高。另外，血浆中高密度脂蛋白水平降低也是一种血脂代谢紊乱，并多与胆固醇和甘油三酯水平升高同时存在，高脂血症是血脂代谢紊乱的一种状态，也称为血脂异常。

血脂异常是一类较常见的疾病，其发病原因除了人类自身遗传基因缺陷外，主要与饮食因素有关，肥胖、年龄、性别等也是重要影响因素。

（一）与高血脂有关的膳食因素

1. 脂肪酸

（1）饱和脂肪酸　膳食饱和脂肪酸导致血浆胆固醇水平升高方面表现得十分突出，它是影响血脂胆固醇的主要因素。短链的饱和脂肪酸（6~10个碳原子）和硬脂酸（18个碳原子）对血胆固醇影响较小。豆蔻酸（C14：0）、月桂酸（C12：0）和棕榈酸（C16：0）有升高血胆固醇作用。

（2）单不饱和脂肪酸　能降低血总胆固醇和低密度脂蛋白，且不降低高密度脂蛋白。此外，单不饱和脂肪酸由于不饱和双键较少，对氧化作用的敏感性低于多不饱和脂肪酸，不易引起 LDL 氧化。

（3）多不饱和脂肪酸　n－6 系列的多不饱和脂肪酸能降低血液总胆固醇、LDL 和 HDL 水平。n－3 系列的多不饱和脂肪酸可降低血总胆固醇、甘油三酯和 LDL，增加 HDL。从这个方面看，n－3 系列的多不饱和脂肪酸比 n－6 系列的多不饱和脂肪酸具有更好地防止高脂血症的作用。

（4）胆固醇　膳食胆固醇可影响血中胆固醇水平，升高 LDL。除从食物中获取胆固醇外，人体也可内源性合成。外源性胆固醇可反馈地抑制肝脏胆固醇合成，但这种反馈调节机制并不完善，当大量摄入胆固醇时，仍可使血胆固醇升高。

（5）植物固醇　可以竞争性抑制膳食胆固醇的水解与吸收，从而降低了血脂胆固醇的含量，植物固醇能降低大约20%的血清胆固醇和低密度脂蛋白（LDL），对高密度脂蛋白（HDL）和甘油三酯（TG）水平影响不大。

（6）磷脂　具有乳化作用，使血液中的胆固醇颗粒保持悬浮状态，从而降低胆固醇在血管壁的沉积，并具有降血胆固醇作用。

2. 碳水化合物　单糖和双糖类，会促进肝脏利用多余的碳水化合物合成甘油三酯，引起血浆极低密度脂蛋白（VLDL）和甘油三酯含量升高，且降低HDL。

3. 维生素　维生素E能降低血浆LDL，增加HDL水平。维生素C参与胆固醇代谢，促进肝脏胆固醇转化为胆汁酸排出，从而降低血胆固醇水平。

4. 矿物质　镁能改善脂质代谢。缺钙会引起血胆固醇和甘油三酯升高。铬是葡萄糖耐量因子的组成成分，缺铬可引起糖代谢和脂类代谢紊乱。补铬可降低血甘油三酯、胆固醇和LDL，并提高HDL的含量。碘可减少胆固醇在动脉壁的沉积，钒有利于脂质代谢。

（二）高脂血症的营养配餐原则

1. 控制总能量摄入，维持正常体重　总能量摄入应以标准体重的建设为基础，控制体重在理想体重范围。对于超重或肥胖症患者，应当降低总热量，并适当增加运动量，以使体重回到标准体重，从而降低血脂胆固醇的水平。

2. 限制脂肪和胆固醇摄入　脂肪供能占总能量的20%～25%为宜。少食含饱和脂肪酸较多的动物脂肪；可以多食含丰富的EPA（二十碳五烯酸）和DHA（二十二碳六烯酸）深海鱼，除椰子油、棕榈油外，植物油多含不饱和脂肪酸。膳食中饱和脂肪酸、单不饱和脂肪酸和多不饱和脂肪酸分别占总热量的比例为8%：12%：8%为宜。胆固醇摄入量<300 mg/d；高胆固醇血症患者，胆固醇摄入量<200 mg/d，膳食脂肪摄入量也应降低，少于总能量20%，饱和脂肪酸低于总能量的7%。

3. 适量蛋白质和碳水化合物　蛋白质摄入量占总能量的13%～15%为宜，多选择植物蛋白，大豆蛋白有较好的降血脂作用。碳水化合物占总能量的50%～60%，少摄取蔗糖、果糖、甜点、含糖饮料等含简单糖类的食物，因为它们比淀粉更容易转化为甘油三酯，引起高甘油三酯血症。

4. 充足的维生素、矿物质和膳食纤维　提倡多吃新鲜蔬菜和水果，适当吃些粗粮、杂粮，以保证充足的维生素、矿物质和膳食纤维的摄入量，供给足量的钙。植物性食物中的谷固醇和膳食纤维可以影响机体对胆固醇的吸收，从而降低胆固醇水平。高脂血症患者宜适当增加膳食纤维的摄入。

5. 少盐、清淡饮食　食盐量<5 g/d，伴有高血压者，应限盐。

6. 少饮酒，多喝茶　乙醇促进肝脏合成甘油三酯和LDL，应少饮酒或戒酒。茶叶含有茶多酚等成分，有降低胆固醇在动脉壁的沉积、抑制血小板凝集、促进纤溶酶活性、抗血栓形成的作用，故建议多饮茶。

（三）高脂血症人群的食物选择与食谱设计

1. 宜少吃猪牛羊肉、动物内脏、动物脑和蛋黄等胆固醇含量高的食品，可适当吃些鸡、兔等瘦肉。

2. 少吃胆固醇含量高的食品，如动物脑、动物内脏、蛋黄、鱼籽、蟹籽等。

3. 宜多吃海鱼，海鱼脂肪含量低，含多不饱和脂肪酸，且鱼中脂肪少、肌肉纤维短，易消化吸收。

4. 烹调选择植物油，如豆油、花生油、玉米油等。

5. 应少吃甜食和含糖的饮料。

6. 多吃高膳食纤维的蔬菜水果，如大白菜、芹菜、韭菜和油菜等。大豆中磷脂、不饱和脂肪酸、膳食纤维含量较多，可多摄取大豆等各种豆类。

7. 适当吃些脱脂奶补充钙。

8. 茶叶，尤其绿茶，具有明显的降血脂作用，可常饮用。

高脂血症人群食谱举例及营养分析见表 5 – 13。

表 5 – 13　高脂血症患者膳食举例和营养分析

餐次	食谱与食物组成	营养素分析
早餐	馒头（燕麦面 20 g、玉米面 20 g、豆面 20 g），牛奶（200 mL），凉拌菠菜（菠菜 100 g、蛋白 25 g）	能量 1437 kcal 蛋白质 61 g 脂肪 41.4 g
午餐	米饭（大米 100 g），五彩豆干（五香豆干 30 g、胡萝卜 30 g、芹菜 30 g、黑木耳 5 g），红烧鲫鱼汤（鲫鱼肉片 70 g）	碳水化合物 204.9 g 钙 645 mg 铁 23 mg
晚餐	海鲜面（挂面 80 g、瘦猪肉 20 g、香菇 10 g、虾仁 2 g、小白菜 80 g），凉拌西红柿（西红柿 100 g）	维生素 B$_1$ 0.81 mg 维生素 B$_2$ 0.86 mg
	烹调用油 25 g	维生素 A 1087 μgRAE 维生素 C 83 mg

三、冠心病人群营养配餐与设计

冠状动脉粥样硬化性心脏病是指由于冠状动脉硬化使管腔狭窄或阻塞导致心肌缺血、缺氧而引起的心脏病，和冠状动脉功能性改变（痉挛）一起统称为冠状动脉性心脏病，简称冠心病，亦称缺血性心脏病。膳食营养因素对冠心病的发病或防治都具有重要作用。危险膳食因素包括总胆固醇、甘油三酯、低密度脂蛋白胆固醇（LDL – C）水平升高，其他危险因素有超重和肥胖、高血压、高脂血症、糖尿病、久坐少动的生活方式、高密度脂蛋白胆固醇（HDL – C）水平降低、吸烟等。

（一）与冠心病有关的膳食因素

1. 脂类　膳食中脂肪的种类比总脂肪摄入量的影响更大。总脂肪的摄入量不超过 30%。

（1）饱和脂肪酸（SFA）　碳原子 <12 或 ≥18 的饱和脂肪酸对血清总胆固醇无影响，而含 12～16 个碳原子的饱和脂肪酸月桂酸（C12：0）、肉豆蔻酸（C14：0）、棕榈酸（C16：0）可明显升高血清总胆固醇、LDL – C 水平。中国营养学会推荐 SFA 低于总能量的 10%。

（2）单不饱和脂肪酸（MUFA）　可降低血浆 LDL – C 和甘油三酯，并且不会降低 HDL – C。美国膳食推荐量中建议，MUFA 应增加到总能量的 13%～15%，中国营养学会推荐量为总能量的 8%～10%。

（3）多不饱和脂肪酸（PUFA）　可使血清中总胆固醇、LDL – C 水平显著降低，且不会升高甘油三酯。膳食亚油酸转化为 n – 6 PUFA（如花生四烯酸），α – 亚麻酸转换为 n – 3 PUFA（如 EPA、DHA），摄入比例平衡的 n – 6、n – 3 PUFA 非常重要，中国营养学会提出 n – 6：n – 3 PUFA 为（4～6）：1，二者应分别占总能量的 2.5%～9.0%、0.5%～2.0%。

（4）反式脂肪酸　是顺式脂肪酸的异构体，将植物油加氢，氢化后成为反式饱和脂肪酸人造黄油，反式脂肪酸可使 LDL – C 水平升高，HDL – C 水平降低；反式脂肪酸能明显增加心血管疾病的危险性，比饱和脂肪酸更容易导致人体出现动脉粥样硬化。反式脂肪酸摄入量应低于总能量的 1%。总之，降低膳食中饱和脂肪酸、胆固醇和反式脂肪酸含量，增加 MUFA 和 PUFA 摄入量，控制总脂肪和总能量，将有利于降低冠心病的危险性。用 PUFA 和 MUFA 替代部分 SFA 能降低冠心病危险性，用反式脂肪酸替代

SFA 会使冠心病危险性明显增加。

2. 膳食纤维 能够降低胆固醇和胆酸的吸收，并增加其从粪便的排出，改变肝脏脂蛋白和胆固醇的代谢，具有降低血脂的作用。

3. 蛋白质 选用低脂肪的蛋白质，比如瘦肉、鸡胸脯肉、鸡蛋蛋白、鱼肉、大豆蛋白、脱脂奶等，有利于降低心血管疾病的危险因素，血浆胆固醇、甘油三酯、LDL－C、VLDL 水平降低，HDL－C 升高，甚至蛋白质摄入量增加至总能量的 18%~20%。

4. 抗氧化膳食成分 自由基介导的氧化反应及其产物可以减缓动脉粥样硬化形成、发展。体内和体外试验表明，维生素 E、维生素 C、β－胡萝卜素有抗氧化和清除自由基的作用，因此应当鼓励人们食用平衡膳食，从天然食物中摄取丰富的抗氧化营养素。硒是谷胱甘肽过氧化物酶（GPX）的重要组成成分。GPX 能保护细胞膜和细胞，硒是一种重要的抗氧化物质，能保护心血管和心肌健康，可降低心血管病疾发病率。硒含量最丰富的食品是海产品、动物内脏，其次为肉类、乳类、谷物以及蔬菜。

5. B 族维生素和同型半胱氨酸 血浆同型半胱氨酸水平增高预示着冠心病发作和发展的可能性增高，是冠心病的危险因素。维生素 B_6、维生素 B_{12} 和叶酸是同型半胱氨酸代谢中重要辅助因子，当膳食供给充足时，可以预防冠心病的发生和发展。冠心病患者或高危人群也可以每天补充 400 μg 叶酸的多种维生素来防止冠心病的发展。

（二）冠心病人群的膳食营养原则

1. 限制总热量，保持理想体重 热能摄入过多易造成肥胖，而肥胖是动脉粥样硬化的主要危险因素，故应该控制总能量的摄入，并适当增加运动，保持理想体重。

2. 限制脂肪和胆固醇摄入 限制膳食中总脂肪、饱和脂肪酸和胆固醇摄入量，是防治动脉粥样硬化性冠心病、高胆固醇血症和动脉粥样硬化的重要措施。膳食中脂肪摄入量以占总热能 20%~25% 为宜，饱和脂肪酸摄入量应少于总热能的 10%，鱼类主要含 n－3 系列的多不饱和脂肪酸，对心血管有保护作用，可适当多吃。少吃含胆固醇高的食物，如猪脑和动物内脏等。胆固醇摄入量 ＜300 mg/d。冠心病并发高胆固醇血症患者，饱和脂肪酸摄入量低于总热能的 7%，胆固醇 ＜200 mg/d。

3. 多摄入植物蛋白 蛋白质摄入占总能量的 15%，植物蛋白中的大豆有很好地降低血脂的作用，所以应提高大豆及大豆制品的摄入。

4. 充足的膳食纤维，少吃甜食 膳食纤维能降低血胆固醇，多摄入富含膳食纤维的食物，如蔬菜、水果、杂粮等。碳水化合物应占总能量的 60% 左右，应限制单糖、双糖、少甜食和含糖饮料。

5. 多维生素、矿物质和抗氧化食品 维生素 E、维生素 C、其他水溶性维生素、微量元素具有抗氧化作用，可以改善心血管功能，应多食用新鲜蔬菜、水果和坚果，如大豆、黑色食品、绿色蔬菜、草莓、香菇、大蒜和洋葱等，这类食品中还含有非营养素的植物化学物质，具有心血管健康促进作用，将有助于抑制动脉粥样硬化的形成。

6. 饮食清淡，少盐和少饮酒 高血压是动脉粥样硬化冠心病的重要危险因素，为预防高血压，每日盐的摄入应限制在 5 g 以下。严禁酗酒，可少量饮酒。

（三）冠心病人群的食物选择与食谱设计

1. 均衡膳食，谷类薯类为主 多选用复合碳水化合物，多吃粗粮、薯类，粗细搭配，少吃单糖、蔗糖和甜食，限制高油高糖甜点、糖果、冰淇淋、巧克力、蜂蜜等。

2. 多吃新鲜果蔬和坚果 蔬菜、水果和坚果中含大量的植物化学物质、多种维生素、矿物质、膳食纤维等，有助于降低冠心病、高血压、脑卒中的危险。绿叶蔬菜、水果、豆类中含丰富的 B 族维生素，增加叶酸、维生素 B_6、维生素 B_{12} 的摄入量可降低血清同型半胱氨酸的水平，蔬菜、水果和薯类富含膳食纤维，有利于降低冠心病的发病率和死亡率。

3. 适量优质蛋白，少脂肪食品 常吃优质植物蛋白豆类及其制品，常吃奶类、优质蛋白质及不饱和脂肪酸的深海鱼类。大豆蛋白含有丰富的异黄酮、精氨酸等，对血脂产生有利的影响，具有降低血清胆固醇和抗动脉粥样硬化的作用；奶类除含丰富的优质蛋白质和维生素外，含钙量较高，且利用率也很高，是天然钙质的极好来源，预防高钠引起的血压升高，因此冠心病患者要常吃奶类，但以脱脂奶为宜。每周食用 1~2 次鱼和贝类食品，使冠心病引起的死亡率降低大约 50%。

4. 多吃抗氧化食品 植物性食品含有特殊降脂、降压作用的植物化合物，如海带、香菇、木耳、洋葱、大蒜等。绿茶也是膳食中抗氧化物质的主要来源，类黄酮、多酚类、绿原酸等物质有降低胆固醇、抑制血小板凝集、清除自由基等作用。

冠心病人群食谱举例和营养素分析见表 5 - 14。

表 5 - 14 冠心病患者膳食举例和营养素分析

餐次	食谱与食物组成	营养素分析
早餐	荞麦蔬菜包（荞麦面 25 g、小麦面粉 25 g、卷心菜 50 g、瘦猪肉 20 g、香菇 5 g），牛奶（200 mL），凉拌地瓜叶（地瓜叶菜 100 g）	能量 1398 kcal 蛋白质 74.4 g 脂肪 46.6 g
午餐	米饭（大米 80 g），醋溜鱼片（鲑鱼 50 g、豆干 10 g、胡萝卜 20 g、芹菜 10 g、黑木耳 5 g），黄瓜肉片汤（肉片 30 g、黄瓜 50 g）	碳水化合物 170.4 g 钙 738 mg 铁 24 mg
晚餐	馄饨面（挂面 30 g、馄饨面皮湿 60 g、瘦猪肉 60 g、香菇 10 g、虾仁 20 g、小白菜 60 g），凉拌海带丝（新鲜海带丝 80 g）	维生素 B_1 1.26 mg 维生素 B_2 1.16 mg 维生素 A 1440 μgRAE
	烹调用油 20 g	维生素 C 103.2 mg

四、糖尿病人群营养配餐与设计 🄴微课

糖尿病是由多种病因引起的、以慢性高血糖为特征的代谢紊乱性疾病。病理生理表现为胰岛素分泌绝对或相对不足，或（和）作用缺陷，引起碳水化合物、脂肪、蛋白质、水和电解质的代谢异常。临床表现为糖耐量减低、高血糖、糖尿，以及多尿、多饮、多食、消瘦乏力（即三多一少）等症状。久病可引起多系统损害，出现心血管、肾脏、眼、神经等组织慢性进行性病变，最终导致脏器功能缺陷或衰竭。病情严重或应激时可发生急性代谢异常，如酮症酸中毒、高渗性昏迷等，甚至威胁生命。及早采取有效治疗措施，控制病情，可减少慢性并发症，延长患者的生命，改善生活质量。

1 型糖尿病胰岛 B 细胞被破坏，导致胰岛素分泌绝对不足或缺乏，有酮症酸中毒倾向。2 型糖尿病为非胰岛素依赖性糖尿病、成年型糖尿病，包括有胰岛素抵抗和胰岛素分泌缺陷。此型糖尿病的危险性随年龄、肥胖和缺乏体力活动而增加，遗传易感性较 1 型强，是最常见的糖尿病类型，不一定依赖胰岛素治疗，占糖尿病患者总数的 80%~90%。

（一）与糖尿病有关的膳食因素

1. 能量 糖尿病患者易发生能量代谢的紊乱。能量摄入过低，机体处于饥饿状态，易引发脂类代谢紊乱，出现酮血症；摄入能量过高，易使体重增加，血糖难以控制，加重病情。故提倡根据糖尿病患者的年龄、性别、活动状况和体重来确定合适的能量供给量，个性化确定热量需要量，并以保持或略低于标准体重为目标。成年人糖尿病患者每日能量需要量见表 5 - 15。

表 5 – 15　成年糖尿病患者每日能量供给量与体重的关系　　　　　　[kJ（kcal）/kg]

体型	卧床	低强度身体活动	中强度身体活动	高强度身体活动
消瘦	84 ~ 105（20 ~ 25）	146（35）	167（40）	188 ~ 209（45 ~ 50）
正常	63 ~ 84（15 ~ 20）	125（30）	146（35）	167（40）
肥胖	63（15）	84 ~ 105（20 ~ 25）	125（30）	146（35）

2. 碳水化合物　是主要能源物质和构成机体组织的重要成分。糖尿病患者糖代谢紊乱的结果是血糖增高、尿糖增多，引起多尿、多饮和多食。糖尿病患者过高摄入碳水化合物时，因调节血糖的机制失控，极易出现高血糖；但碳水化合物摄入不足时，体内需动员脂肪和蛋白质分解供能，易引起酮血症。

3. 脂肪　正常人的脂类代谢处于动态平衡状态。糖尿病患者由于糖代谢异常，体内脂肪合成减少，脂肪组织中的脂肪转入肝脏沉积，导致脂肪肝。大量葡萄糖从尿中丢失，引起机体能量供应不足，动员体脂分解，造成过多的酮体积聚，产生酮血症和酮尿，造成代谢性酸中毒。同时大量的酮尿、糖尿加重多尿和脱水，严重者表现为酮症酸中毒、高渗性昏迷。糖尿病患者还促进肝脏胆固醇合成，形成高胆固醇血症、高甘油三酯血症，游离脂肪酸、低密度脂蛋白、极低密度脂蛋白增高，形成高脂血症和高脂蛋白血症，成为引起糖尿病血管并发症的重要因素。

4. 蛋白质　糖尿病患者能量供应不足，动员蛋白质分解供能，糖异生作用增强，生糖氨基酸（包括丙氨酸、甘氨酸、苏氨酸、丝氨酸和谷氨酸）转化成糖，使血糖进一步升高；生酮氨基酸（如亮氨酸、异亮氨酸、缬氨酸）脱氨生酮，使血酮升高。同时肝脏和肌肉中蛋白质合成减慢，发生负氮平衡。儿童生长发育受阻，患者消瘦，抵抗力减弱，易感染，伤口愈合不良。同时尿中含氮代谢废物增多，水和酸碱平衡失调，加重脱水和酸中毒。

5. 维生素　糖尿病患者糖异生作用加强，B 族维生素（维生素 B_1、维生素 B_2、烟酸）消耗增多，如果供给不足，易加重糖代谢紊乱。糖尿病患者体内产生大量自由基，细胞功能受损。充足的维生素对调节机体的物质代谢有重要作用。具有抗氧化作用的维生素 E、维生素 C、β – 胡萝卜素和微量元素硒能帮助消除积聚的自由基，清除过氧化脂质的作用。

6. 矿物质　糖尿病患者的多尿引发锌、镁、钠、钾等从尿中丢失增加，可出现低血锌和低血镁。三价铬是葡萄糖耐量因子的组成成分，是胰岛素的辅助因素，有增强葡萄糖利用和促进葡萄糖转变为脂肪的作用。锰参与碳水化合物和脂肪的代谢，缺乏可加重糖尿病患者的葡萄糖不耐受。

（二）糖尿病人群营养治疗

由于对糖尿病的病因和发病机制尚未充分了解，目前仍不能根治。临床强调早期治疗、综合治疗和个体化治疗。糖尿病综合治疗包括糖尿病教育、心理疗法、营养疗法、药物治疗、手术治疗（胰腺移植，基因治疗）、运动疗法和自我监测。采用以上方法进行糖尿病治疗时，必须长期坚持，综合应用和采用个性化治疗方案设计。

糖尿病营养治疗目标是根据患者的代谢、营养状况和生活习惯制定出个性化的治疗方案，以提高患者的生活质量。

1. 保护胰腺功能，恢复或维持正常的血糖及血脂水平，防止或延缓急、慢性并发症的发生与发展，提高生活质量。

2. 摄取适宜的热量以维持标准体重，肥胖者减重，消瘦者增重。供给充足的营养素以满足儿童和青少年患者生长发育的需要，保证成年患者生活和工作的需要。

3. 适当的营养改善整体营养水平和健康状态，增加对感染等并发症的抵抗力。

（三）糖尿病人群的膳食配餐原则

1. 能量　糖尿病人群能量摄取应以能维持标准体重或略低于标准体重为原则。肥胖导致患者对胰岛素的敏感性下降，过于消瘦则机体抵抗力下降，糖尿病并发症发生和发展的可能性增加。根据病情、血糖、尿糖、年龄、性别、身高、体重、活动量大小以及有无并发症确定能量摄入量，糖尿病患者膳食三大生热营养素比例见表5-16。

表5-16　糖尿病膳食分型

分型	碳水化合物（%）	蛋白质（%）	脂肪（%）
轻型糖尿病	60	16	24
血糖、尿糖均高	55	18	27
合并高胆固醇	60	18	22
合并高甘油三酯	50	20	30
合并肾功能不全	66	8	26
合并高血压	56	26	18
合并多种并发症	58	24	18

2. 碳水化合物　控制总能量的基础上，糖尿病人群的碳水化合物占到总能量的50%~60%。可以提高机体对胰岛素的敏感性、预防蛋白质和脂肪过多分解产生酮血症。碳水化合物的摄入量根据血糖、尿糖和用药情况随时加以调整，一般每日碳水化合物摄入量为250~350g，相当于主食300~400g。食物中碳水化合物的组成不同，血糖升高幅度也不同，其影响程度可以用血糖指数（glycemic index，GI）来衡量。食物血糖指数是指50克的被测食物和相对量的标准食物（葡萄糖或白面包）摄入后，体内血糖水平的应答比值的百分比，公式表示如下。

$$血糖指数\ GI = 食物餐后2小时血浆葡萄糖曲线下总面积/等量葡萄糖餐后$$
$$2小时血浆葡萄糖曲线下总面积×100\%$$

表5-17　中国常见食物的血糖指数

食物名称	GI	食物名称	GI
粮谷类		小米粥	61.5
大米饭（普通）	69.4	面条（小麦，湿）	81.6
黑米饭	55.0	面条（小麦，煮，细）	55.0
糯米饭	87.0	面条（荞麦）	59.3
大米糯米粥	65.3	馒头（富强粉）	88.1
黑米粥	42.3	烙饼	79.6
白面包	87.9	油条	74.9
全麦面包	69.0	马铃薯	62.0
高纤面包	68.0	烤马铃薯	60.0
燕麦麸	55.0	马铃薯泥	73.0
玉米（甜，煮）	55.0	炸薯条	60.0
玉米片（市售）	78.5	炸薯片	60.3
玉米面粥（粗粉）	50.9	苕粉	34.5

续表

食物名称	GI	食物名称	GI
藕粉	32.6	苏打饮料	63.0
粉丝汤（豌豆）	31.6	水果类	
蔬菜类		苹果	36.0
胡萝卜	71.0	香蕉	52.0
南瓜	75.0	樱桃	22.0
山药	51.0	柚子	25.0
芋头（蒸）	47.7	葡萄	43.0
芦笋	<15.0	奇异果	52±6
菜花	<15.0	芒果	55±5
芹菜	<15.0	柳橙	43±4
黄瓜	<15.0	猕猴桃	52.0
茄子	<15.0	桃	28.0
莴笋	<15.0	梨	36.0
生菜	<15.0	菠萝	66.0
青椒	<15.0	葡萄干	64.0
番茄	<15.0	西瓜	72.0
菠菜	<15.0	杏（罐头）	64.0
糕饼类		李子	24.0
小麦饼干	70.0	豆类	
苏打饼干	72.0	黄豆（泡，煮）	18.0
华夫饼干	76.0	豆腐（炖）	31.9
膨化薄脆饼干	81.0	豆腐（冻）	22.3
爆玉米花	55.0	豆腐干	23.7
奶制品类		绿豆	27.2
牛奶	27.6	鹰嘴豆	33.0
全脂牛奶	27.0	青刀豆（罐头）	45.0
脱脂牛奶	32.0	四季豆（罐头）	52.0
巧克力奶	34.0	蚕豆（五香）	16.9
酸奶（加糖）	48.0	扁豆	38.0
低脂酸酪乳	33.0	糖类	
普通酸乳酪	36.0	蜂蜜	73.0
饮料类		葡萄糖	100.0
冰淇淋	61.0	绵白糖	83.8
低脂冰淇淋	50.0	方糖	65.0
苹果汁	41.0	巧克力	49.0
橘汁	52.0	混合膳食	
葡萄汁	48.0	饺子（三鲜）	28.0
菠萝汁	46.0	包子（芹菜猪肉）	39.1
柚子汁	48.0	肉馅馄饨	39.0
可乐饮料	40.3	牛肉面	88.6
芬达	34.0		

进食后血糖升高越快，可利用多糖越多，食物的血糖指数越高，食物的种类及膳食组成会影响食物的血糖指数。常见食物的血糖指数见表5-17。一般规律是粗粮的血糖指数低于细粮，复合碳水化合物低于精制糖，多种食物混合低于单一食物。故糖尿病治疗膳食宜多用粗粮和复合碳水化合物，食物品种尽量多样化，少用富含精制糖的甜点，如蜂蜜、蔗糖、麦芽糖等纯糖食品。丰富的膳食纤维具有防治糖尿病的作用，降血压、降血脂并有效地改善糖代谢。水溶性膳食纤维能吸水膨胀，延缓碳水化合物在消化道的吸收，减弱餐后血糖的急剧升高，有助于患者的血糖控制。非水溶性膳食纤维能促进肠蠕动，加快食物通过肠道，减少吸收，具有间接地缓解餐后血糖和减肥作用。建议膳食纤维供给量20~35 g/d。

3. 脂肪与胆固醇　糖尿病患者防止血管并发症是糖尿病治疗的重要原则，胰岛素分泌不足，易引起脂质代谢紊乱。膳食脂肪总摄入量应控制，膳食脂肪占总能量20%~30%，其中饱和脂肪酸占总能量应少于10%，多不饱和脂肪酸不超过总能量的10%，单不饱和脂肪酸可占总能量的10%~15%，或饱和脂肪酸、单不饱和脂肪酸、多不饱和脂肪酸的比值为<1∶1∶<1。烹饪用油不应超过25g，限制富含饱和脂肪酸的动物油脂，如猪油、牛油、奶油，但鱼油除外；富含单不饱和脂肪酸的油脂有橄榄油、茶籽油、花生油、各种坚果油等；而植物油一般富含多不饱和脂肪酸，如豆油、玉米油、葵花子油等，但椰子油和棕榈油除外。

胆固醇摄入量应少于300 mg/d，合并高脂血症者，应低于200 mg/d。因此，糖尿病患者应避免进食富含胆固醇的食物，如动物脑和肝、肾、肠等动物内脏，鱼籽、虾籽、蛋黄等食物。

4. 蛋白质　糖尿病患者蛋白质供应量与正常人相同，蛋白质供给量达总能量10%~20%。如果糖尿病患者糖异生作用增强，蛋白质消耗增加，出现负氮平衡，应适当增加蛋白质供给量，成年人1.2~1.5 g/(kg·d)，儿童、妊娠期妇女、哺乳期妇女、营养不良的患者，可供给1.5~2.0 g/(kg·d)，伴有肾功能不全时，应限蛋白质摄入量，根据肾功能损害程度而定，一般为0.5~0.8 g/(kg·d)。膳食中应有1/3以上的蛋白质为优质蛋白质。

5. 维生素和矿物质　是调节生理功能所不可或缺的，糖尿病患者糖原异生作用加强，易发生酮症酸中毒，应补充B族维生素，改善患者的神经系统并发症；胡萝卜素或维生素A不足和缺乏，可能导致视网膜病变；补充维生素C可防止微血管病变，维生素E有抗氧化的能力。三价铬是葡萄糖耐量因子的成分，三价铬可改善葡萄糖耐量，降低血清胆固醇和总脂质；锌与胰岛素的分泌和活性有关，应保证锌的供给量，除此之外，适当增加钾、镁、钙等元素的供给，满足机体的需要。但应限制钠盐摄入，以防止糖尿患者的高血压、高脂血症、动脉硬化和肾功能不全等并发症的发生和发展。

（四）糖尿病人群食物选择和食谱设计

1. 确定全日能量供给量　根据患者的年龄、身高、体重、体力活动强度等资料，求出理想体重、用实际测量体重超过理想体重的百分比评价体重状态或通过计算患者的BMI值评价体重状态。然后，参考成年糖尿病患者每日能量供给量计算出每日能量供给量。

（1）标准体重计算：标准体重（kg）= 身高（cm）- 105。

（2）患者 BMI = 体重（kg）/身高^2（m^2），判断患者体重状态。

或者体重超过理想体重的百分比 =（患者实际体重 - 标准体重）/标准体重×100%。

（3）计算全日能量供给量。

2. 确定碳水化合物、蛋白质、脂肪供给量　确定碳水化合物、蛋白质、脂肪分别占总能量的百分比60%、16%、24%。再依据他们的供能系数分别是4 kcal/g、4 kcal/g、9 kcal/g，计算其供给量。

3. 餐次分配　根据患者饮食习惯，主食量分成3餐，早午晚各占1/3，或以1/5、2/5、2/5的能量比例分配。

4. 食物选择 适量的动物性食品，尽量选用低脂高蛋白的鱼、禽（去皮）、蛋类，应限制动物油脂，如猪油、牛油、奶油等。糖尿病患者应限制饮酒。等值谷薯类、大豆类、奶类、蔬菜类、水果类、肉类、蛋类食品、油脂类交换份表见表3－12到表3－19。

糖尿病人群食谱举例及营养素分析见表5－18。

表5－18 糖尿病患者膳食举例和营养素分析

餐次	食谱与食物组成	营养素分析
早餐	豆浆1袋（250 g），菜包一个（面粉50 g、猪肉30 g、白菜50 g）	能量1287 kcal 蛋白质62.1 g
午餐	豆饭（大米60 g、赤豆15 g），鱼片豆腐汤（草鱼片50 g、西红柿100 g、豆腐50 g），青炒豆芽（绿豆芽150 g）	脂肪41.2 g 碳水化合物166.2 g 钙350 mg 铁17 mg
晚餐	肉丝青菜面条（肉丝25 g、青菜50 g、挂面75 g），鸡蛋炒菠菜（鸡蛋50 g、菠菜100 g） 烹调用油25 g	维生素B$_1$ 0.94 mg 维生素B$_2$ 0.67 mg 维生素A 919 μgRAE 维生素C 86.5 mg

五、痛风人群营养配餐与设计

（一）与痛风有关的膳食因素

痛风是嘌呤代谢紊乱及（或）尿酸排泄减少所引起的一组疾病。原发性痛风的病程包括四个阶段：无症状性高尿酸血症期、急性痛风性关节炎期、间歇期、痛风石与慢性痛风性关节炎期。痛风人群的饮食治疗不管在哪个阶段，控制高嘌呤食物都是最重要和最基本的饮食要求。

1. 摄入较多的高蛋白、高脂肪和高嘌呤食物 高蛋白膳食使体内摄入的嘌呤增加。痛风患者常伴有高脂血症和肥胖，若脂肪摄入过多，会与尿酸竞争并抑制尿酸在肾的排泄。肥胖者减轻体重后，血尿酸水平会有所下降。高嘌呤饮食可诱发痛风发作。

2. B族维生素和维生素C 可促进沉积的尿酸盐溶解，有利于缓解痛风。

3. 长期饮酒 乙醇可抑制糖原异生，长期空腹饮酒，可使血液中酮体和乳酸浓度升高，使肾脏排泄尿酸能力降低。饥饿和酗酒同时存在，可诱发痛风急性发作。啤酒含大量嘌呤，可使血尿酸浓度增高，加重痛风。

4. 碱性食物 尿酸易溶于碱性溶液中，多食用碱性食物，可使尿液偏碱性，促进尿酸的排泄。

（二）痛风人群营养治疗

1. 保持适宜体重 避免超重或肥胖，流行病学和临床发现肥胖是高脂血症、高血压、高尿酸血症及痛风的共同发病因素之一。总能量可根据患者理想体重计算，通常不超过25～30 kcal/kg，对于超重及肥胖患者，能量供给可予20～25 kcal/kg，以减轻体重至理想体重范围。体重减轻速度以每个月减少0.5～1 kg为宜。

2. 多用素食为主的碱性食物 大部分痛风患者尿液的pH常较低，故易出现肾结石。增加碱性食物的摄入量，使尿酸pH升高，有利于尿酸盐的溶解，排出尿酸。

3. 合理的膳食结构 在总能量限制的前提下，蛋白质占总能量为10%～15%，或每千克理想体重给予0.8～1.0 g。脂肪占总能量<30%。碳水化合物占总能量55%～65%。充足的碳水化合物可防止组织分解及产生酮体。维生素与微量元素满足DRIs的需要。

4. 保证液体入量充足 液体入量充足有利于尿酸排出，每日应饮水2000～3000 mL。为了防止夜尿浓缩，夜间亦应补充水分，使每日尿量达 2000 mL 以上。饮料以普通开水、淡茶水、淡咖啡、矿泉水、鲜果汁、菜汁、豆浆等为宜，酸奶含乳酸较多，对痛风不利，不宜饮用。尽量不食蔗糖和蜂蜜，因它们分解代谢后一半成为果糖，果糖会增加尿酸生成，不宜食用。

5. 避免饮酒 饮酒过多，产生大量乙酰辅酶 A，使脂肪酸合成增加，使甘油三酯进一步升高。啤酒本身含大量嘌呤，可使血尿酸浓度增高，故痛风患者应禁酒。

6. 建立良好的饮食习惯 暴饮暴食或一餐中进食大量肉类常是痛风性关节炎急性发作的诱因。每日至少应有规律地三餐，也可少食多餐。

7. 避免高嘌呤食物 由于外源性尿酸占体内总尿酸的 20%，内源性尿酸约占体内总尿酸的 80%，目前已不提倡长期采用严格的限制嘌呤的膳食。一般人日常膳食摄入嘌呤为 600~1000 mg，在急性期，嘌呤摄入量应控制在 150 mg/d 以内。在急性发作期，宜选用第一类含嘌呤少的食物，以牛奶及其制品、蛋类、蔬菜、水果、细粮为主。在缓解期，可增选含嘌呤中等量的第二类食物，但应适量，如肉类消费每日不超过 100 g，尤其不要在一餐中进肉食过多。不论在急性或缓解期，均应避免含嘌呤高的第三类食物。

8. 注意食烹饪方法 合理烹饪方式的选择对高尿酸血症及痛风患者亦十分重要，恰当的烹饪方法可减少食物中的嘌呤含量，如因嘌呤溶于水，故肉类食物烹饪前应先加水煮沸，弃汤后再行烹调，可大大减少嘌呤摄入量。除此之外，应注意部分刺激性调味品如辣椒、胡椒、芥末等的使用，因其可兴奋自主神经，可能诱发痛风急性发作，应尽量避免使用。

（三）痛风人群的食物选择与食谱设计

1. 痛风人群的食物选择 痛风患者宜用嘌呤含量很少或不含嘌呤的食物（<25 mg），为了方便使用，一般将常用食物按嘌呤含量分为三类，常见食物的嘌呤含量见表 5-19，供痛风人群进行食谱编制和设计时，参考选择食物。

表 5-19 常见食物的嘌呤含量分类（每 100g 食物）

嘌呤含量	食物举例
嘌呤含量很少或不含嘌呤的食物（<25 mg）	乳类及乳制品、蛋类、猪血、海参、海蜇皮 谷类：米、面粉、面条、通心粉、麦片、玉米等 茎类：山芋、土豆等 油脂类：植物油和动物油 蔬菜类：卷心菜、胡萝卜、芹菜、黄瓜、莴苣、南瓜、冬瓜、西红柿、青椒、洋葱、木耳、腌菜等 各种水果 各种饮料：汽水、茶、巧克力、咖啡、可可等
嘌呤含量较少的食物（25~75 mg）	畜禽类：鸡肉、小牛肉等 鱼虾蟹类：青鱼、鲱鱼、鲑鱼、金枪鱼、白鱼、龙虾 蔬菜类：蘑菇等菌菇类、花菜、芦笋、菠菜、青豆、四季豆、豌豆等 干果类：莲子、栗子、瓜子、杏仁
嘌呤含量较高的食物（75~150 mg）	鱼贝类：鲤鱼、带鱼、鳕鱼、鳝鱼、大比目鱼、鲈鱼、梭鱼、鲭鱼、鳗鱼、贝壳类水产 畜禽类：熏火腿、猪肉、兔肉、鹿肉、牛肉、羊肉、鸭、鹅、鸽子、鹌鹑、火鸡等 豆类：扁豆、绿豆、黄豆、黑豆等 干果类：腰果、花生、白芝麻等
嘌呤含量高的食物（150~1000 mg）	鱼虾贝类：白鲳鱼、虱目鱼、鲢鱼、乌鱼、沙丁鱼、鲨鱼、海鳗、草虾、牡蛎、蛤蜊、干贝、蚌蛤、鱼干等 畜禽内脏：胰、鸡肝、鸭肠、鸭肝、猪小肠、牛肝等 蔬菜类：豆苗、黄豆芽、紫菜、香菇等 其他：浓肉汤、鸡汤、酵母粉等

2. 痛风人群食谱举例 痛风患者食谱设计及营养素分析见表 5-20。

表 5 – 20 痛风患者一日食谱营养素分析

餐次	带量食谱	营养素分析
早餐	大米土豆粥（大米 30 g、土豆 20 g），拌西红柿（西红柿 100 g），炖鸡蛋（鸡蛋 50 g），柑橘 100 g	能量 1393 kcal 蛋白质 43.1 g 脂肪 37.6 g
午餐	杂粮饭（大米 50 g、玉米片 25 g），清蒸鲈鱼（鲈鱼 30 g），萝卜鸭汤（鸭肉 25 g、白萝卜 100 g），炒白菜（大白菜 150 g），苹果 100 g	碳水化合物 213.4 g 钙 647 mg 铁 26 mg
晚餐	煮粉丝（粉丝 75 g、红萝卜 50 g、西兰花 50 g、猪瘦肉 30 g、青菜 150 g），脱脂牛奶（脱脂牛奶 250 mL） 烹调用油 25 g	维生素 B_1 1.06 mg 维生素 B_2 1.27 mg 维生素 A 1454 μgRAE 维生素 C 249 mg

六、单纯性肥胖人群营养配餐与设计

（一）肥胖病因与分类

肥胖病是能量摄入超过能量消耗，导致体内脂肪过量贮存脂肪细胞增多和（或）细胞体积增大的一种多因素引起的慢性代谢性疾病。肥胖病的病因未明，绝大多数肥胖症是复杂的多基因系统与环境因素综合作用的结果。单纯性肥胖根本原因是长期的能量摄入超过能量消耗。久坐、少运动使能量消耗减少；喜甜食或油腻食物使能量摄入增多。

1. 单纯性肥胖 身材匀称，皮下脂肪分布均匀，多数患者喜食油腻及甜味食品，且不爱活动。病因为能量摄入和消耗之间的不平衡。

2. 继发性肥胖 主要指由于继发于某种疾病所引起的肥胖。

（1）下丘脑病变 各种原因引起的下丘脑综合征可能引起肥胖病，包括先天性代谢缺陷、炎症、创伤、出血、肿瘤等。

（2）垂体病变 垂体前叶功能减退症、垂体瘤等。

（3）甲状腺功能减退症 原发或继发于下丘脑－垂体病变者均可引起肥胖。

（4）皮质醇增多症 多种原因引起体内皮质醇过多所致。易出现面部、颈背、躯干部脂肪沉积增多，而四肢脂肪组织分布相对减少，形成典型的向心性肥胖。

（5）胰岛素病变 胰岛素瘤、功能性自发性低血糖症，反复发作的低血糖。

（6）性腺功能减退症 女性更年期综合征及少数多囊卵巢综合征，男性无睾或类无睾综合征均可引起肥胖。

（7）某些遗传性疾病。

（二）临床常用于评价肥胖病的指标

1. 体质指数（body mass index，BMI）（kg/m²） 简便、实用。

2. 腰围（waist circuit，WC） 可用来确定腹部脂肪分布引起肥胖病相关疾病危险度增高的体重超重者。腰围与身高无关，但与 BMI 和 WHR 紧密相关，是腹内脂肪量和总体脂的一个近似指标。

3. 腰臀比（waist to hip ratio，WHR） 一般认为 WHR 超过 0.9（男）或 0.8（女）可视为中心性肥胖。

4. 标准体重（standard body weight） 常用的计算标准体重的经验公式为：①标准体重（kg）＝身高（cm）－105，更适合亚洲国家采用；②标准体重（kg）＝[身高（cm）－105]×0.9。

5. 皮肤皱褶厚度测量 皮下脂肪厚度可在一定程度上反映身体内的脂肪含量。

（三）肥胖的判定标准

最简便、常用的方法是体重超过按身长计算的标准体重20%以上即认为是肥胖，其中 >10% 为超重、20%~30% 为轻度肥胖、30%~50% 为中度肥胖、50%以上为重度肥胖、大于100%为病态肥胖。体质指数 BMI（kg/m²）＝体重（kg）/身高²（m²），BMI 是判断肥胖度的重要指标，一般认为，BMI < 18.5 为轻体重；18.5≤BMI<24.0 为健康体重；24.0≤BMI<28.0 为超重；BMI≥28.0 为肥胖。

（四）与单纯性肥胖病发病有关的营养因素

1. 妊娠期营养因素 较常见的现象是，肥胖母亲生的孩子亦较肥胖，母亲在妊娠期突然变得肥胖，其子女日后发生肥胖的机会可能增加。

2. 人工喂养及其辅食添加 人工喂养会失去母乳喂养所特有的奶量自动调节机制，人工喂养的母亲便会按照自己的意志和营养知识水平去喂养儿童。近来有关肥胖病病因的研究表明，过食、人工喂养、过早添加固体食物的喂养模式均是引起肥胖病的高危因素。

3. 偏食、多食、饮食结构不良 肥胖者的过食现象相当普遍。膳食结构不良、能量过高且不能节制也是超重或肥胖的重要因素之一，但这些原因是可以改变和控制的。

4. 能量密度较高食物 脂肪含量较高的食物往往具有较高的能量密度。过多的能量摄入主要来源于脂肪时，体内脂肪储积速度就明显加快。

5. 进食注意力与进食速度 肥胖样进食几乎见于绝大多数肥胖患者，其主要特征是：进食时所选择的食物块大，咀嚼少、每一块吃得快、整个进食速度较快，以及在单位时间内吃的块数明显较多等。这些进食行为的异常均可大大加速肥胖的发生发展。

（五）单纯性肥胖饮食治疗原则

肥胖患者的饮食营养治疗应以长期控制能量摄入和增加能量消耗相结合的方法为原则，切不可通过单纯严格节食和间歇性锻炼来减重，否则不但不利于长期坚持体重控制，反而容易造成肌肉组织的丢失。

1. 限制总能量摄入 能量摄入多消耗少是肥胖的根本成因，对肥胖病的营养措施首先是控制总能量的摄入。对轻度肥胖的成年患者，一般在正常供给量基础上每天少供给能量 523~1046 kJ（125~250 kcal），每月可稳步减肥 0.5~1.0 kg。中度以上的成年肥胖者，必须严格限制能量，每天以减少能量 2.30~4.60 MJ（550~1100 kcal）为宜，可以每周减少体重 0.5~1.0 kg。控制体重期间，女性能量摄入可控制在 1200~1500 kcal/d，男性可控制在 1500~1800 kcal/d。

2. 蛋白质的供给 对于采用低能量饮食的中度以上肥胖的成年患者，其蛋白质的供给量应当控制在占饮食总能量的20%~30%。应选用高生物效价的蛋白，如牛奶、鱼、鸡、鸡蛋清、瘦肉等。另外，嘌呤可增进食欲与加重肝肾代谢负担，故含高嘌呤的动物内脏性食物应加以限制，如动物的肝、心、肾等。

3. 限制脂肪 肥胖者饮食脂肪的供给量以控制在占饮食总能量的25%~30%为宜，过多的脂肪摄入还可导致肥胖者脂肪沉积在皮下组织和内脏器官，过多常易引起脂肪肝、高脂血症、冠心病等并发症。选用含单不饱和脂肪酸或多不饱和脂肪酸丰富的食用油，如橄榄油、茶油或葵花籽油、玉米油、花生油、豆油、菜籽油等。

4. 限制碳水化合物的摄入量 碳水化合物的来源，应选择谷类。谷物中则应多选择粗杂粮，如玉米面、荞麦面、燕麦、莜麦等。糖类在体内能转变为脂肪，必须严格限制糖类的摄入。糖类供给一般应控制在占总能量40%~55%为宜。减肥初期，碳水化合物供能比可低于45%，建议增加膳食纤维的摄入量达 25 ~ 30 g/d，有助于预防便秘的发生，但需严格控制单糖的摄入。

5. 保证维生素和矿物质的供应　由于长时间限制饮食，所以保证充足的维生素、矿物质和微量元素的供应非常重要。新鲜蔬菜和水果含有丰富的水溶性维生素，如维生素 B_1、维生素 B_2、维生素 B_6、维生素 B_{12}、维生素 C、烟酸及叶酸等。新鲜蔬菜和水果含能量很低、营养丰富且饱腹感明显，所以在节食减肥时不要过分限制。过多食盐不利于肥胖病治疗，故每天食盐摄入为 3 ~ 5 g 为宜。

6. 膳食纤维的供给　膳食纤维可不加限制。凡膳食纤维多的食物均可适当多用，每人每天膳食纤维供给量以不低于 12 g 为宜。

7. 营养的三餐分配及其烹调　进餐次数则因人而异，通常为 3 餐，当然以能增加次数为好。一是将动物性蛋白和脂肪含量多的食品尽量安排在早餐和午餐吃，晚上以清淡为主，食物应含糖量低且利于消化；二是三餐量的比例应是午餐 > 早餐 > 晚餐。饮食的烹调方法则宜采用蒸、煮、烧、氽等，忌用油煎、炸的方法。

（六）单纯性肥胖人群食物选择与食谱设计

1. 单纯性肥胖人群食物选择　在选择食物时，宜限量选用谷类、畜禽类瘦肉、蛋、鱼、奶、豆类。多选用蔬菜、水果。少用的食物：富含饱和脂肪酸的食物，如肥肉、猪牛羊油、奶油、黄油、饱和度高的植物油、棕榈油、椰子油等、各类油炸食品；富含精制糖的糖果、糕点、含糖饮料等。

2. 单纯性肥胖食谱举例　营养素分析结果见表 5 – 21。

表 5 – 21　单纯性肥胖食谱及营养素分析

餐次	带量食谱	营养素分析
早餐	大米燕麦粥（大米 30 g、燕麦 25 g），西红柿炒鸡蛋（西红柿蛋 100 g、鸡蛋 50 g），豆腐干 25 g，苹果 150 g	能量 1744 kcal 蛋白质 76.1 g 脂肪 49.6 g
午餐	杂粮饭（大米 60 g、红心甘薯 50 g），清蒸大黄鱼（黄鱼 50 g），香菇排骨汤（猪排骨 50 g、干香菇 5 g），炒菠菜（菠菜 100 g），胡萝卜炒西兰花（胡萝卜 75 g、西兰花 100 g），葡萄 150 g	碳水化合物 243.4 g 钙 853 mg 铁 26 mg 维生素 B_1 1.36 mg
晚餐	煮面条（富强粉面条 100 g、青菜 150 g、黄瓜 150 g、猪瘦肉 30 g、干黑木耳 5 g、虾仁 10 g），牛奶（脱脂牛奶 250 mL）	维生素 B_2 1.21 mg 维生素 A 2433 μgRAE
	烹调用油 25 g	维生素 C 255 mg 维生素 E 11.2 mg

七、恶性肿瘤人群营养配餐与设计

恶性肿瘤患者临床特征表现为体重下降，肌肉组织减少，恶病质患者不仅体重下降、营养不良、生存质量差，还缩短生存期。因此，早发现并进行积极的营养干预是改善肿瘤患者生存质量及预后的重要措施。

恶性肿瘤是一种代谢相关性疾病，代谢改变包括两方面：一方面是肿瘤细胞对各种营养素代谢的改变，另一方面是肿瘤细胞的宿主机体的代谢改变。

（一）肿瘤患者的营养代谢特点

1. 碳水化合物及其调节　肿瘤患者的糖代谢异常主要表现为葡萄糖的氧化和利用降低，葡萄糖转化增加，胰岛素抵抗和胰岛素分泌相对不足。

2. 脂肪代谢及其调节　肿瘤患者脂肪代谢的主要特征为血浆脂蛋白、甘油三酯和胆固醇升高，外源性脂肪利用下降，脂肪动员增加。调节肿瘤宿主及肿瘤细胞的脂肪代谢同样可以达到肿瘤治疗作用。

3. 蛋白质代谢及其调节 肿瘤细胞常常加强一些其自身增殖所需要的蛋白质的合成，增加某些氨基酸的摄取和代谢。

（二）肿瘤患者营养治疗原则

1. 肿瘤患者的饮食营养 恶性肿瘤患者的营养不良，一方面来自肿瘤本身，另一方面来自肿瘤治疗方法及过程，包括放疗、化疗、手术等。化疗可能损伤消化道的黏膜细胞，出现恶心、厌食、呕吐、口腔炎、味觉改变、胃肠道黏膜损伤、食欲减退等不良反应，进一步加重机体营养不良。

（1）能量需要量 推荐以 20~25 kcal/（kg·d）来估算卧床患者；25~30 kcal/（kg·d）来估算能下床活动患者。

（2）蛋白质 肿瘤患者由于消耗增加，每日的需要量为 1.5 g/（kg·d），根据基础代谢的需要，可增加至 2 g/（kg·d），应占总能量的 15%~20%。对手术、放疗、化疗导致肠道吸收功能障碍患者，建议优先选择短肽制剂，日常饮食不足时，应该口服营养剂补充，口服营养补充仍然不足时，应该由静脉补充。

（3）碳水化合物 摄入充足的碳水化合物同时能提高蛋白质的利用和贮存。应多食含复杂碳水化合物及丰富维生素的食物，如全谷类、蔬菜、水果等。

（4）脂肪 富含脂肪的食物为患者提供能量、脂肪酸、脂溶性维生素等，鉴于肿瘤细胞的代谢特点推荐高脂饮食。消化道症状（如腹泻等）急性期建议低脂饮食，症状缓解后逐步增加脂肪含量。

（5）维生素和矿物质 化疗期间患者也应保证维生素和矿物质的补充。如 B 族维生素的需求可能增加；抗氧化营养素如维生素 C、维生素 E、硒等也会被推荐。

化疗不良产生恶心、呕吐等反应，处理方法有：少量多餐，避免空腹或腹胀；提供温和无刺激的食物；可饮用清淡冷的饮料，食用酸味的食物来减轻症状；在起床前及运动前吃较干的食物，如饼干或面包，可抑制恶心，运动后勿立即进食；避免同时摄取冷热的食物，否则易引起呕吐；腹痛、腹泻者应食含钠、钾（如苹果、香蕉）食物，少食产气食物（如豆类）；饭后可适度休息，但勿平躺，入睡时应选择侧卧姿势，以免呕吐时误吸入气管；对呕吐剧烈者，患者不能摄入足够的食物时，采用肠内营养甚至肠外营养的方式补充营养，预防营养不良的发生。

2. 恶性肿瘤患者匀浆膳食配餐原则 在病患胃肠保留有消化吸收功能的情况下，对不能进食和不愿进食的恶性肿瘤后期患者，可以选择胃肠匀浆膳作为营养治疗手段。

（1）匀浆膳食的特点 ①匀浆膳食由天然食物经过加工混合而成，营养成分近似正常膳食，蛋白质、脂肪、碳水化合物之间的比例合理，无机盐、维生素、膳食纤维能同时满足患者需要，是一种营养合理的平衡膳食。②匀浆膳食还可以根据不同患者，不同时期需要随时更改和增减营养配方，充分满足恶性肿瘤患者需要。③匀浆膳食可以加工成各种口味，以满足不同患者的口味需求。

（2）匀浆膳食的适应证与禁忌证 ①匀浆膳食主要适应于消化道功能正常而进食困难的恶性肿瘤后期患者。②对胃肠道功能异常的患者慎用。

（三）恶性肿瘤人群食物选择与食谱设计

1. 恶性肿瘤人群食物选择 恶性肿瘤患者的营养治疗目的是防止营养不良，提高患者的免疫功能，在食物选择时要做到食物多样。肿瘤患者宜选择的食物有蕈菇类，如蘑菇、黑木耳等含有多糖有很强的抑癌作用；水产品可以选择海鱼、海带、海参等，可以提高对巨噬细胞的吞噬功能，改善机体免疫功能；蔬菜类中的抗癌食品是十字花科的卷心菜、花菜、西兰花等，茄子含有龙葵碱而有抗癌作用，胡萝卜、菠菜、大蒜、葱等经常食用可破坏亚硝胺，含有的脂溶性挥发性物质，可激活免疫细胞；水果类含有可溶性膳食纤维，可包裹致癌物质，有解毒作用；各种茶叶含有茶多酚、叶绿素和多种维生素，有防癌、抗癌的作用。肿瘤患者要少选择的食品是富含脂肪的油炸食品、烟熏、腌制食品及辛辣刺激性食品。

2. 恶性肿瘤人群一日食谱举例 营养素分析结果见表 5－22。多选易消化，清淡口味的少糖、少脂的食物，热量满足需求，针对不同的肿瘤给予某些特定的微量元素和维生素的补给。

表 5－22 恶性肿瘤患者一日营养食谱营养成分分析

餐次	带量食谱	营养素分析
早餐	大米粥（大米 50 g），西红柿炒鸡蛋（西红柿 100 g、鸡蛋 50 g），酱油豆腐（豆腐 30 g），奶昔（梨 100 g、牛奶 150 g、白砂糖 20 g）	能量 2205 kcal 蛋白质 94.1 g 脂肪 75.6 g
午餐	杂粮饭（大米 100 g、黑米 25 g），豆腐炖黄鱼（黄鱼 50 g、豆腐 50 g），墨鱼猪蹄汤（猪蹄 100 g、墨鱼干 10 g），黑木耳炒山药（黑木耳干 10 g、山药 30 g），炒西兰花（西兰花 100 g），葡萄 100 g	碳水化合物 290.1 g 钙 983 mg 铁 33 mg 维生素 B_1 0.93 mg 维生素 B_2 1.28 mg
晚餐	煮切面（切面 100 g、黄瓜 50 g、鸭肉 100 g、青菜 150 g、干贝 5 g），酸奶 150 g 烹调用油 25 g	维生素 A 2003 μgRAE 维生素 C 247 mg 维生素 E 12.6 mg

思考题

1. 试述医院膳食中的半流质膳食适用对象和膳食适用原则。
2. 糖尿病早期应该采用怎么样的膳食以缓解糖尿病的程度？
3. 简述高血压患者膳食配餐原则。

实训十二　高血压人群营养食谱设计与评价

小组成员			学时	
实训场地		指导教师	日期	
目标	**知识目标** 1. 掌握高血压患者营养特点与营养配餐原则。 2. 熟悉高血压人群正确的食物选择。 **能力目标** 1. 能够根据高血压患者具体情况进行一日营养食谱设计。 2. 能够对一日膳食能量与主要营养素进行计算，根据膳食营养素推荐摄入量 DRIs 进行评价，并对膳食食谱进行修改，最后确定高血压人群一日营养食谱。			
工作要求 （任务描述）	1. 根据患者身高、体重，计算体质指数。 2. 对一日膳食所需能量与主要营养素摄入量进行计算。 3. 对高血压人群进行食物选择，并编制一日营养食谱。 4. 根据营养素推荐摄入量 DRIs 对营养食谱计算结果进行评价，在此基础上调整并确定高血压患者一日食谱。			
实训案例	某医院营养科案例：患者，男，50 岁，办公室工作。近一周时有头晕、头痛、全身乏力。生化检查：TCHOL 5.98 mmol/L（参考值 2.80～5.70 mmol/L），LDL 3.31 mmol/L（参考值 2.50～3.14 mmol/L），HDL 0.76 mmol/L（参考值 0.90～1.60 mmol/L），TG 2.38 mmol/L（参考值 0.56～1.70 mmol/L），临床检查 Bp 21.8/13.1 kPa（164/98 mmHg），医院确诊为原发性高血压。营养评估：身高 169 cm、体重 75 kg，目前膳食尚有规律、不吃肥肉、不吸烟、不嗜酒、口味较重。			

续表

工作条件（实训条件）	营养配餐实训室、膳食计算软件、计算机、食物模型等。

工作流程

一、工作准备

1. 根据对象的实际身高、体重，计算标准体重或 BMI。

（1）标准体重计算：标准体重（kg）＝身高（cm）－105

（2）患者 BMI ＝体重（kg）/身高^2（m^2），判断患者体重状态

BMI ＝75/（1.69）^{2}＝26

2. 查高血压患者推荐的营养素摄入量，根据能量水平确定各类食物的建议摄入量。

（1）计算全日能量供给量

（2）计算三大产能营养素提供的能量和摄入量

蛋白质需要量 ＝

脂肪需要量 ＝

碳水化合物需要量 ＝

3. 低盐膳食（low salt diet）：全天摄入钠 2000 mg 以内。无盐膳食（no salt diet）：全天摄入钠 1000 mg 以内。低钠膳食（low sodium diet）：全天摄入钠在 500 mg 以内。

4. 高血压膳食食物选择：①可选择富含维生素 C 的食物如橘子、大枣、番茄、芹菜叶、油菜、小白菜、莴笋叶等，多食用此类新鲜蔬菜和水果。②可选择富含钾的食物如麸皮、赤豆、蚕豆、扁豆、冬菇、竹笋、杏干、海带、紫菜等。③传统中医推荐高血压患者食用芹菜、洋葱、大蒜、冬瓜、胡萝卜、黄瓜、西红柿、荠菜、菠菜等。还可选用山楂、西瓜、桑椹、香蕉、柿子、苹果、桃、梨等水果，以及菊花、木耳、草菇、玉米等。这些食物的高血压防治作用可能与其含有植物化学物质、微量元素和维生素有关。④多食用含钙丰富的食物，如豆类及其制品、鱼、虾、乳类及其制品等。⑤少食用高能量食物，尤其是动物油脂或油炸食物。限制过咸的食物（如腌制品、虾米蛤贝类等）和含钠高的绿色蔬菜。少用烟、酒、浓茶、咖啡以及辛辣性食品。

二、决策与计划

人员分配
时间安排
工具和材料
工作步骤

三、实施

任务要求：根据上述要求，计算的能量及三大营养素摄入量、确定三大供能物质摄入比例、优质蛋白质占比等。

1. 进行高血压人群食谱设计，食物的选择要根据食谱编制原则的要求进行，利用膳食软件对食谱进行能量和营养素计算、调整，提出膳食改进建议（食谱例子如下）。

餐次		食物名称	用量
早餐	主餐	杂粮包	燕麦 10 g　玉米面 10 g　面粉 50 g
		蒸蛋	鸡蛋 50 g
		素炒绿豆芽	绿豆芽 100 g　胡萝卜 30 g　油 5 g
		百合莲子粥	糯米 10 g　粳米 20 g　百合 5 g　莲子 10 g
午餐	主餐	红薯米饭	红薯 80 g　粳米 50 g
		炖牛肉	牛肉 40 g　白萝卜 100 g
		三鲜菌菇	金针菇 15 g　平菇 15 g　海鲜菇 15 g　丝瓜 50 g
		红烧豆腐	黄豆 25 g
		素炒洋葱木耳	木耳 10 g　洋葱 80 g
晚餐	主餐	小米发糕	小米面 30 g　奶粉 20 g　面粉 90 g
		蒸鱼	鲈鱼 100 g
		素炒菠菜	菠菜 100 g
		上汤娃娃菜	娃娃菜 100 g
		杂粮豆浆（1 份）	黑豆 10 g　黄豆 10 g　燕麦 10 g　黑芝麻 10 g
加餐		酸奶	100 g

续表

食物组	食物亚组	摄入量（单位：g）			
		早餐	午餐	晚餐	合计
谷类及薯类	米及制品				
	面及制品				
	粗粮				
	薯类				
蔬菜、水果	深色蔬菜				
	浅色蔬菜				
	水果				
豆类、奶及其制品	豆				
	奶及奶制品				
动物性食物	畜肉				
	禽肉				
	蛋				
	鱼及水产品				
食物种类		种	种	种	种

2. 利用膳食软件，计算各种营养素摄入量。

	能量	碳水化合物	脂肪	蛋白质	钙	铁	维生素C	……
早餐								
午餐								
晚餐								
合计								

3. 计算供能物质供能比。

能量来源	能量	占总能量%	适宜比例%	评价
碳水化合物				
脂肪				
蛋白质				
合计				

4. 能量及各种营养素供给情况评价。

	碳水化合物	脂肪	蛋白质	钙	铁	维生素C	……
实际摄入量							
推荐量							
摄入量/推荐量							
评价							

5. 计算蛋白质来源比。

	植物性来源	动物性来源	评价
摄入量			
占比（%）			

6. 计算能量的三餐分配比。

	早餐	午餐	晚餐	评价
占比				
推荐				

续表

7. 结合计算和评价实际情况，完成高血压食谱调整、改进，最后确定高血压营养食谱方案。

四、检查

根据小组间讨论情况及教师讲解情况，对整个食谱设计过程、营养素计算过程、膳食构成评价情况、食谱确定情况进行检查。

五、评估考核标准（技能和素质考核）

考评项目		组内评估	组间评估	教师（企业教师）评估	备注
素质考评（15分）	工作纪律（5分）				
	团队合作（5分）				
	职业道德（5分）				
任务工单（实训报告）考评（30分）					
实操技能考评（55分）	软件使用（10分）				
	任务方案（10分）				
	实施过程（15分）				
	完成情况（15分）				
	其他（5分）				
综合评价（100分）					

组长签字：　　　　　　　　　　　　　　　教师签字：

实训十三　糖尿病交换份法食谱编制

小组成员				学时	
实训场地		指导教师		日期	
目标	**知识目标** 1. 掌握糖尿病患者食物选择，确定能量与三大生热营养素。 2. 熟悉糖尿病交换份法食谱编制原则与方法。 **能力目标** 1. 能够根据糖尿病患者具体情况确定一日热量和交换份数。 2. 能够根据交换份进行正确的食物选择和三餐分配，并根据膳食宝塔评价食谱，后进行食谱调整，最后确定糖尿病人群一日营养食谱。				
工作要求（任务描述）	1. 根据患者身高、体重，计算体质指数、标准体重并判断。 2. 对一日膳食所需能量与主要营养素摄入量进行计算。 3. 对糖尿病人群进行交换份计算，并分配到一日三餐，同时进行食物选择，并编制一日营养食谱。 4. 根据中国居民膳食宝塔，对营养食谱计算进行评价，在此基础上调整，最后确定糖尿病患者一日营养食谱。				
实训案例	某医院营养科案例：患者，男，48岁，身高165 cm，体重73 kg，个体出租车司机。空腹血糖7.4 mmol/L，餐后血糖11.5 mmol/L。医院确诊为2型糖尿病，血脂正常，无糖尿病并发症。近期食欲有亢进表现，每日主食达600 g，口味重，喜食口香糖和咖啡糖，嗜烟酒，试制定其一日食谱（患者每日食用蔬菜500 g）。				

续表

工作条件 （实训条件）	营养配餐理实实训室、膳食计算软件、计算机、食物模型等。

工作流程

一、工作准备

根据上述糖尿病患者情况，计算能量、三大供能物质摄入比例、交换份数等，并根据膳食宝塔评价，调整改进食谱，确定一日糖尿病患者营养食谱。

二、决策与计划

人员分配
时间安排
工具和材料
工作步骤

三、实施

1. 确定全日能量供给量　根据患者的年龄、身高、体重、体力活动强度等资料，求出理想体重、用实际测量体重超过理想体重的百分比评价体重状态或通过计算患者的 BMI 值评价体重状态。然后，参考成年糖尿病患者每日能量供给量计算出每日能量供给量。

（1）标准体重计算：标准体重（kg）＝身高（cm）－105

（2）患者 BMI＝体重（kg）/身高^2（m^2），判断患者体重状态（查表）

（3）计算全日能量供给量＝标准体重（kg）×能量需要量（kcal/kg）

2. 确定碳水化合物、蛋白质、脂肪供给量　确定碳水化合物、蛋白质、脂肪分别占总能量的百分比 60%、16%、24%。再依据他们的供能系数分别是 4、4、9 kcal/g，计算他们的供给量。

（1）碳水化合物的供给量（g/d）＝［全日能量供给（kcal/d）×碳水化合物占总能量百分比］/4（kcal/g）

（2）蛋白质的供给量（g/d）＝［全日能量供给量（kcal/d）×蛋白质占总能量百分比］/4（kcal/g）

（3）脂肪的供给量（g/d）＝［全日能量供给量（kcal/d）×脂肪占总能量百分比］/9（kcal/g）

3. 餐次分配　根据患者饮食习惯，分成 3 餐，早午晚各占 1/3，或按 1/5、2/5、2/5 的比例分配。

4. 计算食物交换份法　将日常食物按营养特点分为 6 类，每一类食品粗略以食物能量 90 kcal 为一份，将每类食品"等值"能量一份进行交换，同类食物等值互换，从而达到食物多样化。

（1）食物交换份法的食物分类，分为 6 类。

（2）食物交换份的计算＝全日能量供给量/90。

（3）列出不同能量需要量所需的各类食物交换份数和数量。

（4）根据各类食物能量等值交换表，确定不同能量下的食物交换份数，将各类食物的交换份数安排到各餐，选择并交换食物，制定一日食谱。

各餐食物交换份数安排表

食物类别	各餐交换总份	早餐（份）	午餐（份）	晚餐（份）
谷类				
蔬菜				
水果				
动物性食品				
乳类				
油脂				
合计				

5. 食谱编制，各种食物如主食、副食、零食、调味品等的摄入情况举例如下。

餐次		食物名称	用量
早餐	主餐	杂粮包	燕麦 10 g　玉米面 10 g　面粉 50 g
		蒸蛋	鸡蛋 50 g
		素炒绿豆芽	绿豆芽 50 g　胡萝卜 20 g　油 5 g
		百合莲子粥	糯米 10 g　粳米 20 g　百合 5 g　莲子 10 g
	水果	猕猴桃	80 g
午餐	主餐	红薯米饭	烟薯 50 g　粳米 50 g
		炖牛肉	牛肉 40 g　白萝卜 100 g
		三鲜菌菇	金针菇 15 g　平菇 15 g　海鲜菇 15 g　丝瓜 50 g
		杏仁豆腐	杏仁 10 g　黄豆 20 g
	水果	素炒洋葱木耳	木耳 10 g　洋葱 80 g
		葡萄	100 g
晚餐	主餐	小米发糕	小米面 30 g　奶粉 20 g　面粉 90 g
		蒸鱼	鲈鱼 100 g
		素炒菠菜	菠菜 100 g
		上汤娃娃菜	娃娃菜 100 g
		杂粮豆浆（1 份）	黑豆 10 g　黄豆 10 g　燕麦 10 g　黑芝麻 10 g
	水果	无花果	80 g
加餐		酸奶	100 g

6. 结合实际提出改进方案。

食物组	食物亚组	摄入量（单位：g）			
		早餐	午餐	晚餐	合计
谷类及薯类	米及制品				
	面及制品				
	粗粮				
	薯类				
蔬菜、水果	深色蔬菜				
	浅色蔬菜				
	水果				
豆类、奶及其制品	豆类				
	奶及奶制品				
动物性食物	畜肉				
	禽肉				
	蛋				
	鱼及水产品				
食物种类		种	种	种	种

四、检查

根据小组间讨论情况及教师讲解情况，对整个计算过程、评价情况进行检查。

五、评估考核标准（技能和素质考核）

考评项目		组内评估	组间评估	教师（企业教师）评估	备注
素质考评 （15 分）	工作纪律（5 分）				
	团队合作（5 分）				
	职业道德（5 分）				
任务工单（实训报告）考评（30 分）					
实操技能考评 （55 分）	软件使用（10 分）				
	任务方案（10 分）				
	实施过程（15 分）				
	完成情况（15 分）				
	其他（5 分）				
综合评价（100 分）					

组长签字：　　　　　　　　　　　　教师签字：

实训十四　肿瘤患者匀浆膳设计与制作

小组成员				学时	
实训场地		指导教师		日期	
目标	**知识目标** 1. 掌握匀浆膳的特点和匀浆膳的配方设计。 2. 熟悉匀浆膳食的配制和制作方法。 **能力目标** 1. 能够进行匀浆膳配方设计，并进行能量与主要营养素计算分析。 2. 能够制作匀浆膳成品，并符合能量要求、食品安全要求。				
工作要求 （任务描述）	1. 设计肿瘤后期患者匀浆膳配方，要求热量密度为 1.5 kcal/mL，匀浆膳总体积 1200 mL。 2. 完成匀浆膳食配方的制作，配制 1200 mL 能量密度为 1.5 kcal/mL 的匀浆膳食。 3. 进行匀浆膳能量和营养素的计算，对计算结果进行评价。				
实训案例	某医院营养科案例：患者，男，79 岁，食道癌手术后恢复期，可进食匀浆膳，身高 169 cm，体重 63 kg，无化疗治疗，医嘱半流质，热量 1700 kcal，总体积 1200 mL。				
工作条件 （实训条件）	营养配餐实训室、膳食计算软件、计算机、食物模型等。				

续表

工作流程

一、工作准备

匀浆膳配方举例：米粉40 g、牛奶粉50 g、干香菇5 g、胡萝卜300 g、干红枣35 g、牛奶200 g、瘦猪肉100 g、草鱼75 g、鸡蛋50 g、植物油15 g、白糖130 g、盐5 g、加水至1200 mL（可根据病情更换成分，如果血糖高，可用苹果泥代替白糖）。

根据上述匀浆膳食谱，计算能量及各营养素摄入总量、三大供能物质摄入比例、优质蛋白质占比等，并进行匀浆膳制作。

二、决策与计划

人员分配
时间安排
工具和材料
工作步骤

三、实施

1. 营养素计算

1200 mL匀浆膳中含热能（1.5 kcal/mL）。

蛋白质＝总热能×15%÷4 kcal＝1800 kcal×15%÷4 kcal＝67.5（g）

脂肪＝总热量×30%÷9 kcal＝16＝1800 kcal×30%÷9 kcal＝60（g）

碳水化合物＝总热量×55%÷4 kcal＝1800 kcal×55%÷4 kcal＝247.5（g）

2. 匀浆膳食的配方食物构成　匀浆膳食的配方可根据以上的计算过程进行热能和营养素的计算，在临床上要根据患者的病情确定热能和营养素的量，并依个人饮食习惯自行配制。可选择米饭、粥、面条、馒头、鸡蛋、鱼、虾、鸡肉、瘦肉、猪肝、白菜、胡萝卜、油菜、白萝卜、冬瓜、土豆、适量的牛奶、豆浆、豆腐、豆干、植物油等。

3. 膳食软件计算各种营养素摄入量。

	碳水化合物	脂肪	蛋白质	钙	铁	维生素C	……
早餐							
午餐							
晚餐							
合计							

4. 计算供能物质供能比。

能量来源	能量	占总能量%	适宜比例%	评价
碳水化合物				
脂肪				
蛋白质				
合计				

5. 能量及各种营养素供给情况评价。

	碳水化合物	脂肪	蛋白质	钙	铁	维生素C	……
实际摄入量							
推荐量							
摄入量/推荐量							
评价							

6. 计算蛋白质来源比。

	植物性来源	动物性来源	评价
摄入量			
占比%			

续表

7. 计算能量的三餐分配比。

	早餐	午餐	晚餐	评价
占比				
推荐				

8. 结合实际提出改进方案。

9. 匀浆膳制作步骤

（1）准备工具：微波炉、粉碎机、电子秤、切菜板刀、厨用剪刀、水杯（1 L、2 L 各一个）、不锈钢盆、大中小碗各一个、漏勺（密孔）、筷子、勺子、盘子等。

（2）食物捣碎机（或搅拌机）清洗干净。

（3）将各种备用食物清洗干净，去除不可食用的部分，如草鱼去骨、去刺，香菇泡发、红枣去核，根茎类蔬菜去皮，叶菜类选嫩叶。

（4）将准备好的食物切成小块用微波炉煮熟，然后将各种食物混合，加适量的水一起放入捣碎机中，启动机器，待食物全部搅成无颗粒的糊状后倒出用单层纱布过滤，装于干净的碗内。

（5）将制作完成的匀浆膳放置冰箱保存，24 小时内使用完，超过 24 小时要予以放弃。匀浆膳食用前应加热至 37 ~ 40 ℃。

10. 匀浆膳评价指标体系

一级指标	二级指标	具体评价标准
匀浆膳营养价值性能（40 分）	能量与能量密度	①能量目标 1500 kcal（9 分） ②能量密度 1 ~ 1.5 kcal/mL（9 分）
	营养素比例合理	①蛋白质达到 60 g/d，其中优质蛋白质占 50% 以上（4 分） ②脂肪占比 20% ~ 30%（4 分） ③碳水化合物占 60%（4 分）
	食物类别与品种	①食物类别齐全，符合膳食宝塔要求（5 分） ②食物品种丰富，食物来源多样（5 分）
匀浆膳品质性能（30 分）	色泽	①色泽淡雅（3 分） ②颜色均匀，无杂色（3 分）
	气味	①气味芳香（3 分） ②无异味（3 分）
	黏稠度	①黏稠度适中，残渣较少（3 分） ②胃肠道的刺激小（3 分） ③吞咽顺畅容易（3 分）
	口感	①口感清淡细腻（3 分） ②甜咸轻微适中（3 分） ③油腻度适中，味道好（3 分）
匀浆膳食品安全性能（30 分）	食品安全操作	①食材新鲜洗净安全（4 分） ②研磨器清洁和杀菌（4 分）
	定容总容积	①定容准确（4 分） ②每天餐次安排 3 ~ 4 次（4 分） ③每次 300 ~ 400 mL（4 分）
	冷藏储存	①密封并 4 ℃ 环境冷藏（4 分） ②冷藏不超过 24 小时（3 分） ③食用前再次加热灭菌（3 分）

四、检查

根据小组间讨论情况及教师讲解情况，对整个计算过程、评价情况进行检查。

续表

五、评估考核标准（技能和素质考核）

	考评项目	组内评估	组间评估	教师（企业教师）评估	备注
素质考评 （15分）	工作纪律（5分）				
	团队合作（5分）				
	职业道德（5分）				
任务工单（实训报告）考评（30分）					
实操技能考评 （55分）	软件使用（10分）				
	任务方案（10分）				
	实施过程（15分）				
	完成情况（15分）				
	其他（5分）				
综合评价（100分）					

组长签字：　　　　　　　　　　　　　教师签字：

练 习 题

答案解析

一、单选题

1. 糖尿病患者膳食控制的总原则是（　　）

　　A. 食物丰富、合理安排进餐时间　　　　　　B. 合理控制热能摄入

　　C. 控制碳水化合物的摄入　　　　　　　　　D. 控制脂肪和胆固醇的摄入

　　E. 增加盐摄入量

2. 关于安排高血压患者饮食，说法错误的是（　　）

　　A. 限制食盐，适当补钾　　　　　　　　　　B. 限制热量

　　C. 限制钙的摄入　　　　　　　　　　　　　D. 限酒

　　E. 限制精制糖的摄入

3. 腹部手术患者适用（　　）

　　A. 普通膳食　　　　　　B. 软食　　　　　　C. 半流质

　　D. 流质　　　　　　　　E. 禁食

4. 普通膳食适用于（　　）

　　A. 产妇　　　　　　　　B. 发烧患者　　　　C. 消化不良患者

　　D. 咀嚼不便的老年人　　E. 口腔病患者

5. 判断机体肥胖最常用、最简便的指标是（　　）

　　A. 理想体重　　　　　　B. BMI　　　　　　C. 皮褶厚度

　　D. 体脂含量　　　　　　E. 瘦体重

6. 治疗营养性肥胖的首选疗法是（　　）

　　A. 控制饮食　　　　　　B. 手术疗法　　　　C. 控制饮食＋运动疗法

　　D. 药物治疗　　　　　　E. 运动疗法

7. 软食适用于（　　）

    A. 腹部手术患者　　　　　B. 痢疾患者　　　　　C. 消化不良患者

    D. 喉部手术者　　　　　　E. 昏迷患者

二、多选题

1. 特殊治疗膳食包括（　　）

    A. 高能量、高蛋白膳食　　　　　　　　B. 低蛋白膳食

    C. 低脂肪、低胆固醇膳食　　　　　　　D. 葡萄糖耐量试验餐

    E. 钙、磷代谢膳食

2. 患者，男，48 岁，身高 175 cm，体重 80 kg，血压 13/22 kPa，血甘油三酯为 3.2 mmol/L（参考值 0.56 ~ 1.7 mmol/L），血胆固醇 4.1 mmol/L（参考值 2.33 ~ 5.7 mmol/L），临床诊断为单纯性高甘油三酯血症，其饮食应注意（　　）

    A. 限钠盐　　　　　　　　　　　　　　B. 严格控制胆固醇

    C. 严格控制总热能摄入　　　　　　　　D. 中等限制胆固醇

    E. 严格控制肥胖

3. 患者，女，72 岁，血脂和胆固醇升高 10 年，冠心病史 10 年，近日左侧胸部疼痛，心电图示有"左心室前壁心肌梗死"，治疗恢复期可选用（　　）

    A. 大米、豆腐、胡萝卜　　　　　　　　B. 高粱米、咸蛋黄、竹笋

    C. 青菜、猪瘦肉　　　　　　　　　　　D. 燕麦、紫菜、莴笋

    E. 茭白、皮蛋、蛤蜊、大米

4. 低盐或无盐膳食适用于（　　）

    A. 缺血性心力衰竭的患者　　　　　　　B. 高血压的患者

    C. 肝硬化腹水的患者　　　　　　　　　D. 肾脏疾病的患者

    E. 浮肿的患者

书网融合……

    本章小结　　　　　　微课　　　　　　题库

养生食补膳食设计

📋 学习目标

◁ 知识目标 ▷

1. 掌握 养生食补膳食设计方法。

2. 熟悉 常见食疗养生原理；常见食补方法；不同生理阶段人群特点、不同体质人群生理表现、不同季节养生食补原则。

3. 了解 各类药食同源食物；常见养生食补膳食方。

◁ 能力目标 ▷

能熟练掌握食疗养生常见方法，熟悉不同人群的生理特点，具备调查分析能力，能够运用所学基础知识针对不同人群个体特点进行养生食补膳食设计。

◁ 素质目标 ▷

通过本项目的学习，树立正确的职业观，严谨的工作态度，积极认真的服务意识，提高食疗养生食补膳食设计过程中分析问题和解决问题的能力。

情境导入

情境 王女士，40岁，公务员，近半年来经常感觉自己疲乏无力、头昏头痛、心悸胸闷、睡眠紊乱、食欲不振。工作状态较差，记忆力下降，精力不足，反应迟钝。去医院检查各项指标皆正常，但自己的生活和工作均受到很大影响。

问题 1. 王女士应该通过哪些方法来调理身体？

2. 饮食上可采取哪些食补膳食方？

任务一　养生食补基础知识

PPT

一、常见的食疗养生原理与方法

（一）常见的食疗养生原理

经过长时间的实践经验积累，食疗养生逐渐发展成为一门纳入正规医疗保健行政制度的学科。食疗养生简称"食养"，指利用食物影响机体各方面的功能，使其获得健康或治愈疾病的养生方法，通俗地说就是用吃进行身体保养。结合中医药理论学说分析食物作用，根据不同病证选择食物。

1. 四性 食物有四性，为寒、热、温、凉。"四性"又称"四气"，食物的"性"是从食物作用于机体所发生出的反应中概括出来的，和食物的食用效果一致。其中温热和寒凉属于两类不同性质，介于两类之间且寒热性质都不明显的，作用较为缓和的为平性。

具有寒凉性质的食物，适宜体质偏热人群或是暑天食用，适用于热性病证。食后可有清热泻火、清化热痰、凉血解毒、凉肝息风等作用，如绿豆、西瓜、苦瓜、香蕉、柿子、螃蟹等。

具有温热性质的食物，适宜体质偏寒人群或是冬季食用，适用于寒性病证。食后可有温里散寒、暖肝散结、温经通络、助阳益气等作用，如羊肉、葱、姜、辣椒、红糖、桂圆等。

2. 五味　食物的味分为辛、甘（淡）、酸（涩）、苦、咸五味。食物的味主要根据食物本身的滋味划分，五味不同，其功效各异。

（1）辛味食物　能宣散，行气，通血脉，促进新陈代谢和血液循环，适宜有外感表证或风寒湿邪者服食。常用的辛味食材有葱、生姜、洋葱、香菜、大蒜、花椒、辣椒、茴香、酒等。例如外感风寒感冒者，宜吃生姜、葱白、紫苏等食物，用以宣散外寒。但食用过多的话，会容易津液受损，因此适量食用为好。

（2）甘味食物　有补益、和中、缓解疼痛和缓和痉挛的作用，对于一些虚证有明显滋补功效。常见的甘味食材有南瓜、黄豆、玉米、粟米、糯米、大枣、马铃薯、牛肉、羊肉、鲤鱼、鸡蛋、虾等。如果出现头晕、少气懒话、脉虚无力、病倦乏力之气虚证，可选用鸭肉、大枣、牛肉等甘味食品。如表现出身寒怕冷、蜷卧嗜睡之阳虚证，可选用羊肉、虾等。

（3）酸味食物　有敛汗、涩精、收缩小便、止泻、止喘的作用。常见的酸味食材有醋、赤豆、马齿苋、番茄、杏、橄榄、李子、枇杷、山楂、桃子、橘子、石榴、乌梅等。可用于缓解出虚汗、小便频多、泄泻、滑精、咳嗽经久不止及各种出血病，但食用过多易致痉挛。

（4）苦味食物　有清热、泻火、降气、解毒、燥湿的作用，主治心火上炎或热移小肠，常见的苦味食材有苦瓜、茶叶、杏仁、白果、桃仁、百合、莴笋等。多用于热性体质或热性病证、肿瘤、便秘等，但是脾胃虚弱的人不适合多吃，尤其是骨病患者更不宜多食。

（5）咸味食物　具有补益阴血及散结润下的作用，对于便秘、阴血亏虚及痰核等症状有一定疗效。常见的咸味食材有食盐、海带、紫菜、海蜇、淡菜、河蟹、海参等。如缓解痰核、痞块、阴血亏虚、热结便秘等，可以吃紫菜、海虾、海蟹、海蜇等，但多食可致血凝。

3. 归经　归，即归属，是指食物作用的归属；经，即人体的脏腑经络。简单来说，食物归经指食物对人体某经（脏腑及经络）或某几经产生明显作用，而对其他经作用较小或没有作用。这是根据食物被食用后人体反映出来的效果，并且结合人体脏腑经络生理病理特点概括得来的。

生姜、桂皮可增进食欲，萝卜、西瓜可生津止渴，而胃主受纳，又喜润恶燥，食欲减退、津少口渴之症属胃，故以上四物归属胃经；柿子、蜂蜜可养阴润燥，缓解咳嗽喉、燥咳嗽咯痰之症属肺，故以上二物归属肺经；枸杞子、猪肝可治夜盲、目昏，海蜇、茼蒿可治头晕目眩，而肝开窍于目，目得血而视明，肝热上升则目赤肿痛，诸症皆属肝，故以上四物归属肝经。另外，传统养生学认为绿豆、赤小豆、西瓜、莲子、龙眼肉、小麦等归属心经，有养心安神的功效。小米、大米、薏米、黄豆、山楂、苹果、大枣等归脾经，有健脾益胃的功效。禽蛋肉类、黑芝麻、桑椹等归肾经，有补肾益精的功效。

4. 升降浮沉　食物除了四性、五味和归经的自然特性外，还有一个特性，就是升降浮沉。食物的升、降、浮、沉指食物的四种作用趋向。在正常情况下，人体功能活动有升有降、有浮有沉。升与降、浮与沉的相互协调平衡构成机体的生理过程。相反，升与降、浮与沉如果相互失调和不平衡就会导致机体的病理变化。可以将食物的升降浮沉特性用于纠正机体升降浮沉的不平衡。

一般来说，食物的升降浮沉与食物的性味、质地轻重、气味厚薄等有密切的关系。凡是食性温热、食味辛甘淡的食物，其属性为阳，作用趋向多为升浮，如姜、蒜、花椒等；凡是食性寒凉、食味酸苦咸的食物，其属性为阴，作用趋向多为沉降，如莲子、冬瓜、杏仁、梅子等；气味厚薄指的是气味轻清淡薄，气味薄者主升浮（如荆芥、薄荷等）；厚指气味浓厚雄烈，气味厚者主沉降（干姜、肉桂等）；凡是质地轻的食物主升浮，如花、皮、叶、枝之类（菊花、苏叶、薄荷、桑叶等）；质地重的食物主沉降，如种子、果实、贝壳、矿物之类（绿豆、山芋、牡蛎、枳实等）。在日常食用的食物中，沉降趋向的食物多于升浮趋向的食物。有少数食物具有双向作用，例如生姜，既能够发汗以解表，又能够降逆以止呕。

5. 以脏补脏 是中医脏器疗法的核心内容，是根据同气相求的原理，利用动物的内脏来补养和治疗人体同名内脏的"虚"与"损"。因动物脏器组织系"血肉有情之品"，其作用主要是补益脏气、培补精血，故又常称为"以脏补脏"。以脏补脏疗法如食鸡肝能养肝明目、养血补血、温胃，鸡肝味甘而温，入肝、肾经，为补肝之佳品，可用于肝血亏虚所致的目暗视物昏花、夜盲、头晕、胎漏、小儿疳积、产后及病后贫血等。

6. 四季五补 中医讲究"阴阳""五行"，非常重视气候变化对人体的关系。按季节分为春、夏、秋、冬四季，但由于夏天季节较长，故在夏天至秋天之间，划出了长夏这一时节，从而有了四季五补之说。

春天，大地万物生发向上，处于复苏过程，此时五脏属肝，宜升补，所用的药膳有首乌肝片、乌发汤、人参米肚等；夏天，天气炎热，人体喜凉，此时五脏属心，宜清补，所用药膳有银花露、解暑益气汤等；长夏，五脏属脾，适宜淡补，所用药膳有雪花鸡汤、苡仁肘子等；秋天，气候凉爽，这时五脏属肺，适宜平补，服用二仁全鸭、参麦团鱼等；冬天，气候寒冷，人体收敛潜藏，此时五脏属肾，宜温补，可服用双鞭壮阳汤、附子羊肉汤等。为能更好地了解药物、食物与脏腑的关系，便于组方选用，将药物、食物的五味、五色、五谷、五畜、五行与五脏六腑的关系归纳见表6-1。

表6-1　五属五宣五补表

五行	木	火	土	金	水	备注
五时	春	夏	长夏	秋	冬	五色入五脏
五成	生	长	化	收	藏	五味如五脏
五脏	肝（胆）	心（小肠）	脾（胃）	肺（大肠）	肾（膀胱）	五脏宜食
五色	青	赤	黄	白	黑	
五味	酸	苦	甘	辛	咸	
五谷	麻	麦	秫米	稻	豆	
五菜	韭	薤	葵	葱	藿	
五果	李	杏	枣	桃	栗	
五畜	犬肉	羊肉	牛肉	鸡	猪	
五补	升补	清补	淡补	平补	温补	

（二）常见的食疗养生方法

传统饮食养生的补益方法主要根据食物的温凉寒热平的性质，结合不同人群、不同体质及不同病证等，适当选择不同食品。

1. 平补法 指应用性质平和的食物进行补益，多用于身体虚弱、无病及气血虚损人群的进补，一年四季适用。适宜平补的食物大多具有不寒不热、性质平和、滋补气血、阴阳双补的特征，如玉米、黄豆、木耳、白菜、猪肉等。

2. 清补法 指使用偏凉或泻实作用的食物进行补益，适用于偏实热体质的人群，或者在夏秋季食用。适宜清补的食物大多有清热通便、促进胃肠蠕动的功能，如萝卜、冬瓜、西瓜、鸭肉等。

3. 温补法 指使用温热性食物进行补益，适用于因阳气虚弱而有畏寒、神疲乏力等症状人群，或在冬春季食用。适宜温补的食物大多有温补肾阳、御寒增暖的作用，如大枣、龙眼肉、牛肉、鸡肉等。

4. 峻补法 指运用补益功能较强、显效较快的食物进行补益，适用于体虚需尽快进补的人群，但应注意体质、季节、病情等个体条件适当进补，如狗肉、甲鱼、鹿肉等。

二、药食同源的食物

古代医学家把中药的"四性""五味"的理论运用到食物之中，认为每种食物也同样具有"四性""五味"。"药食同源"的意思是中药与食物是同时起源的，它们之间无绝对的分界线。自然界中存在既可作食物、又可作药物的药食两用品，一些药品本身就是食物，例如生姜、大枣等；而一些食物却有着某些治疗功能，如大蒜。

人的体质有寒热和虚实之分，药（食）物也可分成补泻性质和温凉性质。补泻性质的药（食）物中补性的药（食）物可增强人体抵抗力，增加元气，适合体质虚弱者食用，而实证体质者服用则容易造成便秘，汗排不出，病毒积存体内，可能引起高血压、发炎、中毒等不良症状；泻性药（食）物可协助将病毒由体内排出，可改善实证体质者便秘、充血、发炎等症状，相反，体质虚弱者可能会因食用过多而造成下痢，身体更加虚弱，降低抵抗力。温凉性质的药（食）物中温性药（食）物可使身体产生热能，增加活力，改善其已衰退、萎缩、贫血的身体功能，若热性体质者食用则会导致兴奋过度或机能亢进，而造成失眠、红肿、充血、便秘等；而凉性药（食）物则可让精神镇静，让身体有清凉及消炎的作用，可以改善已呈亢进状态的功能，消除炎症，缓解兴奋、充血、肿胀、炎症等，若寒性体质者过度食用则会使冷症及贫血之症更严重。在日常食用蔬果中，温性食物如葱、大蒜、姜、辣椒、胡椒等辛辣调味料，韭菜、大头菜、南瓜、荔枝、番石榴、木瓜等，凉性食物如菠菜、白菜、空心菜、番茄、芹菜、萝卜、苦瓜、黄瓜、丝瓜、海带、西瓜等，平时可以选择适合的蔬果适量食用，但仍须注意根据营养学观点而言，任何食物不宜过度或缺乏。以下按食物类别列举一些具有药食同源性质的食材。

（一）蔬菜类

1. 根茎类

（1）马铃薯　又称为洋芋、地瓜，主要在夏秋季节采收，可当成主食亦可当成蔬菜。马铃薯性味甘平，具有消炎解毒、益气健脾的功能，可用来缓解胃、十二指肠溃疡，慢性胃痛，习惯性便秘，恶心呕吐和皮肤湿疹等症。马铃薯含有丰富的淀粉、蛋白质、磷、铁、无机盐及多种维生素等营养成分。食用马铃薯时需注意马铃薯中含有龙葵素，正常情况下含量极微，一旦发芽，芽眼、芽根和变绿、溃烂的地方龙葵素的含量会急剧增高，这是种有毒的生物碱，不慎食入会造成人体中毒，因此发芽或溃烂的马铃薯不可食用。

（2）番薯　又称红薯、白薯、山芋、地瓜、红苕、番薯，为旋花科植物甘薯的块根。番薯性味甘平，有补脾胃、养心神、消疮肿的功能，可用于痢疾、湿热、黄疸、血虚、月经失调、遗精、淋毒、酒积热泻、小儿疳积等。番薯含有丰富的碳水化合物、蛋白质、无机盐、脂肪、维生素 A、维生素 C 及胡萝卜素等营养成分。食用时应注意番薯在胃中会产酸，因此胃溃疡及胃酸过多的病患不宜食用。有过敏体质的人生食番薯后，可能会引起皮肤潮红、出疹瘙痒、恶心呕吐、腹痛腹泻，严重者发烧，甚至昏迷，因此过敏体质的人食用需注意。带有黑斑的番薯会使人中毒，中毒病症为恶心、呕吐、腹泻等，严重者体温升高，甚至死亡。

2. 叶菜类

（1）小白菜　又称青菜、鸡毛菜、油白菜。小白菜性味甘平，微寒，具有清热解烦、利尿解毒等功效，可以用来缓解便秘、消化道溃疡或出血等疾病，内含矿物质能够促进骨骼的发育，加快人体的新陈代谢和增强机体造血功能，胡萝卜素、烟酸等营养成分，也是维持生命活动的重要物质，而且其中含有的大量粗纤维可促进肠壁蠕动，帮助消化，保持大便通畅。其所含营养成分除了有丰富的矿物质、胡萝卜素、烟酸外，另外含有丰富的维生素、碳水化合物、蛋白质、脂肪等成分。因小白菜性微寒，对于脾胃虚弱、大便溏薄者，不宜多食、冷食。烹饪小白菜时，炒、熬的时间不宜过长，以免损失营养。

（2）甘蓝菜 又称高丽菜、卷心菜、包心菜。甘蓝菜性味甘平，有益脾和胃、缓急止痛的作用，可缓解上腹胀气疼痛、嗜睡、脘腹疼痛等疾病。含有丰富的维生素、碳水化合物等成分，其中维生素 A 最多，经常食用甘蓝对轻微溃疡或十二指肠溃疡有疏解作用，适合任何体质长期食用。另外，甘蓝菜含有一些硫化物的化学物质，具有防癌作用。甘蓝菜、胡萝卜和花椰菜并称为防癌"三剑客"。

（二）水果类

1. 鲜果类

（1）番石榴 又称蓝拔、拔仔。性味甘平涩，有收敛止泻、消炎止血的功效。番石榴的叶和果实可缓解急、慢性肠炎，痢疾，小儿消化不良，可作为糖尿病患者辅助食品；鲜叶外用可以治跌打扭伤、外伤出血或是痛疮久不愈合。番石榴含有丰富的维生素、碳水化合物、氨基酸等成分。但注意习惯性便秘、产后便秘及病后体虚的便秘者，不宜服用。

（2）枇杷 古称无夏扇，又称虚桔，因其叶形状似琵琶而得名。枇杷性味甘凉微酸，具有镇咳祛痰、润肺生津、和胃降逆效用，可用于支气管炎、声音嘶哑、口渴咽干、干呕少食等疾病。枇杷含有丰富的碳水化合物、B 族维生素、维生素 C、脂肪、蛋白质、钠、钾、铁、磷等成分，但注意脾虚腹泻者不宜服食。另外，枇杷核仁含有剧毒的氢氰酸，误食会使人中毒。

2. 干果类

（1）栗子 又称大栗、板栗、毛栗子。栗子性味甘温，具有补肾、强健筋骨、活血的功能，可缓解脾虚泄泻、腰膝酸软、腹泻、便血等疾病。内含丰富的蛋白质、脂肪、淀粉、碳水化合物及维生素等。栗子的鲜品、干品均可供食用。可生食、炒食、煮食，或作为菜肴、汤、羹、米粥、糕点等食物的配料，或磨成栗子粉做糕点，煮糊食之亦佳。但注意多食易造成消化不良，脾虚湿盛者不宜食用。

（2）花生 又名长生果、万寿果、落花生、千岁子。花生性味甘平，有健脾和胃、润肺化痰、清咽、滋养调气等功效，可用于燥咳、反胃、脚气等疾病；其所含脂肪大部分为不饱和脂肪酸，具有降低胆固醇和让肌肤润洁细腻之功用；并含有卵磷质和脑磷脂，这是神经系统所需的重要物质，可提高记忆力；花生衣中还有较多的维生素 B_1、维生素 B_2 等物质，对眼病、口唇炎等症均有疗效；此外，花生还含有丰富的蛋白质、脂肪、核黄素、卵磷脂、多种维生素及钙、磷、铁等微量元素。但需要注意潮湿发霉的花生米中容易产生黄曲霉毒素，能导致肝癌。而且花生中含蛋白质和脂肪较多，一次不能过量食用，特别是发热、胃肠虚弱及大便溏稀泄泻的人更不宜多吃。

（三）肉类

1. 家禽类

（1）鸡肉 鸡又称烛夜，鸡肉是雉科动物家鸡的肉，是普通民众食用最多的肉类之一。鸡肉性味甘平，有补养、健脾胃、强筋骨等功效，适于久病体虚、年老体弱、肺结核、阳痿、胃下垂等症，其他如胃弱、腹泻下痢、糖尿病、产后少乳等都可以用鸡肉温补，利于恢复健康。鸡肉含丰富的蛋白质、维生素等成分，是一种高蛋白低脂肪的肉品，而其中所含的维生素 B_{12} 可维持神经系统的健康，消除烦躁不安。鸡中有骨肉之色的俗称乌骨鸡，功用较强。

（2）鸭肉 鸭在古书上称为鹜，鸭肉性味甘寒，具有滋养身体、益气养神、调胃和中的作用。民间常食用鸭肉来滋阴补虚、利尿消肿，对于低烧不退、虚弱少食、大便干燥、水肿不消者尤有补益作用。鸭肉的营养成分包括蛋白质、脂肪、碳水化合物、钙、铁、维生素 B_1、维生素 B_2 等。鸭肉性寒凉，如有因受寒而引起胃脘痛、腹泻、腰疼、经痛等症的患者不宜食鸭肉，另阳虚脾弱、外感未清者，也应忌食。

2. 家畜类

（1）猪肉　性味甘咸平，具有润肠胃、补肾气、解热毒、生津液的功效，猪肉中含丰富的营养，热量大，蛋白质和脂肪丰富，含有各种维生素及微量元素，因此具有长肌肉、润皮肤的作用，并能使毛发光泽。但是猪肉含脂肪及胆固醇过高，动脉硬化、冠心病人群应少食，年老体弱者也不宜多食。

（2）牛肉　性味甘温，营养丰富，其蛋白质含量是猪肉的一倍，有补中益气、健脾养胃、强筋健骨的功效。牛肉的脂肪含量低，比猪肉低5倍，而且胆固醇含量低，氨基酸丰富全面，维生素和微量元素也不少，因此具有强身健体功效，对高血压、冠心病患者也较安全，为健身食品。但是患有疥疮湿疹、搔痒者宜慎食。

（四）水产品

1. 鱼类

（1）鲤鱼　性味甘温，有安胎、通乳、除湿、利水的功效。可缓解小便不利、水肿胀满、咳逆气喘、黄疸烦渴、妊娠水肿、胎气不安、乳汁不通等。鲤鱼中含有丰富的蛋白质、矿物质、维生素，是一种不易升高胆固醇的健康食品。一般做汤淡食，配上某些中药同服效果更佳。但是鲤鱼容易有寄生虫，故不宜生食，对于患有疥疮湿疹、搔痒者不宜食用。

（2）鳗鱼　性味甘平，有滋补、补虚损的功能，鳗鱼含有丰富的蛋白质、钙质、不饱和脂肪酸、维生素A、维生素E、EPA和DHA等营养素，其中DHA有助于改善眼睛视力（如夜盲病及弱视），增强学习力、记忆力、促进脑力提升，并有预防早产的功效，EPA具有预防心肌梗死、脑血管栓塞、动脉硬化等功能，维生素群可抗老，使气色粉嫩，保持青春外貌，可加速灼、烫伤的恢复，供给体内氧气，使减轻疲劳，钙质可增强骨本，预防骨质疏松症，胶原蛋白则可修补肌肤皱纹，增加皮肤弹性，养颜美容，滋补养生。

2. 甲壳类

（1）虾　性味甘咸温，具有补肾壮阳、通乳、解毒功能，经常用来缓解肾虚阳痿、衰弱体虚及各种疮疖溃破等症。虾肉含有丰富蛋白质、维生素、微量元素及烟酸等，尤以蛋白质、维生素A、磷、钙等含量最为丰富。虾皮有镇静作用，经常用来缓解神经衰弱等症。虾米富含大量磷，钙对小儿和妊娠期妇女尤有补益作用。但患有疥疮湿疹、搔痒者慎食虾肉。

（2）蟹　性味咸寒，有清热、散血、续断伤等功能，对筋骨损伤、疥癣、漆疮、烫伤等都有缓解作用。螃蟹不但味道鲜美，且营养丰富，是一种高蛋白的补品，此外含有丰富的维生素A、钙、磷、铁等元素。但是螃蟹因为外感寒邪未除导致的咳嗽便泻，脾胃寒虚或曾患中风者忌用。

既是食品又是药品的食物名单，具体为：丁香、八角茴香、刀豆、小茴香、小蓟、山药、山楂、马齿苋、乌梢蛇、乌梅、木瓜、火麻仁、代代花、玉竹、甘草、白芷、白果、白扁豆、白扁豆花、龙眼肉（桂圆）、决明子、百合、肉豆蔻、肉桂、余甘子、佛手、杏仁（甜、苦）、沙棘、牡蛎、茯实、花椒、赤小豆、阿胶、鸡内金、麦芽、昆布、枣（大枣、酸枣、黑枣）、罗汉果、郁李仁、金银花、青果、鱼腥草、姜（生姜、干姜）、枳椇子、枸杞子、栀子、砂仁、胖大海、茯苓、香橼、香薷、桃仁、桑叶、桑椹、桔红、桔梗、益智仁、荷叶、莱菔子、莲子、高良姜、淡竹叶、淡豆豉、菊花、菊苣、黄芥子、黄精、紫苏、紫苏籽、葛根、黑芝麻、黑胡椒、槐米、槐花、蒲公英、蜂蜜、榧子、酸枣仁、鲜白茅根、鲜芦根、蝮蛇、橘皮、薄荷、薏苡仁、薤白、覆盆子、藿香、玫瑰花（重瓣红玫瑰）、凉粉草（仙草）、夏枯草、布渣叶（破布叶）、鸡蛋花、人参（人工种植）、当归、山奈、西红花、草果、姜黄、

荜茇、党参、肉苁蓉、铁皮石斛、西洋参、黄芪、灵芝、天麻、山茱萸、杜仲叶。（以上为2020年公示的110种）

任务二 养生食补膳食

PPT

食疗养生历史悠久，源远流长，从其发展来看，养生食补经过了众多医家与民间的实践探索，相辅相成共同发展起来的，是祖先留给我们的一笔及其宝贵的文化财富。养生食补膳食是根据不同人群、不同体质、不同病证和不同季节，选择具有保健作用的食物，经过科学合理的烹调加工，达到养生保健、延年益寿的功效。

一、养生食补膳食设计步骤

（一）根据食用者的生理特点进行设计

婴幼儿吸收能力较弱，成长速度较快，应多选用蔬菜、水果和微量元素、维生素含量丰富的食物，忌食辛辣、油腻和味道重的食物。老年人新陈代谢较缓，食补应清淡，不宜大补。

（二）根据食用者的不同体质进行设计

搭配养生食补膳食前，了解食用者的身体状况十分重要，针对不同的病证设计食补膳食。体质虚弱的人群适合用平补法进补，性质温和，滋补气血；偏实热体质人群适合用清补法进补，泻中求补；阳气虚弱人群适合用温补法进补，温阳御寒；体质极其虚弱而需尽快进补的人群适合用峻补法，显效较快。

（三）根据不同季节进行设计

春天，气候温和，万物生发向上，适宜食用较为清淡的食物，如首乌肝片、人参米肚等；夏天，天气炎热，人体喜凉，适宜清补，多食清凉解暑的食物，如银花露等；秋天，气候凉爽，适宜进补；冬天，气候寒冷，人体收敛潜藏，适宜温补，可多食用些能量丰富的食物，如羊肉汤等。

二、养生食补膳食食谱制订

人体的生理病况，与年龄的变化和体质的不同会有明显区别，食养、食疗应根据年龄、体质特征、生活习惯等来配置膳食，在饮食调护时应因人而异，才能起到防病治病、延年益寿的作用。

（一）不同生理阶段人群的养生食补膳食设计

1. 儿童

（1）生理特点　儿童期是生理功能和心理过程发生迅速变化的重要时期，膳食对保证其生长发育、预防疾病十分重要。无论是机体的形态结构，还是此阶段各方面生理功能的发育，都需要供给大量且均衡的营养物质。小儿的五脏六腑形与气皆不足，若饮食不当，会影响其身体健康。

（2）食补原则　在儿童的饮食中要有充足的优质蛋白质、适当的脂肪和碳水化合物及足量的矿物质和维生素，满足儿童所需的营养物质；儿童进食应分配合理、比例适当，可经常变换食物种类和烹调方法，增进儿童食欲，若食物结构单一会导致营养不良；在食物烹调时应做到细、软、清淡，忌辛辣、刺激、生冷食物，儿童消化功能较弱，不宜食用难消化食物，以免引起其食欲不振；此期间应培养儿童良好的饮食习惯，对成年后保持健康亦有帮助。

2. 妊娠期和哺乳期妇女

（1）生理特点　怀孕后，胎儿在母体内成长，母体向胎儿提供其需要的所有营养，因在整个妊娠过程中，饮食十分重要。此阶段母体体内阳气偏盛，故应以清热养血、补肾安胎为主。分娩后，母亲易出现气血虚弱、血瘀等症状，此期间除了要有足够充足的营养来补充分娩消耗及身体各器官恢复外，还要哺乳来为婴儿提供营养，故应以营养丰富、补气血、活血为主。

（2）食补原则　①妊娠期妇女：补肾安胎、滋养阴血。可选用含优质蛋白质的蛋、肉、鱼、乳、大豆类及肉汤等，同时，应补充各种维生素及含铁、钙、磷、镁等微量元素的食物，如新鲜蔬菜、水果、动物肝脏、红枣等。做到营养均衡，但此期间若妊娠期妇女食量和体重超过正常标准时，会导致妊娠期妇女肥胖、胎儿过大，从而影响生产，甚至影响胎儿及母体健康。②哺乳期妇女：调气养血、活血化瘀。应进食营养丰富、味道清淡、易消化的饮食，补充高蛋白、高脂肪、高汤饮食，并富含钙、磷矿物质及维生素。可选用阿胶、大枣、龙眼肉、人参等补益气血。忌食过寒凉、过油腻的食物。

3. 老年人

（1）生理特点　此时肾气渐衰、气血不足，各器官功能逐渐减缓，机体调控平衡的能力减弱，最常见的表现为头发花白、耳聋眼花、腹胀便秘、关节疼痛、肌肉萎缩等。此时饮食应以补养为主，但难以一时达到疗效，应长时间坚持。

（2）食补原则　老年人饮食应多样化，粗细搭配，保持营养均衡，饮食失衡易导致老年人发生病变，加速衰老；老年人咀嚼能力、消化能力、五脏功能都相对较弱，故应选择清淡、易消化、熟软、温热的食物，同时应注意细嚼慢咽、少食多餐，培养良好的饮食习惯。宜多食种类多样的蔬菜水果，多食素食，并且适当食用鱼类和乳类制品，来摄取优质蛋白质和多种维生素、纤维素等。

（二）不同体质人群的养生食补膳食设计

体质学说是医学科学中一个重要研究课题，注重人体质的差异，并根据天赋体质的差别对人群进行分类。根据不同体质施以不同食疗，按照食物的寒热温凉等性味的不同和各种体质特点选择养生食补膳食，改善症状，达到体质平和。

1. 阳虚体质

（1）生理表现　阳气不足，有寒象，表现为易疲倦、四肢冰冷、唇色苍白、少气懒言、嗜眠乏力、易腹泻、排尿次数频繁、男性遗精、女性白带清稀等。阳虚体质的人平素畏冷，手足不温，易出汗；喜热饮食，精神不振，睡眠偏多。阳气不足的人常表现出情绪不佳，如肝阳虚者善恐、心阳虚者善悲。

（2）食疗原则　可选用补阳祛寒、温养肝肾之品，但注意要缓补，食用性温的食物。蛋白质、脂肪、碳水化合物是人体热量的主要来源，在平时多食用蛋白质、脂肪、碳水化合物丰富的食物，为身体增加热量。阳虚人群一般脾胃功能较弱，故忌暴饮暴食、盲目进补。温补助阳的食物有狗肉、羊肉、黄鳝、韭菜、生姜等。

2. 阴虚体质

（1）生理表现　常见形体消瘦，经常感到口干舌燥，舌质偏红，脉较细数，吃辛热食物或熬夜易上火，容易出现咽痛、易失眠、头昏眼花、心烦气躁、皮肤枯燥无光泽、盗汗、手足易冒汗发热、小便黄、粪便硬、便秘等症状。或伴有干咳少痰、潮热盗汗（肺阴虚）。或心悸健忘，失眠多梦（心阴虚）。或腰酸背痛、眩晕耳鸣、男子遗精、女子月经量少（肾阴虚）。或胁痛、视物昏花（肝阴虚）。

（2）食疗原则　饮食总原则是高蛋白、低脂肪、低碳水化合物、高膳食纤维，减少饮食的总能量。选用具有生津功能、滋阴清热的食物，宜用清补类食物来补养身体，滋润脏腑。在调理阴虚的同时，注意结合填津、补液、养血、滋阴的食物，忌食油腻厚味、辛辣的食物，戒烟酒，防燥热损伤阴液。常用补阴的食物有鸭肉、绿豆芽、冬瓜、豆腐、绿豆等。

3. 气虚体质

（1）生理表现 气虚体质的人群形体一般为肌肉松软，不健壮。平日的常见表现有气短懒言、语音低怯，容易疲倦、头晕、健忘、易出汗、目光少神、唇色少华、毛发不泽，大便或正常，或便秘但不结硬，或便后有不尽感。此类人比较内向，胆小，情绪不稳定，容易患感冒，或是生病后不容易痊愈，或容易出现内脏下垂的症状，例如胃下垂、子宫脱垂、直肠脱垂等。气虚体质的人对外界适应能力较差，在寒冷、大风以及炎热天气环境下更容易患病。

（2）食疗原则 气虚证多与肺、脾、心、肾虚损有关，应以补其虚为主。脏腑功能减退，食补膳食宜选择食性比较平和，有益气功效，容易消化且营养丰富的食物。忌寒湿、油腻、厚味的食物。针对气虚体质的人不耐寒冷、抵抗力差的特点，在冬季应增加些温性食物，如羊肉、狗肉、姜、冬虫夏草、豆制品等。也可选用的食物有补气功效的食物，如山药、大枣、花生、猪肚、乳鸽等。

4. 血虚体质

（1）生理表现 血虚体质的人多表现为面色苍白、唇色淡白，容易头晕目眩、肢体麻木、筋脉拘挛、心悸怔忡，容易失眠多梦，会出现皮肤干燥、头发枯焦及大便燥结、小便不利等现象。而且还有少气懒言、语言低微、疲倦乏力、气短自汗等气虚症状。

（2）食疗原则 食补膳食应以补血、养血为主，多食含铁、优质蛋白食物，铁是组成血红蛋白的重要原料；蛋白质是生命活动的主要承担者，同时可促进铁吸收。适量摄入富含膳食纤维的食物，多食用蔬菜、水果。可选择的食物有动物肝脏、鸡肉、猪心、龙眼肉、菠菜、海带等。

5. 痰湿体质

（1）生理表现 人体脏腑功能失调，容易导致气血津液运化失调、水湿停聚、聚湿成痰从而形成痰湿内蕴的表现，经常表现为体形肥胖、腹部肥满，痰多、胸闷，容易困倦，身重不爽，喜食肥甘醇酒，舌体胖大、舌苔白腻、口唇色淡，不容易口渴、不想喝水，易出汗、汗出后皮肤多凉，肠胃不适，易关节疼痛、肌肤麻木。

（2）食疗原则 饮食应以低脂、低糖、低盐、清淡，性质平和、热量较低且营养丰富，易消化的膳食。忌食用容易留湿的食物，比如甜食、冷饮、酒等。合理热量、粗细搭配、保证营养、适量脂肪、适当通利和摄取充足维生素、微量元素及食物纤维。故应多吃萝卜、冬瓜、赤小豆、薏苡仁、绿豆等。

6. 瘀血体质

（1）生理表现 瘀血体质的人多表现为面色晦滞、口唇色暗、眼眶暗黑，舌苔紫暗或有瘀点，脉细涩或结代。或有出血倾向、吐血、便黑等，或腹内有癥瘕积块，妇女痛经、经闭、崩漏等。若出现上述特征会加重，或有头、胸、胁、腹或四肢等处刺痛。

（2）食疗原则 瘀血体质人群体内血液运行不畅，可选择的食物有山楂、黑豆、芒果、茄子、红糖等，非忌饮酒人群可适当饮用葡萄酒，对促进血液循环有益。

7. 气郁体质

（1）生理表现 气郁体质多由于长期情志不畅、气机郁滞而形成，以性格内向不稳定、忧郁脆弱、敏感多疑为主要表现。处于这种体质状态的，多见于中青年，女性较多，性格孤僻内向、多愁善感，气量较狭小。气郁体质者的病证以肝为主，兼及心、胃、小肠、大肠。易产生气机不畅，患如郁病、失眠、惊恐等疾病。

（2）食疗原则 调理心情、调畅情志、疏通气机。可选择的食物有玫瑰花、茉莉花、陈皮、柑橘、海带、萝卜。

8. 湿热体质

（1）生理表现 湿热体质人群形体偏胖或消瘦，多见面垢油光，有痤疮粉刺，经常感觉口干口苦、眼睛红赤、身重困倦、心烦懈怠、小便赤短、大便燥结或黏滞，男性多有阴囊潮湿，女性常有带下增多。舌质偏红黄腻，性情急躁、容易发怒，不能耐受湿热环境。此种体质人群易患痤疮、湿疹、银屑病、湿癣、脂溢性皮炎、汗疱疹、酒糟鼻等。容易患黄疸、火热症、痈疮和疖肿等疾病。

（2）食疗原则　宜食祛湿清热的食物，忌食甜食、甘甜饮料、辛辣刺激的食物（如辣椒、八角、葱等）、酒、肥甘厚味的食物。不宜暴饮暴食、酗酒，保持良好的消化功能，避免水湿内停或湿从外入，此为预防湿热的关键。可选用的食物有绿豆、冬瓜、丝瓜、赤小豆、西瓜、绿茶、花茶、薏苡仁、莲子、鸭肉等。

（三）不同季节养生食补膳食的设计

春夏秋冬四个季节，气候、温度、湿度、光照程度各有不同，对人体的生理功能、病理变化均有一定影响，所以在饮食过程中也需有相应的变化，做到"因时养生"。人体的健康是要通过"调和"饮食，达到与自然界的平衡。

1. 春季　气温变化较大，人体内的阳气逐渐生发，冷热刺激会加速体内的蛋白质分解，导致机体抵抗力降低，易致病，且由于气温回升，细菌病毒大量繁殖，容易患感冒。春季属木，在人体对应肝。饮食上应增甘减酸，宜食大枣、蜂蜜、南瓜等甘甜的食物。食补以平补为主，忌酸、涩、油、生冷和刺激性食物。

2. 夏季　是一年中气温最高的季节，人体的新陈代谢十分旺盛，各种生命活动较为亢进，机体需要通过分泌汗液来达到散热的目的，如果汗液过度丢失，有可能导致机体内水分和电解质代谢紊乱，使血容量下降，血黏度增高，从而影响心血管功能的正常进行。夏季属火，在人体对应心，应减苦增辛。适宜食用清凉食物和各种瓜果，如绿豆、西瓜、冬瓜、黄瓜、玉米、毛豆等，一方面可解暑气，另一方面也可补充因出汗多而损耗的大量体液和矿物质。

3. 秋季　是夏冬交替的季节，也是养生进补的黄金时期。从夏到秋，气温下降，人体为适应这种变化，生理代谢也会发生变化，饮食若过于生冷，会造成消化不良，容易患各种消化道疾病。所以饮食上有"秋宜温"的主张，就是说秋天应避免吃凉和性寒的食物，可多吃一些温性食物。秋季属金，在人体对应肺，应少辛增酸。可食百合、梨、茭白、黑芝麻、红枣、核桃、白木耳、芝麻、南瓜、莲子、桂圆、蜂蜜、冰糖等食品，以滋阴润燥。

4. 冬季　是一个寒冷的季节。中医认为冬令进补与平衡阴阳、调和气血、疏通经络有密切关系。在寒冷季节，更适宜进行食补。但进补应顺应自然，注意养阳，以滋补为主。这对改善营养状况，增强机体的免疫功能，促进病体康复等方面显示出药物所不能替代的效果。冬季属水，在人体对应肾。冬季"食补"，应供给富含蛋白质，维生素且易于消化的食物。可选食粳米、籼米、韭菜、香菜、大蒜、萝卜、黄豆、豌豆、牛肉、鸡肉、羊肉、狗肉、鳝鱼、鲤鱼、带鱼、鲢鱼、虾、荔枝、桂圆等。

三、常见养生食补膳食方

（一）阳虚体质养生食补膳食方

1. 虫草老鸭汤

【配方】冬虫夏草10 g，老雄鸭1只，骨头汤适量，葱、姜、黄酒、盐等适量。

【做法】鸭宰杀后，去净毛、内脏、爪，放沸水中余一下，捞出晾凉。鸭头顺颈劈开，装入用温水洗净的冬虫夏草，用棉线缠紧。适量葱、姜放入鸭腹，处理好的鸭子置盆中，放入骨头汤、盐、胡椒粉、黄酒，用文火炖2个小时，至鸭肉熟烂即成。取出后拣去葱、姜，加味精。佐餐食用。

【功效】补肾助阳、养肺益精。

【主治与应用】肾阳虚衰、肾不纳气证。适用于病后虚损、身体羸弱、腰膝酸软、阳痿遗精以及久咳虚喘等。

【使用注意】外感表邪咳嗽、气喘者不宜食用。

2. 枸杞炖羊肉

【配方】羊腿肉1000 g，枸杞子50 g，葱、姜、料酒等调料适量。

【做法】羊腿肉整块用开水煮透，放冷水中洗净血沫，切块。锅中油热时，下羊肉、姜片煸炒，烹入料酒烩锅，翻炒后倒入枸杞子、清汤（约2000 mL）、盐、葱烧开，去浮沫，文火炖1～1.5小时，待羊肉熟烂，去葱、姜，入味精。佐餐食用。

【功效】温肾益精。

【主治与应用】肾阳不足、肾精亏虚证。适用于肾阳不足导致的腰膝冷痛、手足不温，入冬尤甚者，宜做冬令之补品。

【使用注意】热性病证者忌食。

（二）阴虚体质养生食补膳食方

1. 玉竹乌梅饮

【配方】玉竹、北沙参、石斛、麦冬各9 g，乌梅5枚，冰糖适量。

【做法】将上述诸药、食洗净后煎汤，代茶饮。

【功效】养阴清热，生津止渴。

【主治与应用】阴虚火旺证。适用于热病后期，阴液伤损，烦热口渴或夏季炎热多汗口渴等。

【使用注意】温热病早期阴液未伤者、湿温病未化燥者、脾胃虚寒者忌食。

2. 生地黄精粥

【配方】生地、制黄精、粳米各30 g。

【做法】生地、制黄精洗净后，用适量冷水浸泡半小时。上述药物入砂锅煮沸后改文火煎汁，保留药渣取第一遍药汁，加适量水煎煮第二次，方法同第一遍。合并两次煎液，加入洗净的粳米熬粥至黏稠。佐餐食用。

【功效】滋阴补肾、益气生津。

【主治与应用】肾阴亏虚证。适用于肾阴不足，绝经前后头目昏眩、心烦易怒、失眠、手足心发热等。

【使用注意】中寒泄泻、痰湿痞满气滞者忌食。

（三）气虚体质养生食补膳食方

1. 黄芪蒸鸡

【配方】嫩母鸡1只，黄芪30 g，黄酒15 g，葱、姜各10 g，胡椒粉2 g，盐适量。

【做法】鸡宰杀后去毛、爪及内脏，洗净，入沸水锅内焯至皮伸，再用冷水冲洗，沥干。黄芪洗净后塞入鸡腹内，将鸡放入容器内，加入葱、姜、黄酒、食盐、适量清水，上笼用武火蒸1.5～2小时，至鸡肉熟烂即成。取出后加入胡椒粉、盐等调味，佐餐食用。

【功效】益气健脾、养血补虚。

【主治与应用】脾气虚证。适用于平素脾虚食少、乏力，气虚自汗，易患感冒，血虚眩晕，四肢麻木及中气下陷之久泻、脱肛、子宫下垂等。并可作为病后体虚及营养不良、贫血、慢性肾炎、内脏下垂等患者的膳食。

【使用注意】外感风热，症见发热、微恶寒、咳嗽、咳黄痰、咽喉疼痛者不宜食用。

2. 人参桂圆蜜膏

【配方】人参50 g（或党参250 g），桂圆肉120 g，蜂蜜250 g。

【做法】人参（或党参）、桂圆肉洗净，加入冷水（约为药物体积的三倍量）浸泡药材2小时。入砂锅武火煮沸后改文火煎汁约1小时至浓稠，保留药渣取第1遍药汁；加水第2次、第3次煎汁，方法同第 1 遍。合并 3 次煎液，武火煮沸后浓缩药汁至略黏稠状，加入蜂蜜 250 g，改文火慢熬收膏，边熬边搅拌，直至蜜膏拉扯成旗或滴水成珠（即将膏汁滴入清水中凝结成珠不散）即可。每次 1 汤匙，开水冲服，每日 2 次。

【功效】益气健脾养心。

【主治与应用】心脾气血两虚证。适用于素体脾胃虚弱，心血不足之身体消瘦、精神不振、乏力倦怠、食少懒言、腹泻、心悸等。

【使用注意】素体阴虚、湿热内蕴或外感风热者忌用。

（四）痰湿体质养生食补膳食方 ⓔ 微课

1. 清爽茶

【配方】荷叶（干）3 g 或鲜品 10 g，生山楂 5 g，普洱茶 2 g。

【做法】将荷叶洗净，切成细丝；生山楂洗净切丝备用。将荷叶丝、生山楂丝、普洱茶放入茶壶中，少量沸水冲入，摇晃数次，迅速倒掉沸水，以洗茶。将沸水冲入壶中，盖上盖子，浸泡 10 分钟后即可饮用。待茶水将尽，再冲入沸水浸泡续饮。可服用 1 个月以上，如有效，可持续服用更长时间。

【功效】利湿化痰、清热活血。

【主治与应用】脾虚痰湿盛者。适用于症见肥胖、脘腹胀满、舌苔腻等脾虚痰湿者。

【使用注意】脾胃虚弱而无积滞之气虚便溏者忌食。

2. 薏苡仁粥

【配方】薏苡仁 60 g，粳米 60 g，盐 5 g，味精 2 g，香油 3 g。

【做法】将薏苡仁洗净捣碎，粳米洗净备用。薏苡仁碎、粳米同入砂锅，加适量清水，同煮熬成粥。粥熟后调入盐、味精、香油。早晚分 2 次佐餐食用。

【功效】健脾补中、利湿消肿。

【主治与应用】脾虚湿盛证。可作为痰湿质人群日常调理；也可用于水肿、小便不利、脾虚泄泻、湿痹筋脉挛急、四肢屈伸不利等。

【使用注意】妊娠期妇女忌食。

（五）气郁体质养生食补膳食方

1. 玫瑰糕

【配方】玫瑰酱 100 g（或干玫瑰花 25 g），大米粉、糯米粉各 250 g，白糖 100 g。

【做法】大米粉与糯米粉拌匀，糖用水化开，调入玫瑰酱（或干玫瑰花揉碎拌入），糖水缓慢拌入粉内，两手迅速搅拌，使粉均匀受潮，并泛出半透明色，成糕粉。糕粉筛过后放入糕模内，用武火蒸 12～15 分钟。适量佐餐食用。

【功效】理气活血、疏肝解郁。

【主治与应用】肝气郁滞证。适用于气郁导致的情志不舒、郁郁寡欢、胸中郁闷、胀满、腹痛等。

【使用注意】妊娠期妇女忌食。

2. 佛手茶

【配方】鲜佛手 15～30 g（干品 6～10 g）。

【做法】佛手切片洗净后，置于杯中，用沸水冲泡，加盖焖 15 分钟，可连续冲泡 2～3 次。代茶饮。

【功效】疏肝理气、和胃止痛。

【主治与应用】肝气郁滞证。适用于气郁导致的情志不舒、郁郁寡欢，脘腹胀满、消化不良、食欲不振、恶心呕吐，女性经前乳房胀痛等。

【使用注意】妊娠期妇女忌食，阴虚火旺者慎用。

思考题

1. 试述中医食疗养生中因人、因时、因地的具体内容。
2. 谈谈食疗与药物治疗的联系与区别。
3. 畜肉类食物中哪些食物是性偏寒凉的？哪些是偏温热的？

实训十五　药食同源食物药膳制作

小组成员				学时	
实训场地		指导教师		日期	
目标	**知识目标** 1. 掌握中医整体观念，辨证论证，常用防病治病理论。 2. 熟悉理解中药四气五味、升降浮沉、归经等理论。 3. 了解食疗养生基本理念，不同生理特点、不同体质、不同季节养生食补膳食原则；方剂配方原理及结构。 **能力目标** 1. 识别养生食补膳食制作中常用的中药和食物，并能根据以上理论辨证配膳。 2. 能够配制3~5个常用养生食补药膳方。				
工作要求 （任务描述）	1. 根据中医药基础理论，辨体配膳，不同体质有针对性选择不同调理身体的中药和食物进行科学配伍。 2. 根据不同的食材，选择合适的烹饪方法，如炒、炖、煮、熬等，并熟悉烹饪步骤方法。 3. 制作药膳。				
工作条件 （实训条件）	1. 烹调设备与工具：高压锅、电磁炉、炒锅、各种餐饮器具。 2. 健康安全的食材、药材等。				

工作流程

一、工作准备

1. 确定小组要制作的养生食补膳食的类型、功效，查阅资料整理养生食补膳食方。
2. 根据膳食方的功效要求，进一步讨论，优化调整配方，确定烹饪方式方法所需器具食材药材。制作养生食补膳食，并进行色香味评价，讨论改进建议。

二、决策与计划

人员分配	
时间安排	
工具和材料	
工作步骤	

三、实施

1. 3人一小组，讨论确定要制作的养生食补药膳方。记录所需食材、药材、调味品等。

食物组	食物亚组	需要量（g）	药食同源组	需要量（g）

续表

考评项目		组内评估	组间评估	教师（企业教师）评估	备注
素质考评 （15 分）	工作纪律（5 分）				
	团队合作（5 分）				
	职业道德（5 分）				
任务工单（实训报告）考评（30 分）					
实操技能考评 （55 分）	软件使用（10 分）				
	任务方案（10 分）				
	实施过程（15 分）				
	完成情况（15 分）				
	其他（5 分）				
综合评价（100 分）					

组长签字：　　　　　　　　　　教师签字：

2. 烹饪方式和步骤
（1）
（2）
（3）
3. 评价讨论　对各小组所制作的养生食补药膳进行品尝，小组间互相评价打分，对配方配料、色香味等提出意见建议。
四、检查
根据小组间讨论情况及教师讲解情况，对整个食物选择与制作过程、食品安全性、实验室安全等进行检查。
五、评估考核标准（技能和素质考核）

练 习 题

答案解析

一、单选题

1. 下列食疗方中可用于痰热咳嗽者的是（　　）

　　A. 饴萝卜汁　　　　　B. 花生冰糖汤　　　　　C. 雪羹汤

　　D. 秋梨蜜膏　　　　　E. 蜜蒸百合

2. 根据食物的性味分类，五味中（　　）食物最多

　　A. 酸味　　　　　　　B. 苦味　　　　　　　　C. 甘味

　　D. 辛味　　　　　　　E. 咸味

3. 既可补肾精不足，又可益肾阴的食疗方是（　　）

　　A. 山萸肉粥　　　　　B. 天门冬粥　　　　　　C. 双耳汤

　　D. 枸杞肉丝　　　　　E. 法制黑豆

4. 既可清热散血，又能益阴补髓的是（　　）

　　A. 慈菇　　　　　　　B. 桃子　　　　　　　　C. 空心菜

　　D. 螃蟹　　　　　　　E. 大豆

5. （　　）为治疗妇女血虚、血瘀性痛经的常用方

　　A. 小蓟饮　　　　　　B. 三七藕蛋羹　　　　　C. 红花酒

　　D. 马勃糖　　　　　　E. 玫瑰花汤

二、多选题

1. 食物的性能包括（ ）

    A. 气   B. 味   C. 归经

    D. 升浮沉降   E. 补泻

2. 清暑利尿解渴的食疗方"三皮饮"，是由（ ）组成的

    A. 丝瓜皮   B. 苦瓜皮   C. 黄瓜皮

    D. 冬瓜皮   E. 西瓜皮

3. 下列关于小麦的叙述，正确的是（ ）

    A. 用于肠胃不固慢性泄泻

    B. 用于脏躁，心神不宁

    C. 浮小麦生津止汗养心气

    C. 麦麸皮中含有丰富的维生素 B_1

    E. 小麦胚芽中含有丰富的维生素 E

4. 中医饮食营养学中，饮食禁忌内容包括（ ）

    A. 因季节、体质、地域不同的禁忌

    B. 食物与药物之间的配伍禁忌

    C. 食物之间的配伍禁忌

    D. 饮食调配制备方面的禁忌

    E. 患病期间的饮食禁忌

5. 牛肉具有（ ）功效

    A. 补肾阳   B. 补脾胃   C. 益气血

    D. 强筋骨   E. 以上都是

书网融合……

                    本章小结   微课   题库

餐饮卫生管理与成本核算

学习目标

知识目标

1. **掌握** 合理烹饪的概念；餐饮成本核算的概念；毛料、净料净料率的概念。

2. **熟悉** 各类餐饮食品原料的主要卫生问题及其卫生管理；餐饮原料在采购、运输和贮存过程中的主要卫生问题及其卫生管理；烹饪中营养素保护措施；合理烹饪的基础知识；各类食物的合理烹饪；餐饮产品成本核算和餐饮企业成本核算的方法。

3. **了解** 烹饪中营养素损失的途径；餐饮成本的组成；成本核算基础工作。

能力目标

1. 熟练掌握餐饮产品和餐饮企业的成本核算。

2. 运用餐饮从业人员食品卫生规范与要求管理餐饮卫生。

素质目标

通过本项目的学习，建立从农田到餐桌全产业链的食品安全观和现代化的食品安全管理思维，培养学生食品安全责任感与使命感，推动食品产业的持续、健康、快速发展。

任务一　餐饮食品原料的安全卫生问题

PPT

情境导入

情境 通过对在某市 8 个集贸市场及 5 个街道进行为期 1 年的餐饮食品的卫生问题调查，调查结果发现，餐饮食品存在严重的卫生问题，其中出现卫生问题最多的是熟肉制品和调味品。在对 320 份零售摊点的食品进行卫生检验发现，大肠菌群超标占比为 39（12.18%），细菌总数超标占比为 34（10.62%），致病菌污染超标的占比为 30（9.37%），未经过消毒处理占比为 97（30.31%）。

问题 1. 餐饮食品原料的主要卫生问题有哪些？

2. 餐饮原料在采购、运输和贮存过程中产生的主要卫生问题有哪些？

3. 餐饮原料如何烹饪才能安全又营养？

一、餐饮食品原料的主要卫生问题

餐饮食品原料是指购进的作为餐饮加工原料使用的各种食品，包括原料类食品、半成品以及加工制成品，根据餐饮食品特性，可分为植物性原料、动物性原料和调辅原料。各类餐饮食品出现的卫生问题各不相同。

（一）植物性原料的主要卫生问题

1. 粮豆类原料的主要卫生问题 粮豆类主要包括原粮（稻谷、小麦、大麦、玉米、莜麦、糜子等）、成品粮（面粉、大米和玉米等）、大豆类（黄豆、青豆、黑豆等）和杂豆类（蚕豆、豌豆、绿豆、小豆、芸豆等）。粮豆类的品质变化受多种因素的影响，其卫生问题主要有微生物及毒素污染、农药残留、有毒有害化学物质、仓储害虫、无机物夹杂和有毒种子污染等。

（1）微生物及毒素的污染 粮豆类常易受到真菌和细菌的污染。以真菌及其毒素污染最为突出，粮豆在大田生长时期就会被污染，常见的有曲霉菌、毛霉菌、青霉菌、根霉菌和镰刀菌等，当储存环境温湿度增高时，真菌即可在其生长繁殖并分解其中的营养成分，使粮豆霉变，还可能产生毒素，危害人类健康；污染粮豆类常见的细菌有马铃薯杆菌、枯草杆菌、乳酸杆菌、大肠埃希菌等，在粮食发热时还可发现有蜡样芽孢杆菌和变形杆菌。为防止微生物及其毒素的污染，应选择粮粒饱满、成熟度高、外壳完整的粮豆类作为餐饮原料进行储存，且将其水分控制在安全水分线以下，粮谷类安全水分线为12%～14%，豆类为10%～13%，同时应尽可能降低储存环境的温度和湿度，相对湿度在65%～70%可以有效抑制真菌和细菌的生长繁殖。此外，采用塑料薄膜储存粮豆可减少其受霉菌的污染。

（2）农药残留 是指农药直接施用于粮食等农作物、畜禽或环境介质（包括水、空气和土壤等）时，或者通过挥发、漂移、径流、食物、饲料等方式暴露于上述受体后，残留在生物体内、动植物产品及环境的农药原体、降解物、有毒代谢产物和杂质。对于粮豆类，直接农药污染主要来源于控制病虫害、杀菌和除草的农药施用和滥用，间接污染主要来源于粮豆作物对空气、水和土壤中农药的吸收，此外，盛装容器和运输工具也会造成农药残留增高。必须严格遵守《农药安全使用规范》及《农药安全使用标准》，以控制粮豆类的农药残留问题，同时，使用杀虫剂来防止仓储虫害时，应注意使用剂量。

（3）有毒有害化学物质污染 主要包括以汞、镉、砷、铅和铬等有毒重金属为主的无机有毒成分的污染和酚、氰等有机有毒成分的污染，这些有毒成分的污染主要来源于用未经处理或处理不彻底的工业废水和生活污水对农田进行灌溉。因此，农田灌溉用水应严格遵守《农田灌溉水质标准》，并根据《食品安全国家标准 食品中污染物限量》（GB 2762—2022）要求监测粮豆类及其制品中有毒有害化学物质的污染。

（4）仓储害虫 常见的仓储害虫包括甲虫、螨虫、蛾类和蟑螂等。甲虫污染后，粮豆类会破碎并产生碎屑，湿度增加，吸引螨类繁殖其中，导致霉变。一般仓储温度为18～21℃，湿度在65%以上时，仓储害虫易孵化繁殖，而温度在10℃以下时，其活动受到限制。因此，粮豆类仓储时应尽量控制温度在10℃以下；同时还应加强仓储卫生管理工作，经常通风、翻仓、摊晾等。

（5）无机物夹杂和有毒种子污染 无机物夹杂主要是由田园、晒场、农具和加工器械带来的泥土、砂石和金属等的污染；有毒种子污染主要源于粮豆在农田生长期和收割时混有的有毒有害菌类和植物种子，常见的有麦角、毒麦、麦仙翁籽、槐籽、毛果洋茉莉籽、曼陀罗籽、苍耳子等。在粮豆的选种、农田管理和收获过程中应注意筛选，加强田间除草，以防止无机物的夹杂和有毒种子的污染。

2. 蔬菜、水果类原料的主要卫生问题 蔬菜、水果的主要卫生问题包括微生物和寄生虫的污染、农药残留、有毒有害化学物质的污染、硝酸盐和亚硝酸盐问题等。

（1）微生物和寄生虫的污染 蔬菜水果易受到肠道致病菌、酵母菌、乳酸菌和寄生虫卵的污染，可引起蔬菜水果的腐败变质，甚至引起人体的肠道疾病，主要来源一是环境污染，二是未腐熟的农家肥和生活污水灌溉，三是运输、储存或销售过程管理不当。污染程度与蔬菜水果的组织破损情况有关，原因是细菌可以通过破损的蔬菜水果进入其组织内部大量繁殖，加速其腐败变质。减少蔬菜水果受到肠道致病菌及寄生虫污染的有效措施：施用的人畜粪便应进行无害化处理；灌溉的生活污水应沉淀去卵或采用地下灌输等方式进行灌输；收割过程还应尽量减少蔬果直接接触土壤；采摘后应摘净残叶、去除烂根老根、剔除破损及腐败变质果实；食用前应彻底清洗干净，可用清水洗涤，也可用化学法消毒净化或漂烫等。

（2）农药残留　蔬菜和水果在其生长过程中滥用农药和不合理使用农药较普遍，因此农药残留问题较为严重。农药施用应严格遵守并执行有关农药安全使用的规定，甲胺磷、对硫磷、涕灭威等高毒农药不得用于蔬菜和水果；应选用高效低浓度低残留的农药，并严格遵守用量、次数及安全间隔期的规定；应认真落实最新的《食品安全国家标准　食品中农药最大残留限量》（GB 2763—2021）的规定。

（3）有毒有害化学物质的污染　一方面，工业废水或生活污水灌溉在我国十分普遍，经过生物、物理或化学方法处理后可减少甚至清除一些有机有毒成分，但是重金属等无机有毒成分或中间产物不易被降解，可通过富集作用污染蔬果类，因此，工业废水和生活用水必须处理后并符合《农田灌溉水质标准》（GB 5084—2021）才能灌溉，在污染区栽培时应选择富集能力弱的蔬菜水果品种，一般富集规律是豆类＜茄果类＜瓜类＜根茎＜叶菜；另一方面，激素类药物和催熟剂等的污染日益受到人们的关注，长期摄入将影响内分泌功能，导致生理功能异常，因此，应禁止使用激素类农药，允许使用的药物和催熟剂应严格遵守国家最新相关规定。

（4）硝酸盐和亚硝酸盐问题　种植过程中长期过量使用氮肥、生长期遇到干旱、收获后储存不当或腌制均可引起蔬果的硝酸盐和亚硝酸盐含量增加，以叶菜类增加最明显。硝酸盐或亚硝酸可形成亚硝胺，亚硝胺具有致癌毒性，危害人类健康。为减少硝酸盐和亚硝酸盐的产生，应少用或不用含氮化肥，收获后应选择合适的储存条件，尽量保持新鲜度，剔除有损伤的部分，尽量少腌制。

（二）动物性原料的主要卫生问题

1. 畜禽肉类的主要卫生问题　畜禽肉包括畜肉和禽肉，畜肉主要有猪、牛、羊、兔等的肌肉、内脏及其制品；禽肉主要包括鸡、鸭、鹅等的肌肉及其制品。畜禽肉类易受微生物和寄生虫的污染，引起腐败变质，食用后可能会引起食物中毒、肠道传染病和寄生虫病的发生，也可能导致动物疫情的流行和传播。

（1）微生物及其毒素的污染　病原微生物的污染是畜禽肉类卫生的常见问题，主要有沙门菌、致病性大肠埃希菌、志贺菌、李斯特菌、空肠弯曲菌、变形杆菌、葡萄球菌、肉毒梭菌等，其中以沙门菌和致病性大肠埃希菌最易感染，当这些病原微生物进入畜禽类肌肉深部，烹饪时未充分加热，易导致食物中毒发生。此外，健康动物本身也会经常带有微生物，这类为非致病的腐败菌，在特定条件下也会引起卫生问题，如假单胞菌，在低温下可生长繁殖，引起禽肉感官改变，甚至腐败变质，导致禽肉表面产生各种色斑。预防微生物及其毒素污染的有效措施主要是严格管理畜禽饲养、屠宰和加工各个环节，在饲养环节，要加大产地检疫站岗责任制，强化检疫报检和临栏检疫措施，加工流通中用水需符合《生活饮用水卫生标准》（GB 5749—2022），原辅料、半成品和成品不能直接落地，屠宰后的肉类不要长期暴露于空气中，畜禽在屠宰、烫毛、开膛、冷却和分割时对所用设备、设施和器具进行消毒处理，并对宰后的胴体进行终点检验等。

（2）寄生虫的污染　畜禽在饲养过程中均可能携带寄生虫病原体，食用带有病原体的肉类后可能患上人畜共患寄生虫病，常见的有囊虫病、旋毛虫病、姜片虫病、猪弓形体病等，严重危害人类的健康。如猪囊虫是绦虫的幼虫，寄生于寄主肌肉组织中，人食用携带囊虫病病原体的猪肉后，囊尾蚴虫可在人体肠道发育成为成虫，发生猪绦虫病。必须加强监督管理工作，对畜禽屠宰检疫和畜禽产品进入市场或生产加工企业等环节进行严格把关，剔除患病畜禽，此外，食物食用时要彻底加热。

（3）人畜共患传染病　畜禽肉引起的人畜共患的传染病主要有炭疽病、布鲁菌病、钩端螺旋体病、猪丹毒、猪乙型脑炎、口蹄疫、结核、鼻疽、猪瘟、猪出血性败血症、禽流感等。人类患上人畜共患传染病的途径主要是进食了病死畜禽肉和接触病畜禽及其产品，因此，必须加强畜禽肉的卫生监督与检疫，加强市场管理，防止贩卖病畜禽肉及其制品，烹调时要煮熟烧透方可食用，对于病畜禽肉要进行销毁或无害化处理。

（4）兽药污染   在饲养畜禽过程中，为了预防和治疗疾病、加快生长发育速度缩短饲养时间提高饲料转化率以及提高奶、蛋产量，有些地区在饲料中加入大量药物和违法使用激素。常见的预防与治疗疾病的药物有抗生素、磺胺制剂、驱虫剂和生长促进剂等；常见违法使用的激素有生长激素、兴奋剂及性激素等。在饲养过程中使用兽药和激素使得畜禽体内发生残留并随畜禽肉进入人体，危害人类健康，如抗生素残留导致人体产生耐药性，使致病菌难以控制；激素使用则易引起性早熟，甚至诱发乳腺癌、高血压、心脏病等。饲养畜禽过程中，应严格遵守《兽药管理条例》的规定，并根据《动物性食品中兽药最高残留量》等相关规定对肉及其肉制品的兽药残留量进行严格的监督管理。

（5）腐败变质   畜禽类屠宰后，其肉一般会经过僵直、后熟、自溶和腐败四个阶段，若保藏不当，可能会在自溶阶段发生腐败变质，这是因为畜禽在宰前和宰杀过程中都带有微生物，宰杀后后熟力不强，产生乳酸不强，或保存方法欠妥，引起微生物大量繁殖的缘故。应按相关规定要求，严格执行畜禽屠宰检疫制度，剔除不合格畜禽产品，对合格的产品则要严格遵守运输卫生要求和销售要求，对其进行运输销售。

（6）化学污染   由于工业"三废"、矿产开采、冶炼以及生活污水等污染环境，使环境中的汞、铅、镉、砷等重金属含量增加，这些重金属通过食物链再污染动物性食品，导致人类重金属中毒；畜禽肉熏制过程中易产生苯并芘，食用后可对人体有致癌作用；腌制过程中 N－亚硝基化合物含量会增加，它具有强烈的致癌毒性，致畸致突变性和对肝脏、肺等许多组织器官的急性毒性；在肉制品加工过程中，常采用硝酸盐和亚硝酸盐来保持肉色，硝酸盐和含胺类化合物的食品在体外或进入人体胃内可合成亚硝胺，危害人类健康；高温、油炸、烘烤等烹调方法也会产生丙烯酰胺和杂环胺等致癌致突变物质；另外，烹调过程中使用的盛装容器也可能含有有毒有害化学物质。应加强动物饲养环节管理，减少重金属的污染；对畜禽肉要进行严格监督管理，确保问题肉类不能进入市场流通；同时，应加强宣传教育，推广科学合理的烹饪技巧和食品加工方法，减少有害物质的产生；烹调后选用合格的盛装容器，以陶瓷类用具较佳。

2. 水产动物类的主要卫生问题   水产动物类主要是各种鱼类，还包括虾、蟹、贝壳等水产品。

（1）腐败变质   腐败菌在水产动物体内生长繁殖并分解其体组织即可产生腐败变质。水产动物体表、鳃及肠道等存在较多的微生物，加之体内含水量高，死后一般呈碱性反应使 pH 升高，且体内酶活性高，使得水产动物更加容易腐败。鱼类腐败变质后会有鱼鳞脱落、眼球凹陷、鳃呈暗褐色、腹部膨胀、肛门肛管突出、鱼肌肉破裂并与鱼骨分离等表现。通过低温保存、盐腌、防止微生物污染和减少鱼体破损等措施可延缓腐败变质的发生。

（2）病原微生物污染   水产品携带的常见病原微生物包括副溶血弧菌、沙门菌、志贺菌、大肠埃希菌、霍乱弧菌和肠道病毒等，主要原因是水产类的生活环境受到人畜粪便和生活污水的污染，必须对人畜粪便和生活污水进行处理，排放前污水加氯消毒或加明矾、石灰、铁盐等絮凝剂后再砂滤，大部分的病毒和病原菌可被除去。

（3）寄生虫污染   很多水产类体内含有寄生虫，当生食水产品或选用未能将虫卵杀死的烹调方法时，虫卵随食物进入人体，导致人患寄生虫病。常见的人与水产品共患的寄生虫有中华分支睾吸虫、肺吸虫、阔节裂头绦虫及血吸虫等。彻底加热是预防感染这些寄生虫病的有效措施。

（4）天然有毒水产品　有些水产品含有天然的毒素，这些含毒素的食物进入人体后可引起中毒，威胁人类健康。例如，河豚含有河豚毒素；贝类含有贝类毒素；腔肠动物海葵含有海葵毒素；鲇鱼和光唇鱼含有鱼卵毒素；青皮红肉鱼（如鲣鱼、鲐鱼）易分解产生大量组胺等。含有天然毒素的水产品，有的毒素遍布全身，有的分布于局部脏器，应严格遵守《水产品卫生管理办法》的规定对各类水产品进行加工处理，已经死亡的黄鳝、甲鱼、乌龟、河蟹及各种贝类等不得出售和加工。

（5）有毒化学物质污染　包括重金属、药物、饲料添加剂及食品添加剂等。重金属主要来源于工业"三废"和生活污水的污染；药物主要是用于预防和治疗疾病时滥用抗生素造成的；饲料添加剂主要是为了提高水产品产量而大量添加的。滥用添加剂或在饲料中加入违禁药物激素等，严重危害人类健康，必须加强对水产品养殖、运输和销售的监督管理，确保供销各个环节的质量安全。

3. 奶及奶制品的主要卫生问题　奶类即动物乳汁，其中牛奶和羊奶较常食用；奶制品是由奶类经浓缩、发酵等工艺加工而成，常见的有奶粉、酸奶、炼乳等。

（1）微生物污染　奶类及其制品的微生物污染分内源性污染和外源性污染两种。内源性污染是指生乳在挤出前即受到的污染，一方面来自于产奶动物的乳腺腔和乳头管本身带有的少量细菌，如球菌、荧光杆菌、酵母菌和霉菌等；另一方面，动物在饲养过程中可能患有人畜共患传染病，如结核杆菌、布氏杆菌病、炭疽、口蹄疫、乳腺炎（葡萄球菌）的病原体等，这些致病菌可通过乳腺排出，使奶受到污染。外源性污染是指在挤奶时或挤奶后到食用的各个环节受到的污染，一般是由于饲养条件或挤乳的卫生条件差造成的。同时，为降低微生物污染隐患，刚挤出的生鲜奶应立即进行过滤或离心净化处理，除去非溶解性杂质，降低其中微生物的数量。另外，要加强产奶动物的健康管理，重视防疫工作，妥善处理病畜，严格管理挤奶卫生和挤奶环境卫生，挤奶前做好充分准备工作。

（2）化学性污染　主要包括饲料残留的农药污染、兽药污染、重金属污染、饲料霉变后受到的真菌毒素的污染和畜牧业生产中使用激素导致的污染。奶及其制品受到化学性污染后，不仅营养价值会降低，而且可能引起中毒或过敏反应，甚至会致癌、致畸、致突变。因此，乳品厂的选址及厂区环境要符合最新的《食品安全国家标准　乳制品良好生产规范》（GB 12693—2010）的要求，供水水质应符合最新的《生活饮用水卫生标准》（GB 5749—2022）的规定，饲养过程中兽药的使用要符合相关文件规定；饲料的质量安全要有保障，发霉后不要再喂养动物。

（3）掺假　奶类及其制品掺假后会降低原食品的品质或减少其效力，甚至具有毒副作用，危害人体健康。常见的掺假物质有病牛乳、水、豆浆、米汤、明矾、石灰水、三氯氰胺、尿素、蔗糖、白陶土、硼砂、甲醛、苯甲酸、水杨酸、抗生素和污水等。

4. 蛋及蛋制品的主要卫生问题　蛋及其制品主要有鸡、鸭、鹅和鹌鹑蛋及其加工制成的咸蛋、松花蛋等，尤以鸡蛋产量最大，食用最普遍。蛋类及其制品在生产、加工、储存、运输等方面均可受到污染而变质，从而危害人类健康。

（1）微生物污染　包括致病菌和腐败菌。致病菌主要是人畜共患的传染病，如伤寒沙门菌、空肠弯曲菌和金黄色葡萄球菌，当禽类感染病原微生物后，病原微生物可通过血液进入卵巢，导致蛋黄携带致病菌从而污染蛋类及其制品；腐败菌则可在适宜的条件下，通过蛋壳上的气孔进入蛋内迅速生长繁殖，导致蛋类腐败变质，如霉菌进入蛋内形成"黑斑蛋"。应加强禽类的饲养管理，确保产蛋动物及产蛋场所的清洁卫生，鲜蛋收集后应放在湿度87%~97%、温度1~5℃的环境中存放。

（2）有毒有害物质残留　包括重金属污染、农药残留、抗生素、激素等，这些有毒有害物质随蛋类及其制品进入人体，严重危害人类健康，应根据相关法律法规，严格遵守蛋禽饲养的相关规定，合理使用抗生素和添加剂，禁止使用激素，确保饲料质量安全。

（三）调辅原料的主要卫生问题

调辅原料包括调味品和辅助原料两大类。调味品即赋予食物咸、甜、酸、鲜、辛辣等特定味道或特定风味的天然或加工食品的总称，可以分为咸味剂、甜味剂、酸味剂、鲜味剂和辛香剂等。烹饪中常用到的有酱油类、食醋、味精、食盐和糖类等。辅助原料是指在烹饪过程中促进烹饪工艺的顺利进行，辅助形成菜肴点心质地、色泽的一类原料，主要包括水、油脂和食品添加剂。

1. 酱油类调味品的主要卫生问题 酱油类调味品是指富含蛋白质的动植物原料（大豆、豆粕饼、鱼、虾、蟹、牡蛎）通过天然发酵或人工发酵，其中蛋白质分解形成含低分子含氮浸出物丰富的半固体或固体的咸、鲜味调味品，如酱油、豆酱、虾酱、虾油、蟹酱、蟹油以及鱼露和耗油等。酱油类调味品的卫生质量主要受原料的卫生、所用的食品添加剂以及微生物等多方面因素的影响。

（1）原料的卫生 酱油类调味品的种类较多，卫生质量良好的原料是其品质的基础。酱油按其制造方法不同有天然发酵酱油、人工发酵酱油、化学酱油和配制酱油等，我国酱油工厂多采用人工发酵酱油，一般采用大豆饼或大豆与麸皮的混合原料酿造酱油；酱则以大豆、豆粕、小麦、蚕豆和面粉为原料发酵制得；水产类调味品是以小虾、小鱼、小蟹为原料腌制发酵而成。生产酱油类调味品所用粮食原料，如大豆、脱脂大豆、小麦、麸皮等，必须符合粮食卫生标准；生产用水应符合我国生活饮用水卫生标准；生产用食盐的卫生质量及用量应符合我国食盐卫生国家标准；水产类调味酱油的水产原料应新鲜并符合国家相关的标准和相关的规定，生产过程应符合国家相关卫生标准，装罐后其感官、理化和微生物等指标应符合相应的卫生标准，开罐后应冷藏。

（2）食品添加剂 生产酱油使用的添加剂主要是着色剂和防腐剂。常用的着色剂是焦糖色素，传统上用食糖加热聚合而成，较安全；若以加胺法生产则可产生 4 – 甲基咪唑，这种物质可引起人和动物惊厥，因此，严禁以加胺法生产焦糖色素。苯甲酸及其钠盐是添加于酱油中的防腐剂，长期过量食用苯甲酸会影响人体的肝脏和肾脏功能，其钠盐超标则会引起肠胃问题，酱油类食品添加剂的添加应符合《食品安全国家标准 食品添加剂使用标准》（GB 2760—2014）的规定。

（3）微生物污染 酱油类调味品常含有大量的细菌，有些是有益的，有些是条件致病菌或致病菌。他们可能会引起酱油的腐败变质，甚至引起相应的肠道传染病或食物中毒。当调味品受到微生物污染后，其中的糖类可被发酵成有机酸，使其酸度增加，发生酸败，因此，总酸度是判断酱油类是否受到微生物污染的重要指标，应符合相关的卫生标准。

2. 食醋的主要卫生问题 食醋是用粮食、果实、酒类等含有淀粉质和乙醇的物料为原料，经微生物发酵而成的一种液体酸性调味品。

（1）原料的卫生问题 食醋的粮食类原料应干燥、无杂质、无污染，各项指标均应符合《食品安全国家标准 粮食》（GB 2715—2016），生产用水应符合《生活饮用水卫生标准》（GB 5749—2022）。

（2）生物性污染 食醋可能受到杂菌及其毒素、发酵菌种退化或异变后产生毒素的污染，使用蛋白酶活力强、不产毒、不异变的优质菌种作为发酵菌种，并定期筛选、纯化和鉴定是防止微生物污染的有效措施；另外，食醋还可污染醋虱、醋鳗和醋蝇，醋鳗对人体无害，但其可吞食醋酸菌，其代谢产物有恶臭味，使醋品质下降，长醋虱、醋鳗和醋蝇的醋需加热、过滤并彻底消毒盛装容器。

（3）化学物质的污染 一方面食醋含有很多有机酸，若使用不耐酸塑料或金属容器盛装，有机酸可以将其腐蚀，重金属及有毒成分则可混于食醋中，引起卫生问题，食醋生产中常加苯甲酸及其钠盐作为防腐剂，但人们长期过量食用会引起慢性中毒，因此，添加剂的添加应符合《食品安全国家标准 食品添加剂使用标准》（GB 2760—2014），容器和包装要符合相关的标准和规定。

3. 味精的主要卫生问题 味精系指以粮食为原料经微生物发酵提纯而制得的谷氨酸钠结晶，是一类鲜味调味品。味精的卫生质量与原料的卫生情况密切相关；同时，发酵过程中杂菌及其毒素的污染以及发酵菌种退化或异变后产生的毒素的污染也是引起味精卫生质量问题的重要因素；另外，味精也存在掺假问题，常见掺假物有食盐、淀粉、小苏打、石膏、硫酸镁、硫酸钠或其他无机盐类。为保证味精的卫生质量，生产时所用粮食原料应符合相关的标准，发酵用的菌种应进行定期筛选、纯化和鉴定，采购时还应掌握鉴别掺假味精的方法。

4. 食盐的主要卫生问题 食盐是以氯化钠为主要成分的咸味调味品，包括海盐、地下矿盐或以天然卤水制的盐。矿盐含较高的硫酸钠，具有苦涩味，应通过脱硝工艺除去；矿盐和井盐含有钡盐，长期少量食用可引起慢性中毒，危害健康，其含量应符合国家相关规定；抗凝结剂可防止食盐的凝固，以亚铁氰化钾效果最好，其添加量应符合我国相关的标准。

5. 糖类的主要卫生问题 糖类调味品以甜味为特点，包括食糖和蜂蜜等。

（1）食糖 是以甘蔗、甜菜为原料生产制得，包括原糖、白砂糖、绵白糖和赤砂糖。食糖在生产加工过程中可受到包装材料中有害物质、重金属污染和农药残留等有毒有害化学物质的污染，生产食糖的原料必须符合《食品安全国家标准 食品中农药最大残留限量》（GB 2763—2021）和《食品安全国家标准 食品中污染物限量》（GB 2762—2022），包装材料也应符合相应的卫生和标准；制糖原料本身含有的微生物可影响食糖卫生质量，食糖在运输销售过程中的受潮、受污染可导致霉菌、酵母菌和致病菌的污染，因此，食糖中的微生物应符合《食品安全国家标准 食糖》（GB 13104—2014）的规定。

（2）蜂蜜 是蜜蜂将采集的花蜜与自身唾液分泌的各种转化酶混合酿制而成，可作为甜味调味品食用。防治蜜蜂疾病产生的抗生素残留、包装材料金属物质的溶出、蜜蜂采集到有毒花蜜等都会使蜂蜜产生卫生质量问题。抗生素的使用标准及用量应符合相关标准，包装材料应符合包装材料规定，放蜂地点应远离有毒植物；另外，蜜蜂采花酿蜜时，有可能会把被肉毒梭菌污染的花粉和蜜带回蜂箱，婴儿肠道微生物生态平衡不稳定，抗病能力差，食用后肉毒梭菌随蜂蜜进入肠道繁殖并产生毒素从而引起中毒。

6. 水的主要卫生问题 水在烹饪中具有传热、溶解分散、清洁防腐等作用，可辅助菜肴形成特定的质地和色泽。其主要卫生问题包括生物性污染、化学性污染和物理性污染三个方面。要求水源水必须经过净化和消毒后不含病原微生物和寄生虫虫卵，确保水中所含化学物质和放射性指标在安全范围内方可用于餐饮活动中。

7. 食用油脂的主要卫生问题 食用油脂是指适合人类食用的由一分子甘油和三分子脂肪酸组合而成的甘油三酯的混合物，分为动物性脂肪和植物性油两大类，在烹调中可促使菜品产生特殊的香味、形成特殊的质地、口感、形成较好的色泽及光亮度。

（1）油脂酸败 油脂发生一系列化学变化和感官性状恶化，称为油脂酸败，引起酸败的因素有紫外线、氧、油脂中的水分和组织残渣以及微生物污染、某些金属离子及自身的不饱和程度等。酸败油脂的营养价值降低，还具有一定毒性，影响人类健康。预防措施是保证油脂的纯度、防止油脂自动氧化、合理使用抗氧化剂等。

（2）有害物质污染 油脂在生产加工过程中可能被污染的、天然存在的和烹调不当产生的有害物质污染，包括霉菌毒素、多环芳烃类化合物、棉酚、芥子甙、芥酸和高温油脂产生的有害产物等。

（3）掺假 一方面掺入价格低廉的其他油脂、受污染的进口油脂或地沟油以牟取暴利；另一方面掺入非油类物质如米汤、甘薯汁等，采购时应注意鉴别。

8. 食品添加剂的主要卫生问题 食品添加剂是为改善食品感官品质、防腐及加工工艺需要而加入食品中的天然物质或化合物质。

（1）非法使用食品添加剂以外的化学物质和其他可能危害人体健康的物质　常见的有酸性金黄、碱性品绿、酸性大红、品红、溴酸钾、硼砂、工业碳酸氢钠、工业亚硝酸盐、工业明矾、工业过氧化氢、工业氢氧化钠和工业香精等。这些化学物质随食物进入人体可引起各种中毒症状，有的甚至具有强致癌性，餐饮业中应禁止使用。

（2）超出食品添加剂使用标准规定的使用范围使用　如将胭脂红和柠檬黄等人工合成色素添加到米粉、面条、馒头、油炸食品、熏烤食品、凉拌肉类和蔬菜水果中，将甜味剂添加到米糕中，将苯甲酸作为防腐剂添加于肉灌肠、糕点中等。

（3）采购食品添加剂不符合卫生要求　这些不符合卫生要求食品添加剂的标识或说明书中通常缺失使用量、使用范围、使用方法、配方或主要成分等项目。

（4）食品添加剂的使用管理不符合卫生要求　餐饮企业应严格按有关食品添加剂的管理规定进行使用，应配备食品添加剂称量工具，完善食品添加剂使用记录，设置固定存放场所（或橱柜）等。

二、餐饮原料在采购、运输与贮存中的主要卫生问题

餐饮原料经过采购、运输、贮存等多个环节才可被加工成成品，每个环节均可发生食品卫生问题。

（一）餐饮原料采购环节的主要卫生问题

1. 餐饮原料采购环节的主要卫生问题　购进不符合食品卫生标准或其他卫生要求的食品或购进假冒伪劣而且存在健康危害的食品是采购餐饮原料时的主要卫生问题。产生的原因主要有：①部分餐饮食品原料生产企业未能按照要求保证每批产品检验合格出厂，甚至有些企业恶意生产假冒伪劣且危害健康的食品；②监督部门监管力度不严，使不合格产品流入市场；③采购人员采购时食品卫生行为不符合食品卫生规范和要求，如对所采购原料的卫生质量问题不清楚，不熟悉各类食品原料的感官鉴定方法，采购时未按采购制度认真验收，甚至恶意采购问题原料等。

2. 餐饮原料采购卫生管理　监督部门应加大监管力度，禁止不合格食品流入市场。采购人员采购原料前应熟悉所购原料的品种及相关的卫生标准、卫生管理办法和其他法律法规要求，熟悉所购原料的主要卫生质量问题，熟练掌握其感官鉴定的方法；采购时不得采购腐败变质、霉变及其他不符合卫生标准要求的原料；同时还应让供货方提供能证明所购食品卫生质量的检验报告，若是向食品生产单位、批发市场等批量采购食品时，除了检验报告外，应让其提供食品卫生许可证等，直接入口食品，如熟肉制品、豆制品、凉拌菜等更应如此；不能恶意采购假冒伪劣的、不符合食品卫生标准的食品。食品验收时，应按照产品选购验收制度认真验收货品，把好食品的进货关。

（二）餐饮原料在运输和贮存环节的主要卫生问题

餐饮原料在运输和贮存环节的主要安全卫生问题是食品安全卫生质量发生恶化，即食品采购时符合相关的安全卫生质量标准，经运输、贮存后，其安全卫生质量下降，甚至不符合食品安全卫生标准的规定而失去食用价值。

1. 食品发生卫生质量恶化的表现　食品在运输、贮存过程中发生卫生质量恶化表现在以下几个方面。

（1）腐败变质　食品腐败变质是食品运输、贮存过程中最容易发生的食品卫生质量恶化现象，泛指在微生物为主的各种因素作用下，食品原有的化学性质和物理性质改变，降低或失去营养价值和商品价值的过程。食品腐败变质的实质是食品中蛋白质、碳水化合物和脂肪在微生物酶、食品自身组织的酶和其他因素作用下分解的过程。①蛋白质的腐败。蛋白质的腐败主要发生在肉、鱼、蛋、奶和豆制品等

富含蛋白质的新鲜食品及其加工制成品中，以蛋白质分解为特征，一般高温、高湿情况下最易发生，但某些食品在低温、低湿的冷藏条件下也会发生。可以通过视觉、嗅觉、触觉和味觉来鉴别食品的色泽、黏度、气味、组织形态和滋味等，从而判断食品是否发生腐败变质及变质的程度，一般发生蛋白质腐败时，肉、鱼、蛋、奶和豆制品等蛋白类食品腐败变质会产生甲胺、尸胺、组胺、色胺等腐败胺类，发出"胺臭味"，鲜蛋腐败变质后散发出强烈的"硫化氢味"，食品的硬度、弹性和坚韧度会下降，食品的颜色也会出现异常；另外，可通过测定食品中的挥发性盐基总氮、二甲胺、三甲胺、K 值、组胺、pH 变化、浸出物量、浸出液（电导度、冰点、黏度、折光率、膨润量与保水量）、细菌菌相、菌落总数、大肠菌群等实验室指标来进行鉴定。②碳水化合物的酵解。是由微生物为主、食品自身组织的酶和其他因素共同作用引起碳水化合物发生的变质，主要发生在粮食、糖类及其制品、蔬菜、水果及其他含淀粉的碳水化合物类餐饮食品中。变质后的主要特征是食品酸度升高、产气、稍带醇类气体，散发出酸臭味；食品中的糖、醇、醛、酮含量升高。可通过感官指标和酸度判断变质与否和变质的程度。③脂肪酸败。脂肪酸败是食用油脂和油脂含量高的食品特有的腐败变质现象。酸败后，酸性物质增多，有明显的刺激性气味，即"哈喇"味。酸败的程度受脂肪的饱和度、微生物、紫外线、氧、水分、天然抗氧化剂及铜、铁、镍离子等因素的影响。常将"酸价""过氧化值"作为油脂类食品酸败的实验室判断指标，把"哈喇"味作为其酸败的主要感官指标。

各类餐饮食品原料的性质不同，决定了引起其腐败变质的贮存条件存在差异。对于富含蛋白质食品和富含碳水化合物食品而言，凡能促进微生物生长繁殖的贮存条件都可引起食品中碳水化合物和蛋白质的腐败变质，含水量大、水活性高的食品处在高温、高湿下最容易腐败变质，贮存时应根据不同的食品种类来合理控制贮存环境的温湿度和氧气等相关条件，并加强卫生管理，避免脏、乱、差等现象的发生。而对于油脂和富含油脂的食品，贮存前，在食品中适量添加抗氧化剂可有效地防止或减弱油脂的氧化酸败；贮存时的最适温度是 45～49℃；贮存时宜用有色或遮光，或使用真空或充氮包装，或使用透气性低的包装材料来防止油脂和含油脂食品氧化变质；同时，食品贮存中使用的容器和工具应符合国家规定，严防金属离子污染。

（2）仓储害虫污染　可发生于各类餐饮食品。主要原因是贮存条件不符合要求、贮存方法不当或贮存管理不善等，主要表现为虫蛀，虫蛀后可使食品的营养价值降低，同时食品中残留的蛀虫及其分泌物、粪便等都可能造成健康危害。合理控制贮存温度、湿度，减少贮存时间，同时加强贮存卫生管理，根据国家相关卫生标准合理使用药物进行防治是控制害虫的有效方法。

（3）发芽　发芽现象常发生于蔬果类食品。食品发芽后会由于呼吸加快，因此，会消耗水分，降低营养成分，使原料的营养价值降低；同时，还可能产生有害毒素，危害人类健康，如马铃薯发芽会引起龙葵素含量大大增加，这种物质可引起急性食物中毒。一般而言，高温高湿贮存和长时间阳光照射是引起食物发芽的常见原因。

（4）食品的再污染　包括生物性和化学性污染。未包装或包装不完整的食品再污染问题尤为突出。再污染的来源和途径主要有操作人员受污染的手直接接触半成品或熟食品；食品容器、包装材料和用具等未清洗消毒便直接盛装或接触食品；生鲜食品带入的泥土、污物等；贮存环境脏、乱、差；灭仓储害虫用的药剂；与非食品物质混放引起的污染；仓储害虫、牲畜等的接触污染及其粪便污染。

2. 造成食品卫生质量恶化的主要原因

（1）运输过程造成卫生质量恶化的主要原因　①与其他物品甚至有毒有害物品混装、混运。混装、混运使食品的再污染概率增大，有特殊气味和易于吸收气味的食品混合盛装运输，则会使食品失去原有食用价值，食品采购后，应有专车、专船、专用容器进行运输，尤其需要特殊运输条件的食品更应如此；②包装材料、盛装容器、运输工具不符合卫生要求。如包装材料或容器未及时清洗、消毒直接接触食品，甚至采用非食品用包装材料或容器；③缺乏防雨、防尘设施；④无适宜运输条件情况下却长途运输食品；⑤运输过程中的野蛮装卸；⑥装卸场地环境卫生脏、乱、差。

（2）食品贮存过程造成卫生质量恶化的主要原因　①贮存场所不通风、不防潮、不防鼠、不防尘；②贮存场所脏、乱、差；③贮存时食品混放；④贮存设备和设施不完善；⑤贮存管理制度不完善或未按管理制度实施，如没有做到贮存前的验收、分类、登记与预处理，没有做到先进先出，导致贮存时间过长。

三、餐饮原料的合理烹饪

餐饮原料的合理烹饪是根据不同原料的营养特点和各种营养素的理化性质，对餐饮原料进行合理的选择搭配、整理清洗，采用合理的刀工和烹调方法，使制成的餐饮食品尽可能多地保存原有的营养素，消除有害物质，合乎卫生要求，具有色、香、味、形都良好的感官性状，以维持或提高食物的营养价值和食用价值，达到刺激食欲，促进消化吸收，使食用者的生理需求和心理需求都得到合理满足的目的。概括地讲，就是通过烹调使食物满足卫生、营养、美感等三方面要求。合理烹饪是实现营养平衡的基本措施之一。

（一）烹饪中营养素的保护

烹饪可杀菌并增进食物的色、香、味、形、质等方便的属性，使菜肴味美并易消化吸收，但烹饪中营养素也会发生一系列的化学变化和物理变化，使菜肴的某些营养素流失和破坏，因此最大限度地保留食物中的营养成分是合理烹饪的前提。

1. 烹饪中营养素流失的途径　烹饪过程中最易流失和破坏的是维生素和无机盐。营养素流失和破坏的途径如下。

（1）蒸发流失　烹饪原料在烹、炸、煎、炒、爆的过程中，原料中的水分受热汽化，在原料失水过程中，水溶性营养素尤其维生素C的损失较大，食物的鲜味也会受一定影响。

（2）溶解或渗出流失　烹饪原料在加工时，如漂洗、涨发、切配等环节会使水溶性营养成分溶解于水中或汤汁中，造成溶解流失，长时间炖煮也会使营养素溶解于汤汁中，也会造成营养素的流失。

（3）高温破坏　高温烹饪时，如油炸、熏烤或长时间的炖煮，原料受热面积越大受热时间越长，某些营养素的破坏或流失越多，研究表明，高温短时加热较低温长时间加热营养素损失少，因此提倡高温短时加热，炒便是较好的烹调方法。

（4）氧化与光照　有些营养素尤其维生素C遇空气易被氧化分解而损失。原料切碎放置时，营养素通过刀面与空气中氧气接触机会增多，氧化破坏的程度则会加深，菜肴烹调成熟后不及时食用，放置过久也会增大氧化的损失。据报道，黄瓜切成薄片放置1小时维生素C损失33%~35%，放置3小时损失41%~49%，因此原料处理后应尽快烹调，菜肴成熟后减少放置时间。

（5）化学因素　大部分维生素在碱性条件下不稳定，加工时加入碱会造成维生素C和部分维生素大量损失，例如蔬菜焯水时加碱可使其色泽更鲜艳但对维生素C的破坏则增大。

2. 减少烹饪过程中营养素流失和破坏的方法　由于烹饪过程中容易流失和破坏的营养素是维生素和无机盐，因此烹饪过程中对营养素的保护主要也是针对这两类营养素进行，主要有以下几种方法。

（1）先洗后切　各种原料均应洗净后再切，不仅可减少水溶性营养素的流失，同时还可避免原料的二次污染。在不影响菜肴质量的情况下，切配原料应尽量使原料形状大些，经试验，将小白菜切成段炒熟后维生素 C 损失 31%，切成丝炒熟后维生素 C 损失 51%。

（2）正确焯水　焯水，又称"飞水"，即以水为传热介质，把经过初步加工的原料放在水锅中加热至半熟或刚熟的状态，随即取出以备进一步切配成型或烹调菜肴之用。焯水主要目的是为除去原料中的异味和缩短烹调时间，但其是对水溶性维生素和无机盐影响最大的方法之一，如绿叶蔬菜焯水后挤掉汁可使维生素 C 损失 75% 以上。

正确的焯水方法：体积小，需保持色泽鲜艳、口味脆嫩的植物性和体积小、腥膻味轻、血污少的肉类原料采用沸水锅焯水，即先将水烧沸，再下原料，脱生后迅速取出，焯水时间要短，操作要快，原料要分批下锅，不加碱，不加盐，植物性原料可加油脂来保护营养素以增加原料的色泽；含涩、苦、辛辣味或体积较大的植物性原料和膻、腥、臭等气味重、血污多的肉类原料应采用冷水锅焯水，即原料同冷水一起下锅，经常翻动，水沸后根据原料的成熟情况或进一步切配和烹调要求，先后分别取出。值得注意的是，植物性原料能不焯水的尽量不焯水，例如烹制西芹腰果时可直接将西芹去皮切段后炒即可，较焯水后炒熟的质地脆嫩，且营养素的保存率较焯水高。

（3）上浆挂糊及勾芡　上浆、挂糊是一种保护性加工工艺，即将经过刀工处理的原料表面裹上一层黏性的鸡蛋或鸡蛋清或淀粉或面粉，经加热淀粉糊化形成凝胶或鸡蛋中的蛋白质受热凝固形成具有一定强度的保护层，使原料在加热过程中起到对水分和营养物质的保护作用。这种工艺可改变原料的形态，使原料不直接与高温油接触，油也不容易浸到原料内部，所以原料中的维生素不易受到高温的分解而被破坏，同时，还可以减少营养素与空气直接接触，防止维生素被氧化。

上浆的方法和调浆的技巧各有不同，但基本程序一般如下：选鲜嫩的动物性肌肉组织及加工后不易破碎的原料，刀工处理成片、丁、丝、条等形状；用盐腌拌（若要进行其他基础调味，选用的调味品应无色），通过盐的电解作用，使肌肉球蛋白的溶解度增大，提高水化作用，以达嫩化目的；用鸡蛋或鸡蛋清或淀粉或面粉调制成浆（也可直接依次加于原料上拌匀）；将腌拌好的原料与浆搅拌，使浆液均匀地附着于原料上；后于 5℃ 下静置 1 小时左右，加少量油脂润后便可进行烹调。

挂糊方法与上浆基本相同，不同之处在于：挂糊原料的选择范围广，动、植物性原料均可；原料可以切配成整块、块、条等大小不一的形状；糊的浓度较浆稠厚；制作方法上，挂糊是将原料在制备好的糊中拖过。

勾芡是在菜肴快成熟时的一套保护工艺，即在菜肴烹制接近成熟将要出锅前，向锅内加入水淀粉，利用水淀粉遇热糊化的原理，使菜肴汤汁浓稠，增加汤汁对菜肴附着力。勾芡后汤汁变稠，并包在菜肴原料的表面，与菜肴融合，起到保护菜肴营养素的作用。

（4）适当使用醋　很多维生素在碱性条件下容易破坏，在酸性条件下较稳定，因此，凉拌菜或烹调蔬菜时可适当加醋，可减少维生素的损失，动物性原料在烹制过程中也可加醋，使原料中的矿物质溶解性提高，易于人体消化吸收。

（5）急火快炒　可减少维生素的损失。试验表明，猪肉切丝急炒比切块文火炖维生素的保存率高。

（二）合理烹饪的基础知识

1. 合理切配　几乎所有烹饪原料都须改刀切配后方可烹调或食用。切配是否科学将直接影响原料的营养价值，也是影响菜肴美观的重要因素，是进行合理烹饪必须具备的基本技能之一。常用的切配刀法有直刀法、平刀法、斜刀法、剞刀法。

2. 灵活掌握火候　掌握火候，是指烹制菜肴、面点时控制用火时间长短和活力大小的技能。烹制菜肴过程中对火候掌握的恰当与否，对菜的感官品质和营养价值有决定性的影响。因此，掌握好火候是合理烹饪的关键，应根据原料的性质、形态、口味及口感的要求灵活掌握。

（1）根据传热温差来调节火候　食材由生到熟是热量传递的过程，烹饪中热的传递方式有传导、对流和辐射等三种形式，这种热量的传递是由于温差的存在，控制温差是掌握火候的要点之一。例如相同蒸制时间内，用热水调制的鸡蛋制作的芙蓉蛋表面更光滑，口感更鲜嫩，而用冷水调制鸡蛋易形成蜂窝蛋，这主要是因为冷水调制鸡蛋温差大，传递热量大，使蛋白质过度凝固导致的；另外，煎鱼时冷锅放油易黏锅，是因为油的蓄热能力较锅强，导致加热过程中油与锅之间有温差的缘故，应锅热后再加油，减少温差。

（2）根据原料性质和形状确定火候　一般情况下，质嫩多汁、形小的原料应用旺火速成，如蛏子、蚬子等贝类应用急火热油或热水短时间加热烹调；质老的原料多需要在水中长时间加热，使组织分解松软并入味，容易咀嚼和消化；形大的原料需要慢火长时间加热或用小火缓慢加热，目的是通过热传导的方式，由表及里地使原料松软，食材形状越大，加热时间会越长。

（3）根据烹调方法来选择火候　每种烹调方法都有相应的火候要求。如炒，要求急火快炒，适用于蔬菜；煎多用中小火。

（4）根据饮食习惯控制火候　人们的饮食习惯有传承性，又有个人的喜好，应根据饮食嗜好来控制火候，使菜肴达到食用者的需求。如水煮鸡蛋，根据不同人群对鸡蛋成熟度的需求，通过控制火候可形成溏心蛋、全熟鸡蛋或熟透鸡蛋。

（5）根据原料变化观察火候　加热过程中原料会发生各种各样的变化，可以观察原料的色泽和形状的改变来掌握火候。如畜禽肉成熟时变成灰色，绿叶蔬菜断生时会变软，可根据不同色泽、不同形状对火候的需求来调节火候。

3. 正确调味　日常所说的味可以分为广义的味和狭义的味，广义的味是指食物入口后所引起的感觉，包括味觉、嗅觉、视觉以及心理因素综合的反应，结果表现为可口或不可口，狭义的味是指人通过味蕾所尝到的味觉。菜肴味道的形成是一个复杂的过程，不仅涉及呈味物质的浓度、阈值、溶解度、扩散性，还受到人的生理状况、年龄和个人的饮食嗜好、就餐环境、季节等诸多因素的综合影响。

（1）食盐　是烹制菜肴的最基本的调味品，是运用最多的咸味调味品。一般食盐的用量在0.8%～1%时，菜肴的咸味最舒适。动物性食品不宜早放盐，制作汤菜时应后放盐（快起锅时），原因是早放盐可促进蛋白质变性凝固，烹饪原料中的呈味物质不能很好地溶解而出，从而影响汤菜的口感；炒叶、茎类应早放盐，使其组织液迅速渗出，缩短烹调时间，减少营养素损失，获得脆嫩质地的菜肴。

（2）酱油　是一种复合调料，色泽红褐色，具有咸、鲜、香、甜、酸等滋味，烹调中起到辅助确定咸味、着色、增鲜、增香和去腥解腻的作用，多用于味道浓厚、色泽较深的菜肴中，一般需保持原滋原味的菜肴不应使用。使用时尽量不要掩盖菜肴原料本身的风味，并结合菜肴色泽的需要来确定用量和酱油品种，调味时多用生抽，调色时多用老抽。除特殊需要的菜肴（如菜肴需要用酱油上色）外，一般酱油最好是在菜肴快起锅时投放，过早投放可能使酱油失去鲜味，甚至使菜肴口感变苦。

（3）食醋　在烹调中主要起提供酸味、去腥解腻、增香、增鲜和复合调味的作用。一般烹制脆性口感的植物性菜肴时可加少量醋；熬汤时也可加少量醋，以促进骨中钙的溶出，另外，制作浅色菜肴应使用白醋，以接近菜肴本色。加醋的时间应根据菜肴的口感和质地需要来确定，如烹制酸味口感的菜肴，应于起锅前加，因为醋酸易挥发；若熬汤时使用，应早加以促进无机盐的溶出。

（4）糖　在烹调中主要起到增甜、增鲜、去腥解腻和着色的作用。红糖带杂质，多用于炖制补品，但烹制一些烧菜、卤菜不应使用，易带苦味；使用最多最广的是白糖和赤砂糖，如红烧肉等菜肴的烹制；冰糖纯度最高，主要用于一些特殊菜肴的烹制，如纯甜菜和扒菜。

（5）味精　在烹饪中使用非常广泛，主要起到提鲜的作用。应根据菜肴的口感需求和食盐使用量来确定味精的投放量，用量应适量，一般在0.8%的食盐溶液中，可添加0.31%的味精，在1%的食盐溶液中，可添加0.38%的味精。味精的最佳投放时期是在菜肴快起锅时；酸碱性特重的菜肴不宜放味精，否则酸性条件下易生成谷氨酸，碱性条件下则生成谷氨酸二钠，从而影响菜肴风味的形成。

4. 几种常用烹调方法及其对营养素的影响　中国烹调方法有几十种，不同的方法可使烹调后的菜肴与原料的营养价值产生一定的差异，应根据烹调方法对营养素的影响、原料的特性、菜肴要求和食用人群的生理状况等来选择科学的烹调方法。

（1）炸　是将经加工处理的生原料或熟原料，直接或经挂糊放入大量的温油或热油中，快速加热成熟的烹调方法。炸可以保持原料内部水分，保持原料鲜嫩质地，还可形成酥脆干香的口感和特殊的风味。炸制时，原料挂糊与否及油温高低，对营养素的影响较大，不挂糊炸制，所有营养素都有不同程度的损失。而原料经挂糊再下油锅，糊在热油中可快速形成脆性保护层，避免原料与热油直接接触，降低原料中的蛋白质和维生素的损失；同时，还可防止原料内部水汽化，减少油脂吸附；另外，保护层还可使原料所含的汁液、鲜味不外溢，形成外层酥脆、内部软嫩的质感。

（2）炒　是将加工成形的鲜嫩小原料，以中小量油、金属为主导体，用旺火或中火在短时间里加热、调味成菜的一种烹调方法，以油量少、主料形小和加热时间短为主要特点。炒由于操作迅速，加热时间短，水分及其他营养素不易流失和破坏，所以营养素损失较少，是较科学的烹调方法之一。炒有勾芡与不勾芡之分，应根据菜肴的质地和人们的饮食需求来决定是否勾芡，一般爽脆的菜肴不勾芡。

（3）熘　是将原料油炸（或蒸、煮）至断生后，再用油汁或汤汁烹调的一种方法。由于熘菜操作速度快，因此，熘法对原料的影响主要取决于前期的加工方法，熘时营养素的损失并不大。为减少营养素损失，油炸时应将原料先挂糊后再熘；另外，熘制时可进行勾芡，芡汁具有保护维生素C的作用，但要根据菜肴的质地和人们的需求确定是否勾芡。

（4）煎　是将加工成型的原料，放入少油量的锅中，紧贴锅面，小火加热至两面色泽金黄、酥香成菜的一种烹调方法。煎可挂糊或不挂糊，不挂糊时，由于原料直接与锅底接触，且加热时间较长，容易导致原料中的营养素损失，若煎焦更会产生杂环胺和脂肪热氧化产物，甚至产生苯并芘类致癌物质；挂糊则能减少维生素的损失，同时对其他营养素影响较小。

（5）蒸　是以水蒸气为传热介质使菜肴成熟或加热的烹调方法。蒸制菜肴时，原料是在饱和热蒸汽下成熟的，无溶解介质，因此，可溶性营养素损失较少，但由于需要较长烹调时间，可引起B族维生素、维生素C大量损失。

（6）煮　是将原料放入多量的有味汤汁或清水中，先用旺火煮开，再用温火煮烂的加工烹调方法，煮之前原料要进行初步熟处理，如焯水等。由于汤汁或水具有传热和有良好的溶解作用，所以菜肴汤汁中含有大量的水溶性物质，如维生素B_1、维生素C、钙和磷等；糖类及蛋白质在加热过程中部分会被水解，脂肪则无显著变化。另外，煮沸时间的长短、煮沸前原料初加工方法也会引起营养素的损失。

（7）炖、煨　炖是将经加工处理后的大块或整形生料，放入多量水锅中旺火烧开，移文火长时间加热至熟软成菜的烹调方法；煨与炖相似，不同之处在于煨均用慢火、小火，时间更长，成菜更酥烂汁浓。由于炖、煨时采用的是文火，因此所需时间较长，因而大量的可溶性物质溶解于汤中，此外，因加热的温度较低，原料中蛋白质变性温和，易消化吸收，不溶的、坚韧的胶原蛋白在与热水的长时间接触中转变成了可溶性的明胶，所以，炖、煨烹调方法制成的菜肴易于消化，该烹制方法适合于不易消化人群。另外，用炖、煨熟后的汤液来做调味剂或汤，可避免迁移到烹调水中的营养素的流失，而且这种汁液保留有从炖、煨熟的食物中所失去的香味以及脂肪组织中的脂肪酸与其他化学成分反应生成的多种香味物质，如酯、醇等。值得注意的是，加热时间的长短，可影响原料中维生素的含量，其中 B 族维生素、维生素 C 等容易受到破坏而损失。

（8）焖　是将加工成型并初步熟处理（煮、煸炒、过油）的原料放入味汁中，加盖小火加热至熟软，中间不加汤水，不揭锅盖，收汁成菜的烹调方法。使用该烹调方法时，若初步熟处理为煸炒和过油，则会导致蛋白质、脂肪、维生素都有不同程度的损失，另外焖的时间长短，又可影响维生素 B_1、维生素 C 的含量，但食物经焖煮后，消化率有所增加。

（9）卤　原料经过熟处理（煮、焯水或过油）后，放入卤汁内卤泡适当时间，使味道渗入原料内的加工烹调方法。卤制前的熟处理对水溶性营养素有影响，同时，原料再放入卤汁内，又使水溶性维生素继续溶于卤汁，所以卤制品营养素损失较多，充分利用煮汤和卤汁可提高食物的营养价值。

（10）烤　是利用熟辐射和热空气的对流传热，把热源产生的热量传递给原料，使原料成熟的一种烹调方法，包括明火烤和暗火烤两种。明火烤即在火上直接烤原料，因火力分散，故烤制时间较长，使维生素 A、维生素 B、维生素 C 损失较大，也可破坏脂肪，另外，还会产生 3，4 - 苯并芘致癌物质；暗火烤使原料受热均匀，可缩短烹调时间，还不易产生有害物质，较明火烤其对营养素破坏较小。

（11）凉拌　将生原料或熟原料加工成形，用调味品拌制成菜的烹调方法。生料直接凉拌对营养影响较小，但原料熟制过程会造成营养素不同程度的损失。

（三）各类食物的合理烹饪

1. 主食的合理烹饪　常见主食的烹调方法有蒸、煮、烙、煎、炸。其中煮和蒸对营养素的保存率最好，烙、烤次之，油炸、油煎最差。对于米类主食，烹调前淘洗对水溶性营养素的影响较大，应用凉水淘米，减少淘米次数和时间，轻洗轻搓，去除泥沙即可，淘米之后不要浸泡，若浸泡应将浸泡的米水和米一同下锅煮饭；烹调时加热使大量的维生素、无机盐、蛋白质、糖和脂肪等营养素溶于米汤中，所以米汤不应废弃，另外，建议采用闷锅饭或生米直接蒸饭法。烹调面类主食时，高温油炸会破坏 B 族维生素和烟酸，若需油炸，尽量用低油温烹制；烹制面食时尽量不要加碱，原因是维生素 B_1 在碱性环境中易被破坏。

2. 畜禽肉和水产动物类的合理烹调　传统烹制畜禽肉和水产类原料的方法有煮、蒸、炒、炖、焖、煨、炸、烤和卤等。其中炒对营养素的影响较小，蒸、煮、炖、焖、煨次之，炸、烤和卤更次之。烹调时，应根据原料的特性、烹调方法对营养素的影响和应餐者营养需求的特点选择合适的烹饪方法。如牛肉因具有肌纤维长且粗糙、结缔组织多等特性，烹调时应选炖、煮、焖、煨、卤等长时间加热的烹调方法，提高蛋白质和脂肪的消化率；鱼类因具有肌纤维短、间质蛋白少和含水量多等特点，故应采用蒸的烹调方法以保持鱼肉中的水分，使鱼肉肉质细嫩，同时营养素损失较少；烹制妊娠早期的妊娠期妇女膳食时，为减轻妊娠反应，应采用以水或蒸汽为介质的烹调方法，如蒸、煮、炖、煨等；烹调哺乳期妇女膳食时，为促进和增加乳汁分泌，建议采用煨、煮、炖等烹调方法；烹制老年人菜肴时，应根据老年人的生理特点，选用清蒸、炖、煮、煨等烹调方法，使食物清淡、酥烂，利于消化。

3. 蔬菜类的合理烹饪　凉拌是最好的烹调蔬菜的方法，其次是生炒。为减少维生素和矿物质的损失，建议先洗后切；烹调时选用急火快炒等快速成菜的烹调方法；煮汤时水沸腾后再放菜，并尽可能汤同菜一起进食；烹调时还应根据蔬菜特点，科学搭配原料和合理利用调味品，减少营养素的破坏，如豆芽富含维生素 C 和水分，在烹炒时加少量醋，能增强豆芽的脆性和保护维生素 C；芹菜富含维生素 C，木耳富含铁，芹菜木耳搭配烹调可以促进营养素的吸收。

PPT

任务二　餐饮成本核算 🔲微课

一、餐饮成本核算的基础知识

（一）餐饮成本的概念和分类

餐饮成本有狭义和广义之分，广义的成本包括原材料、人工工资和其他费用（如水、电、煤气费，购买餐具、厨具费用，餐具破损费用，清洁、洗涤费用，办公用品费，银行利息，租入财产资金，电话费、差旅费等）；狭义的成本仅指餐饮企业为正常营业所需购进的各种原材料费用。餐饮业是集生产加工、劳动服务、商业零售于一体的独特行业，成本（原材料成本除外）很难按品种精确地分摊到每份菜肴中，因此，常以构成菜点的原材料费用之和核算餐饮产品成本，即核算餐饮原料的主料、配料和调料三大部分的耗费。

餐饮企业成本一般包括直拨成本、出库成本、盘点净损率三个部分，即：餐饮企业成本 = 直拨成本 + 出库成本 + 盘点净损率。

所有物资进入餐饮业时，须经收货部验收，根据物资申购部门和物资性质决定是否入仓，入仓的下入仓单，不入仓的下直拨单，直接拨给使用部门，通过直拨单可以计算直拨成本，依据出库单可计算出库成本。盘点净损率是指通过实地盘点，盘点数与账存数之间的差额。

餐饮成本分类是为做好成本核算和成本管理服务的。按性质可将成本分为固定成本和变动成本；从成本管理角度，又可分为可控制成本和不可控制成本、标准成本和实际成本。

（二）成本核算基础工作

1. 做好成本核算原始记录　原始记录主要包括原料进货发票、领料单、转账单、库存单、原料耗损报告单、生产成本记录、生产日报表等。正确进行成本核算，必须建立原始记录制度并予以详细记录，如采购、储存、发料及生产销售等环节都要做好原始记录，并一式几份，以便完成记账、对账和查账等财务工作。

2. 配备成本核算计量工具　厨房为准确计量各种餐饮食品原料的采购、领取和销售各个环节原材料的消耗，必须配备必要的计量工具。主要包括台秤、天平、电子秤、量杯和量筒等。日常工作中，应根据食品原来的类别选择恰当的计量工具，以便准确计量、准确核算。

（三）餐饮成本核算步骤

1. 收集成本资料　成本资料包括食品原材料采购、入库验收、入库单、出库单、领料单、转账单、耗损率、加工单等各种资料。收集成本资料是成本核算的前提和基础，要以原始记录和实测数据为准，以保证成本核算的准确性。

2. 核算餐饮成本　餐饮成本核算分采购成本核算、库房成本核算、厨房成本核算、餐厅成本核算和会计成本核算等多种。成本核算人员应根据企业的制度，选择合适的方法分类进行餐饮成本核算。

3. 成本分析　在成本核算基础上，应定期对成本核算的结果及其核算资料进行成本分析，形成分析报告。一般来说每周、每月都应进行成本分析，以指导餐饮生产经营活动的顺利进行。

4. 提出改进意见　根据成本核算结果和分析材料，对采购、储存、出库、领用以及库房、厨房、餐厅等各个环节、各个部门进行分析，找出存在的问题和影响成本的原因，并针对主要原因提出修改建议。

二、餐饮原料成本核算

（一）核算原料成本所需的原料知识

1. 毛料 即市场采购回来的未经加工处理的食品原料。

2. 净料 即经加工后可用来搭配和烹制的半成品。所有原料采购回来需经初加工，即使半成品原料也应做相应的处理。目前，很多餐饮企业都采用净料分等定价，计算成本，确定售价。

3. 净料率 又称起货率，是表明原料利用程度的指标，对成本的核算、食品原料的利用状况分析及其采购、库存数量等有实际作用，计算公式如下。

$$净料率 = 净料重量 / 毛料总重量 \times 100\%$$

[例1] 购入带骨牛肉 20 kg，经初加工后剔出骨头 4 kg，求牛肉的净料率。

$$牛肉净料率 = 净料重量 / 毛料总重量 \times 100\%$$
$$= (20 - 4)/20 \times 100\% = 80\%$$

[例2] 购入木耳 5 kg，泡发后得水发木耳 10 kg，但从泡发好的木耳中检出不合格木耳和污物共计 0.5 kg，求木耳的净料率。

$$木耳净料率 = 净料重量 / 毛料总重量 \times 100\%$$
$$= (10 - 0.5)/5 \times 100\%$$
$$= 190\%$$

需要指出，净料率一般都有行业约定俗成的百分比。

4. 净料成本 又称起货成本，系指毛料经加工处理成为净料的成本变化，核算公式如下。

$$净料成本 = (毛料总值 - 副料总值) \div 净料率$$

公式中：毛料总值指市场状态的原料的总值；副料总值指毛料经初加工剔出的还可作为其他用途部分的总值。

以上公式是计算所有原料净料成本的基本公式。根据原料的加工方式和用途不同，该公式的运用可分一料一用、一料多用等，所有分类计算是这个公式的变通。

（二）一料一档成本核算

一料一档成本计算方法有两种情况。

1. 毛料经加工处理后只有一种净料，下脚料无法利用，其成本核算时以毛料价值为基础，直接核算净料成本，其计算公式如下。

$$单位净料成本 = 毛料总值 \div 净料重量$$

[例3] 购进冬瓜 50 kg，进货价款为 1.20 元/千克。去皮后得到净冬瓜 37.5 kg，求冬瓜的单位净料成本。

根据净料成本计算公式：

$$冬瓜的单位净料成本 = 毛料总值 \div 净料重量$$
$$= 50.00 \times 1.20 \div 37.5$$
$$= 1.60 \ 元/千克$$

2. 毛料经处理后得到一种净料，同时又有可作价利用的下脚料、废料等，计算净料成本时，须从毛料总值中扣除下脚料和废料的价款后，再除以净料重量，计算公式如下。

$$单位净料成本 = （毛料总值 - 下脚料总值 - 废料总值）/净料重量$$

[例4] 购入某原料 10 kg，进价 6.80 元/千克，初加工得净料 7.50 kg，下料 1.00 kg，单价 2.00 元/千克，废料 1.50 kg，单价 0.50 元/千克，求该原料的单位净料成本。

根据净料成本计算公式：

$$
\begin{aligned}
单位净料成本 &= （毛料总值 - 下脚料总值 - 废料总值）/净料重量 \\
&= [（10.00 \times 6.80）-（1.00 \times 2.00）-（1.5 \times 0.50）] \div 7.50 \\
&= 8.70 \ 元/千克
\end{aligned}
$$

（三）一料多档成本核算

一种原料经初加工处理后得到一种以上的净料或半成品，形成不同档次的原料，各档原料的价值是不同的，因此，要分别确定不同档次原料的价值比率，然后核算各分档原料的成本，核算公式如下。

$$某档原料单位净料成本 = （毛料价格 \times 毛料重量 \times 某档原料价值比率）/该档净料重量$$

[例5] 购进猪腿 10 kg，单价 30 元/千克，经拆卸分档，得到精瘦肉 6 kg、肥膘 2 kg、肉皮 1 kg，筒骨 1 kg，各档原料价值比率分别是 64%、19%、11%、6%，请核算各档原料单位成本。

根据一料多档原料的原料成本核算公式，各档原料单位成本计算如下。

精瘦肉单位净料成本 =（30 × 10 × 64%）÷ 6 = 32 元
肥膘单位净料成本 =（30 × 10 × 19%）÷ 2 = 23.5 元
肉皮单位净料成本 =（30 × 10 × 11%）÷ 1 = 33 元
筒骨单位净料成本 =（30 × 10 × 6%）÷ 1 = 18 元

[例6] 购进鲜鱼 60 kg，进价 10.00 元/千克，根据菜肴烹制需要对其进行初加工处理，得净鱼 52.50 kg，其中鱼头 17.50 kg，鱼中段 22.50 kg，鱼尾 12.50 kg，鱼鳞、内脏等废料 7.50 kg，废料没有利用价值。根据各档净料的质量和烹饪用途，该企业确定鱼头总值应占毛料总值的 35.00%，鱼中段占 45.00%，鱼尾占 20.00%，求鱼头、鱼中段、鱼尾的净料成本。

根据一料多档原料的净料成本核算公式，各档原料单位净料成本计算如下。

鱼头单位净料成本 =（10 × 60.00 × 35%）÷ 17.50 = 12.00 元/千克
鱼中段头单位净料成本 =（10 × 60.00 × 45%）÷ 22.50 = 12.00 元/千克
鱼尾单位成本 =（10 × 60.00 × 20%）÷ 12.50 = 9.60 元/千克

各档原料的净料成本如下。

鱼头净料成本 = 12.00 × 17.5 = 210.00 元
鱼中段头净料成本 = 12.00 × 22.50 = 270.00 元
鱼尾净料成本 = 9.60 × 12.50 = 120.00 元

（四）半成品成本核算

半成品是指经过制馅处理或热处理后的半成品，成本核算公式如下。

$$半成品净料成本 = （毛料总值 - 副料总值 + 调味品成本）÷ 净料率$$

[**例7**] 每 500 g 鱼肉的进货价是 10 元，制作鱼胶的调料成本是 1 元，由鱼肉制作成鱼胶的净料成本是 95%，无副料价值，求该鱼胶的净料成本。

根据半成品成本核算公式：

$$500 \text{ g 鱼胶净料成本} = (\text{毛料总值} - \text{副料总值} + \text{调味品成本}) \div \text{净料率}$$
$$= (10 - 0 + 1) \div 95\% \approx 11.58 \text{ 元}$$

[**例8**] 鱼白每 500 g 的进价是 120 元，经涨发后净料率是 450%，其中耗油约 350 g，每 500 g 食用油的价格是 10 元，求涨发后鱼白净料成本。

根据半成品成本核算公式：

$$500 \text{ g 鱼白净料成本} = (\text{毛料总值} - \text{副料总值} + \text{调味品成本}) \div \text{净料率}$$
$$= [120 - 0 + (350 \div 500 \times 10)] \div 450\% \approx 28.22 \text{ 元}$$

在计算半成品净料率成本时，关键是净料率的测定，最好通过实际测定获得。

（五）调味品成本核算

调味品根据生产和加工的方法不同，大体上分为两种类型，即单件生产和成批生产。因此，核算方法也应有两种。

1. 单件产品成本核算法 单件产品成本核算也叫个别成本核算，适用于单件生产产品的调味品成本核算。核算时先计算各种调味品用量，然后根据其进价分别算出各自的成本，并逐一相加。计算公式为：

$$\text{单件产品调味品成本} = \text{调味品 1 成本} + \text{调味品 2 成本} + \cdots\cdots + \text{调味品 } n \text{ 成本}$$

2. 平均成本核算法 平均成本，也叫综合成本，指批量生产的产品的单位调味品成本。例如点心类制品、卤制品等都属于这类。计算此类产品的调味品成本，应分两步进行。

第一步：用容器估量法和体积估量法核算出整个产品中各种调味品的总用量及其成本。

第二步：用调味品的总成本除以产品的总量，求出每一单位产品的调味品成本，计算公式如下。

$$\text{批量产品平均调味品成本} = \text{批量生产耗用调味品总值} \div \text{产品数量}$$

一般而言，餐饮实际工作中，不可能对每个菜都进行测算，只能凭厨师的经验和技术来控制其用量。

三、餐饮产品成本核算

餐饮产品成本核算方法与调味品成本核算方法类似，主要包括先分后总法和先总后分法两种，前者适用于单件制作的菜点的成本计算，先总后分法适用于成批产品的成本核算。

（一）单件产品成本核算

采用先分后总法，随机选择产品抽样，测定单件产品实际成本消耗，根据抽样测定结果，计算成本误差，填写抽样成本核算报表，分析原因，提出改进措施。

[**例9**] "西兰花带子"，用料：鲜带子每 500 g 进价 30 元，净料率为 95%，用量是 200 g；西兰花每 500 g 的进价 3 元，净料率是 65%，用量 200 g，调味品成本是 1 元，求该菜肴的原料总成本。

$$\text{该菜肴原料总成本} = \text{鲜带子净成本} + \text{西兰花净成本} + \text{调味品成本}$$
$$= (30 \div 95\%) \times (200 \div 500) + (3 \div 65\%) \times (200 \div 500) + 1$$
$$= 14.48 \text{（元）}$$

这是一个较标准的菜肴产品成本核算，即将各主料、配料的每 500 g 净成本乘以用量，然后按照品种的标准成本配置（无论有多少种主配料）相加到一起就是该品种的原料总成本。

（二）批量产品成本核算

根据一批产品的生产数量和各种原料实际消耗进行核算，采用先总后分法进行，计算公式如下。

$$单位产品成本 = 本批产品所耗用的原料总成本/产品数量$$

[例10] 猪肉包子 70 个，用料：面粉 1 kg，进价 4 元/千克；猪肉 500 g，单价为 30 元/千克；酱油 150 g，单价 5 元；味精 3 g、葱末 50 g、姜末 5 g，共 1 元，猪肉包子的单位成本价计算如下。

$$每个猪肉包子成本 = 本批产品所耗用的原料总成本/产品数量$$
$$= （4 \times 1 + 0.5 \times 30 + 5 \times 0.15 + 1）\div 70 \approx 0.30 元/个$$

四、餐饮企业成本核算

核算餐饮企业成本时，有的原料不一定每日采购，有的甚至隔几日才采购，同时，从库房领出的原料也不一定是每日刚好用完，有些原料在使用日以前就会领出来，为减少人为原因造成成本额波动，更好地控制和管理，一般通过核算企业的月实际成本率来了解餐饮企业的各项餐饮成本控制和经营情况。

餐饮企业月食品实际成本率 =（月食品实际成本净额/食品销售额）×100%

餐饮企业月饮料实际成本率 =（月饮料实际成本净额/饮料销售额）×100%

餐饮企业月人工实际成本率 =（月人工实际成本净额/总销售额）×100%

月各类原料的实际成本额的计算见表 7 - 1。

表 7 - 1 月各类原料的实际成本额的计算

费用名称	金额（元）
月初库房库存额	
+ 月初厨房库存额	
+ 本月库房采购额	
+ 本月直拨采购额	
- 月末库房库存额	
- 月末厨房库存额	
± 成本调整额	
- 各项扣除额	
= 月实际成本净额	

许多餐饮企业生产经营时，都存在食品和饮料等调整，因此会产生相应的调整额，应注意增加或减去。

各项扣除额包括不应计算在对客人消费的餐饮产品成本中的各项成本：①对客户赠送的水果、饮品；②招待用餐成本；③职工用餐成本；④其他杂项扣除等。

为更好地搞好成本的控制与管理，一般企业成本核算时需要制成月报表，内容应反映企业月消耗食品、饮料的总额，显示食品、饮料成本的调整额和各项扣除额，列出一个月的实际成本净额。另外，内容还应包含月营业收入总额，算出实际成本率，并应标出企业的标准成本率。

思考题

1. 试述粮豆类、畜禽肉类餐饮原料的主要卫生问题及其卫生管理。

2. 烹调中营养素流失和破坏的途径有哪些？如何减少烹调中营养素的流失和破坏？

3. 试述餐饮原料在采购、运输、贮存时的主要卫生问题及其卫生管理。

实训十六　餐饮从业人员食品卫生规范要求实践

小组成员				学时	
实训场地		指导教师		日期	

目标	**知识目标** 1. 掌握各类餐饮食品原料的主要卫生问题及其卫生管理；烹饪中营养素保护措施；合理烹饪的基础知识；各类食物的合理烹饪。 2. 熟悉食品原料在采购、运输和贮存过程中的主要卫生问题及其卫生管理。 **能力目标** 1. 能够应用餐饮从业人员食品卫生规范与要求。 2. 能够应用餐饮服务食品安全操作规范。
工作要求 （任务描述）	1. 课前预习：最新版餐饮服务食品安全操作规范的内容、营养配餐餐饮等相关从业人员必须具备的食品卫生规范与要求等相关知识。 2. 选择营养配餐中心、餐馆、快餐店、小吃店（可视具体情况调整），学生分组调研关于"××（企业名称）营养配餐或餐饮从业人员食品卫生行为现况调查"。以访谈或者观察形式开展调研。 3. 调研内容三个方面：①原料采购时的卫生行为；②原料运输和贮存过程中的卫生行为；③产品销售时的卫生行为。
企业标准	1.《餐饮服务食品安全操作规范》（2022年版） 2.《食品安全国家标准　餐饮服务通用卫生规范》（GB 31654—2021）
工作条件（实训条件）	营养配餐实训室、校外调研、计算机等。

工作流程

一、工作准备

明确工作任务，完成分组，课前预习最新版《餐饮服务食品安全操作规范》和《食品安全国家标准　餐饮服务通用卫生规范》（GB 31654—2021）的内容，营养配餐或餐饮从业人员必须具备的食品卫生规范与要求等相关知识。

二、决策与计划

人员分配	
时间安排	
工具和材料	
工作步骤	

三、实施

1. 任务要求：根据工作内容，选择营养配餐中心、餐馆、快餐店、小吃店（可视具体情况调整），分组调研关于"××（企业名称）餐饮从业人员食品卫生行为现况调查"。

2. 以访谈或者观察形式开展调研，调研内容三个方面：①原料采购时的卫生行为；②原料运输和贮存过程中的卫生行为；③产品销售时的卫生行为。

3. 将调查结果进行小组汇报，提出问题和解决问题的方法或者建议，改进食品安全卫生管理的方法和建议。

四、讨论

根据小组间汇报情况及教师讲解情况，对营养配餐或餐饮服务食品安全操作调查情况、从业人员的食品卫生规范与要求执行情况进行讨论。学生按小组提交一份"××（企业名称）餐饮从业人员食品卫生行为现况调查"。内容包括：任务概述、小组分工、××（企业名称）餐饮从业人员食品卫生行为现况调查记录汇总表、该企业违反食品卫生规范与要求的总结报告，要求照片、文字总结，并制作PPT汇报。

五、评估考核标准（技能和素质考核）

考评项目		组内评估	组间评估	教师（企业教师）评估	备注
素质考评 （15 分）	工作纪律（5 分）				
	团队合作（5 分）				
	职业道德（5 分）				
任务工单（实训报告）考评（30 分）					
实操技能考评 （55 分）	软件使用（10 分）				
	任务方案（10 分）				
	实施过程（15 分）				
	完成情况（15 分）				
	其他（5 分）				
综合评价（100 分）					
组长签字：		教师签字			

实训十七　餐饮成本核算实践

小组成员			学时	
实训场地		指导教师	日期	

目标	**知识目标** 1. 掌握餐饮成本核算的概念。 2. 熟悉毛料、净料、净料率的概念。 **能力目标** 能够进行餐饮原料、产品的成本核算。
工作要求 （任务描述）	1. 核算一份宫保鸡丁的原料总成本。 2. 核算某餐饮企业成本。
企业标准	餐饮原料、产品和餐饮企业的成本核算的原则与方法。
工作条件 （实训条件）	营养配餐实训室、计算软件、计算机、食物模型等。
工作流程	

一、工作准备

案例 1　某餐厅推出新菜宫保鸡丁，每一份需要鸡腿肉（225 g）、花生米（50 g）、葱（45 g）、姜（10 g）、干辣椒（8 g）、花椒（1.5 g）、色拉油（60 g）、食盐（2 g）、料酒（2 g）、味精（1 g）、酱油（6.5 g）、白糖（10 g）、醋（7 g）、水淀粉（22 g）。查原始记录可知原料情况如下：鸡腿 20 kg，单价 12 元/千克，经拆卸分档，得到鸡腿肉 15 kg，肉皮 2 kg，鸡腿骨 3 kg，餐厅确定各档原料价值比率分别是 74%、20%、6%；花生米 10 kg，单价是 13 元/千克，初加工后得 9.8 kg；葱 5 kg，单价 6 元/千克，初步处理后得 4.7 kg，废料 0.3 kg，无价值；姜 5 kg，单价 10 元/千克，废料 0.3 kg，无价值；干辣椒单价 26 元/千克，无副料；花椒 120 元/千克，无副料；色拉油单价 7 元/千克，食盐单价 1.5 元/500 克，料酒 8 元/千克，味精 8 元/500 克，酱油 6 元/500 克，白糖 13 元/千克，醋 8 元/500克；淀粉单价 5 元/5500 克，制作水淀粉时淀粉和水的比例是 1∶5，请核算一份宫保鸡丁的原料总成本。

根据餐饮产品成本计算方法，该餐厅一份宫保鸡丁的原料总成本计算步骤如下。

1. 计算各原料净料成本

（1）计算该菜肴主料的净料成本

该菜肴主料是鸡腿，属于一料多档原料，因此：

$$鸡腿肉单位净料成本 = （毛料价格×毛料重量×某档原料价值比率）/该档净料重量$$
$$= （12×20×74\%）/15$$
$$= 11.84（元/千克）$$
$$该菜肴鸡腿肉净料成本 = 鸡腿肉用量×鸡腿肉单位净成本$$
$$= 225÷1000×11.84$$
$$≈2.67（元）$$

（2）计算该菜肴配料的净料成本　该菜肴配料是花生米，属于一档一用原料，因此：
$$花生米的单位净料成本 = 毛料总值÷净料重量$$
$$= 13×10÷9.80$$
$$≈13.27（元/kg）$$
$$该菜肴花生米净料成本 = 花生米用量×花生米单位净成本$$
$$= 50÷1000×13.27$$
$$= 0.66元$$

（3）计算调味品成本

该菜肴调味品属于单件产品，因此先计算各调味品的净料成本，具体如下。

葱的净料成本 = $6×5÷4.7×0.045≈0.29$ 元

姜的净料成本 = $10×5÷4.7×0.01≈0.11$ 元

干辣椒的净料成本 = $26×0.008≈0.21$ 元

花椒的净料成本 = $120×0.0015 = 0.18$ 元

色拉油的净料成本 = $7×0.06 = 0.42$ 元

食盐的净料成本 = $1.5×2×0.002 = 0.01$ 元

料酒的净料成本 = $8×0.002≈0.02$ 元

味精的净料成本 = $8×2×0.001≈0.02$ 元

酱油的净料成本 = $6×2×0.0065≈0.08$ 元

白糖的净料成本 = $13×0.01 = 0.13$ 元

醋的净料成本 = $16×0.007 = 0.11$ 元

水淀粉的净料成本 = $22÷6÷1000×5×2 = 0.04$ 元

$$该菜肴调味品成本 = 葱净料成本+姜净料成本+……+水淀粉净料成本$$
$$= 0.29+0.11+0.21+0.18+0.42+0.01+0.02+0.02+0.08+0.13+0.11+0.04$$
$$= 1.62元$$

2. 计算该菜肴的原料总成本

$$一份宫保鸡丁原料总成本 = 鸡腿肉净料成本+花生米净料成本+调味品成本$$
$$= 2.67+0.66+1.62$$
$$= 4.95（元）$$

案例2　某餐饮企业餐饮成本2023年8月月报表如下，请核算该企业该月的食品实际成本率。

××餐厅餐饮成本2023年8月报表　　　　　　　　　　　单位：元

项目	食品		饮料	
	存额	支出	存额	支出
月初库房库存额	421376.03		267551.54	
月初厨房、酒吧库存额	185325.19		76884.22	
本月库房采购额	226287.04		190866.57	
本月直拨采购额	165149.82			
月末库房库存额		192012.55		232642.16
月末厨房、酒吧库存额		130562.26		89256.32
本月食品饮料总消耗				
转食品的饮料成本	11265.24			11265.24
转饮料的食品成本		3975.66	3975.66	
客房赠客水果		8827.52		
赠客饮料				10918.12
招待用餐、饮品		20918.81		3128.76
职工用餐		88112.11		3058.16
其他杂项扣除		8092.55		4618.27
扣除总额				
净食品、饮料成本额				
食品、饮料净营业收入		1398969.88		603889.22
标准成本率	35%		30%	
实际成本率				

解：第一步，根据实际成本额计算公式，计算该月食品实际成本净额，该月食品实际成本净额 = 421376.03 + 185325.19 + 226287.04 + 165149.82 − 192012.55 − 130562.26 + 11265.24 − 3975.66 − 8827.52 − 20918.81 − 88112.11 − 8092.55 = 556901.86

第二步，根据餐饮企业月食品成本率公式计算该企业该月食品的实际成本率。

该企业该月的食品实际成本率 = （月食品实际成本净额/食品销售额）×100% = 39.81%

该餐厅的食品标准成本率为 35%，实际成本率比标准成本率高 4.81%，说明其成本控制可能存在很多问题。

二、决策与计划

人员分配

时间安排

工具和材料

工作步骤

三、实施

一份冬笋香菇需要香菇 200 g、冬笋 100 g、酱油 20 g、白砂糖 5 g、味精 1 g、植物油 30 g、香油 15 g、食盐 2 g，淀粉 5 g。原料情况如下：干香菇 5 kg，单价 39.80 元/千克，涨发后得水发香菇 9.5 kg，但从涨发好的香菇中捡出不合格香菇和污物 0.5 kg；新鲜冬笋 20 kg，进货价款为 13 元/千克，去皮后得到净冬笋 13.5 kg，其他为废料无价值；酱油 6 元/500 克；白砂糖 13 元/千克；味精 8 元/500 克；植物油 60 元/5 升；香油 20 元/500 克；食盐单价 1.5 元/500 克；淀粉单价 5 元/500 克，请核算一份冬笋香菇的原料总成本。

根据餐饮产品成本核算方法，一份宫保鸡丁的原料总成本计算步骤如下。

1. 计算各原料净成本

（1）计算该菜肴主料的净料成本

香菇单位净料成本 =

该菜肴香菇净料成本 =

（2）计算该菜肴配料的净料成本

冬笋单位净料成本 =

该菜肴冬笋净料成本 =

（3）计算调味品成本

酱油的净料成本 =

白砂糖的净料成本 =

味精的净料成本 =

植物油的净料成本 =

香油的净料成本 =

食盐的净料成本 =

淀粉的净料成本 =

该菜肴调味品成本 =

一份冬笋香菇原料总成本 =

2. 计算实际成本率　根据案例 2 提供的资料，请计算该餐饮企业该月的饮料实际成本率。第一步，根据实际成本额计算公式，计算该月饮料的实际成本净额。

该月饮料实际成本净额 =

第二步，根据餐饮企业的月饮料成本率公式，计算该企业该月食品的实际成本率。

该企业该月饮料的成本率 =

四、检查

小组间讨论及教师讲解，对各组餐饮原材料和企业成本核算情况进行检查。

五、评估考核标准（技能和素质考核）

考评项目		组内评估	组间评估	教师（企业教师）评估	备注
素质考评（15 分）	工作纪律（5 分）				
	团队合作（5 分）				
	职业道德（5 分）				
任务工单（实训报告）考评（30 分）					
实操技能考评（55 分）	软件使用（10 分）				
	任务方案（10 分）				
	实施过程（15 分）				
	完成情况（15 分）				
	其他（5 分）				
综合评价（100 分）					

组长签字：　　　　　　　　　　　　　　　教师签字：

练　习　题

答案解析

一、单选题

1. 选购放心肉，正确的做法是（　　）

　　A. 看是否有动物检疫合格证明和胴体上是否有红色或蓝色滚花印章

　　B. 禽类和牛羊肉类是否有塑封标志和动物检疫合格证明

　　C. 购买熟肉制品，要仔细查看标签

　　D. 以上做法都正确

2. 下列有利于防止细菌污染食品的途径有（　　）

　　A. 食品加工人员不良的卫生习惯　　　　　　B. 生熟案板分开

　　C. 食品加工人员带菌　　　　　　　　　　　D. 原料动植物的生产环境中污染了细菌

3. 食品经营许可证发证日期为许可决定作出的日期，有效期为（　　）年

　　A. 2　　　　　　　　B. 3　　　　　　　　C. 4　　　　　　　　D. 5

4. 制作"京酱肉丝"用肉丝200 g，猪肉进价每千克17元，加工成肉丝净料率为80%，下脚料碎肉进价0.50元，则该菜主料成本为（　　）

　　A. 3.40元　　　　　B. 4.25元　　　　　C. 3.75元　　　　　D. 4.40元

5. 毛料经粗加工后得到一种以上净料称为（　　）

　　A. 一料多档　　　　B. 一料一档　　　　C. 半制品　　　　　D. 熟制品

6. 某厨房购土豆，加工净料率70%，则损耗率为（　　）

　　A. 70%　　　　　　B. 30%　　　　　　C. 50%　　　　　　D. 60%

7. 成本核算的目的是提高企业的（　　）

　　A. 成本管理　　　　B. 成本核算　　　　C. 经济效益　　　　D. 管理水平

二、多选题

1. 食品安全，是指食品（　　）

　　A. 无毒、无害　　　　　　　　　　　　　　B. 符合应当有的营养要求

　　C. 对人体健康不造成任何急性、亚急性危害　D. 对人体健康不造成任何慢性危害

2. 以下可能会导致交叉污染的操作包括（　　）

　　A. 食品成品与原料容器混用　　　　　　　　B. 食品原料与一次性留样盒分区放同一仓库

　　C. 加工生食品后未洗手消毒直接加工凉菜　　D. 肉与蔬菜放在冰箱的同一冰室

书网融合……

本章小结　　　　　　微课　　　　　　题库

附录 《中国居民膳食营养素参考摄入量（2023版）》 分类总表

附表 1　膳食能量需要量（EER）

年龄/阶段	男性						女性					
	PAL I [a]		PAL II [b]		PAL III [c]		PAL I [a]		PAL II [b]		PAL III [c]	
	MJ/d	kcal/d	MJ/d	kcal/d	MJ/d	kcal/d	MJ/d	kcal/d	MJ/d	kcal/d	MJ/d	kcal/d
0 岁 ~	—	—	0.38MJ/(kg·d)	90kcal/(kg·d)	—	—	—	—	0.38MJ/(kg·d)	90kcal/(kg·d)	—	—
0.5 岁 ~	—	—	0.31MJ/(kg·d)	75kcal/(kg·d)	—	—	—	—	0.31MJ/(kg·d)	75kcal/(kg·d)	—	—
1 岁 ~	—	—	3.77	900	—	—	—	—	3.35	800	—	—
2 岁 ~	—	—	4.60	1 100	—	—	—	—	4.18	1 000	—	—
3 岁 ~	—	—	5.23	1 250	—	—	—	—	4.81	1 150	—	—
4 岁 ~	—	—	5.44	1 300	—	—	—	—	5.23	1 250	—	—
5 岁 ~	—	—	5.86	1 400	—	—	—	—	5.44	1 300	—	—
6 岁 ~	5.86	1 400	6.69	1 600	7.53	1 800	5.44	1 300	6.07	1 450	6.90	1 650
7 岁 ~	6.28	1 500	7.11	1 700	7.95	1 900	5.65	1 350	6.49	1 550	7.32	1 750
8 岁 ~	6.69	1 600	7.74	1 850	8.79	2 100	6.07	1 450	7.11	1 700	7.95	1 900
9 岁 ~	7.11	1 700	8.16	1 950	9.20	2 200	6.49	1 550	7.53	1 800	8.37	2 000
10 岁 ~	7.53	1 800	8.58	2 050	9.62	2 300	6.90	1 650	7.95	1 900	8.79	2 100
11 岁 ~	7.95	1 900	9.20	2 200	10.25	2 450	7.32	1 750	8.37	2000	9.41	2 250
12 岁 ~	9.62	2 300	10.88	2 600	12.13	2 900	8.16	1 950	9.20	2 200	10.25	2 450
15 岁 ~	10.88	2 600	12.34	2 950	13.81	3 300	8.79	2 100	9.83	2 350	11.09	2 650
18 岁 ~	9.00	2 150	10.67	2 550	12.55	3 000	7.11	1 700	8.79	2 100	10.25	2 450
30 岁 ~	8.58	2 050	10.46	2 500	12.34	2 950	7.11	1 700	8.58	2 050	10.04	2 400
50 岁 ~	8.16	1 950	10.04	2 400	11.72	2 800	6.69	1 600	8.16	1 950	9.62	2 300

续表

年龄/阶段	男性						女性					
	PAL I [a]		PAL II [b]		PAL III [c]		PAL I [a]		PAL II [b]		PAL III [c]	
	MJ/d	kcal/d	MJ/d	kcal/d	MJ/d	kcal/d	MJ/d	kcal/d	MJ/d	kcal/d	MJ/d	kcal/d
65 岁 ~	7.95	1 900	9.62	2 300	—	—	6.49	1 550	7.74	1 850	—	—
75 岁 ~	7.53	1 800	9.20	2 200	—	—	6.28	1 500	7.32	1 750	—	—
妊娠早期	—	—	—	—	—	—	+0	+0	+0	+0	+0	+0
妊娠中期	—	—	—	—	—	—	+1.05	+250	+1.05	+250	+1.05	+250
妊娠晚期	—	—	—	—	—	—	+1.67	+400	+1.67	+400	+1.67	+400
哺乳期	—	—	—	—	—	—	+1.67	+400	+1.67	+400	+1.67	+400

注：PAL I [a]、PAL II [b] 和 PAL III [c] 分别代表低强度身体活动水平、中等强度身体活动水平和高强度身体活动水平。

"—" 表示未制定或未涉及；"+" 表示在相应年龄阶段的成年女性需要量基础上增加的需要量。

附表 2 膳食蛋白质参考摄入量

年龄/阶段	EAR(g/d)		RNI(g/d)		AMDR（%E）
	男性	女性	男性	女性	
0 岁 ~	—	—	9（AI）	9（AI）	—
0.5 岁 ~	—	—	17（AI）	17（AI）	—
1 岁 ~	20	20	25	25	—
2 岁 ~	20	20	25	25	—
3 岁 ~	25	25	30	30	—
4 岁 ~	25	25	30	30	8 ~ 20
5 岁 ~	25	25	30	30	8 ~ 20
6 岁 ~	30	30	35	35	10 ~ 20
7 岁 ~	30	30	40	40	10 ~ 20
8 岁 ~	35	35	40	40	10 ~ 20
9 岁 ~	40	40	45	45	10 ~ 20
10 岁 ~	40	40	50	50	10 ~ 20
11 岁 ~	45	45	55	55	10 ~ 20
12 岁 ~	55	50	70	60	10 ~ 20
15 岁 ~	60	50	75	60	10 ~ 20
18 岁 ~	60	50	65	55	10 ~ 20
30 岁 ~	60	50	65	55	10 ~ 20
50 岁 ~	60	50	65	55	10 ~ 20
65 岁 ~	60	50	72	62	15 ~ 20
75 岁 ~	60	50	72	62	15 ~ 20
妊娠早期	—	+0	—	+0	10 ~ 20
妊娠中期	—	+10	—	+15	10 ~ 20
妊娠晚期	—	+25	—	+30	10 ~ 20
哺乳期	—	+20	—	+25	10 ~ 20

注："—"表示未制定或未涉及；"＋"表示在相应年龄阶段的成年女性需要量基础上增加的需要量。

附表 3 膳食脂肪及脂肪酸参考摄入量

年龄/阶段	总脂肪	饱和脂肪酸	n-9 多不饱和脂肪酸	n-3 多不饱和脂肪酸	亚油酸	亚麻酸	EPA＋DHA
	AMDR(%E)	AMDR(%E)	AMDR(%E)	AMDR(%E)	AI(%E)	AI(%E)	AMDR/AI(g/d)
0 岁 ~	48（AI）	—	—	—	8.0（0.15g[a]）	0.90	0.1[b]
0.5 岁 ~	40（AI）	—	—	—	6.0	0.67	0.1[b]
1 岁 ~	35（AI）	—	—	—	4.0	0.60	0.1[b]
3 岁 ~	35（AI）	—	—	—	4.0	0.60	0.2
4 岁 ~	20 ~ 30	<8	—	—	4.0	0.60	0.2
6 岁 ~	20 ~ 30	<8	—	—	4.0	0.60	0.2
7 岁 ~	20 ~ 30	<8	—	—	4.0	0.60	0.2
9 岁 ~	20 ~ 30	<8	—	—	4.0	0.60	0.2
11 岁 ~	20 ~ 30	<8	—	—	4.0	0.60	0.2

年龄/阶段	总脂肪	饱和脂肪酸	n-9多不饱和脂肪酸	n-3多不饱和脂肪酸	亚油酸	亚麻酸	EPA+DHA
	AMDR(%E)	AMDR(%E)	AMDR(%E)	AMDR(%E)	AI(%E)	AI(%E)	AMDR/AI(g/d)
12岁~	20~30	<8	—	—	4.0	0.60	0.25
15岁~	20~30	<8	—	—	4.0	0.60	0.25
18岁~	20~30	<10	2.5~9.0	0.5~2.0	4.0	0.60	0.25~2.00（AMDR）
30岁~	20~30	<10	2.5~9.0	0.5~2.0	4.0	0.60	0.25~2.00（AMDR）
50岁~	20~30	<10	2.5~9.0	0.5~2.0	4.0	0.60	0.25~2.00（AMDR）
65岁~	20~30	<10	2.5~9.0	0.5~2.0	4.0	0.60	0.25~2.00（AMDR）
75岁~	20~30	<10	2.5~9.0	0.5~2.0	4.0	0.60	0.25~2.00（AMDR）
妊娠早期	20~30	<10	2.5~9.0	0.5~2.0	+0	+0	0.25（0.2[b]）
妊娠中期	20~30	<10	2.5~9.0	0.5~2.0	+0	+0	0.25（0.2[b]）
妊娠晚期	20~30	<10	2.5~9.0	0.5~2.0	+0	+0	0.25（0.2[b]）
哺乳期	20~30	<10	2.5~9.0	0.5~2.0	+0	+0	0.25（0.2[b]）

注：[a] 花生四烯酸；[b] DHA。
"—"表示未制定；"+"表示在相应年龄阶段的成年女性需要量基础上增加的需要量。

附表4 膳食碳水化合物参考摄入量

年龄/阶段	总碳水化合物		膳食纤维	添加糖[a]
	EAR(g/d)	AMDR(%E)	AI(g/d)	AMDR(%E)
0岁~	60（AI）	—	—	—
0.5岁~	80（AI）	—	—	—
1岁~	120	50~65	5~10	—
4岁~	120	50~65	10~15	<10
7岁~	120	50~65	15~20	<10
9岁~	120	50~65	15~20	<10
12岁~	150	50~65	20~25	<10
15岁~	150	50~65	25~30	<10
18岁~	120	50~65	25~30	<10
30岁~	120	50~65	25~30	<10
50岁~	120	50~65	25~30	<10
65岁~	120	50~65	25~30	<10
75岁~	120	50~65	25~30	<10

续表

年龄/阶段	总碳水化合物		膳食纤维	添加糖[a]
	EAR(g/d)	AMDR(%E)	AI(g/d)	AMDR(%E)
妊娠早期	+10	50~65	+0	<10
妊娠中期	+20	50~65	+4	<10
妊娠晚期	+35	50~65	+4	<10
哺乳期	+50	50~65	+4	<10

注:[a] 添加糖每天不超过50g/d，最好低于25g/d。
"—"表示未制定；"＋"表示在相应年龄阶段的成年女性需要量基础上增加的需要量。

附表5　膳食宏量营养素可接受范围（AMDR）

单位:%E

年龄/阶段	碳水化合物	总脂肪	蛋白质
0岁~	—	48（AI）	—
0.5岁~	—	40（AI）	—
1岁~	50~65	35（AI）	—
4岁~	50~65	20~30	8~20
6岁~	50~65	20~30	10~20
7岁~	50~65	20~30	10~20
11岁~	50~65	20~30	10~20
12岁~	50~65	20~30	10~20
15岁~	50~65	20~30	10~20
18岁~	50~65	20~30	10~20
30岁~	50~65	20~30	10~20
50岁~	50~65	20~30	10~20
65岁~	50~65	20~30	15~20
75岁~	50~65	20~30	15~20
妊娠早期	50~65	20~30	10~20
妊娠中期	50~65	20~30	10~20
妊娠晚期	50~65	20~30	10~20
哺乳期	50~65	20~30	10~20

注:"—"表示未制定。

附表6　膳食微量营养素平均需要量（EAR）

年龄/阶段	钙 (mg/d)	磷 (mg/d)	镁 (mg/d)	铁 (mg/d) 男	铁 女	碘 (μg/d)	锌 (mg/d) 男	锌 女	硒 (μg/d)	铜 (mg/d)	钼 (μg/d)	维生素A (μgRAE/d) 男	维生素A 女	维生素D (μg/d)	维生素B₁ (mg/d) 男	维生素B₁ 女	维生素B₂ (mg/d) 男	维生素B₂ 女	烟酸 (mgNE/d) 男	烟酸 女	维生素B₆ (mg/d)	叶酸 (μgDFE/d)	维生素B₁₂ (μg/d)	维生素C (mg/d)
0岁~	—	—	—	—	—	—	—	—	—	—	—	—	—	—	—	—	—	—	—	—	—	—	—	—
0.5岁~	—	—	—	—	7	—	—	—	—	—	—	—	—	—	—	—	—	—	—	—	—	—	—	—
1岁~	400	250	110	7	7	65	—	3.2	20	0.26	8	250	240	8	0.5	0.5	0.6	0.5	5	4	0.5	130	0.8	35
4岁~	500	290	130	7	7	65	—	4.6	25	0.30	10	280	270	8	0.7	0.7	0.7	0.6	6	5	0.6	160	1.0	40
7岁~	650	370	170	9	9	65	—	5.9	30	0.38	12	300	280	8	0.8	0.7	0.8	0.7	7	6	0.7	200	1.2	50
9岁~	800	460	210	12	12	65	—	5.9	40	0.47	15	400	380	8	0.9	0.8	0.9	0.8	9	8	0.8	240	1.5	65
12岁~	850	580	260	12	14	80	7.0	6.3	50	0.56	20	560	520	8	1.2	1.0	1.2	1.0	11	10	1.1	310	1.7	80
15岁~	800	600	270	12	14	85	9.7	6.5	50	0.59	20	580	480	8	1.4	1.1	1.3	1.0	13	10	1.2	320	2.1	85
18岁~	650	600	270	9	12	85	10.1	6.9	50	0.62	20	550	470	8	1.2	1.0	1.2	1.0	12	10	1.2	320	2.0	85
30岁~	650	590	270	9	12	85	10.1	6.9	50	0.60	20	550	470	8	1.2	1.0	1.2	1.0	12	10	1.2	320	2.0	85
50岁~	650	590	270	9	8[a] 12[b]	85	10.1	6.9	50	0.60	20	540	470	8	1.2	1.0	1.2	1.0	12	10	1.3	320	2.0	85
65岁~	650	570	260	9	8	85	10.1	6.9	50	0.58	20	520	460	8	1.2	1.0	1.2	1.0	12	10	1.3	320	2.0	85
75岁~	650	570	250	9	8	85	10.1	6.9	50	0.57	20	500	430	8	1.2	1.0	1.2	1.0	12	10	1.3	320	2.0	85
妊娠早期	+0	+0	+30	—	+0	+75	—	+1.7	+4	+0.10	+0	—	+0	+0	—	+0	—	+0	—	+0	+0.7	+200	+0.4	+0
妊娠中期	+0	+0	+30	—	+7	+75	—	+1.7	+4	+0.10	+0	—	+50	+0	—	+0.1	—	+0.1	—	+0	+0.7	+200	+0.4	+10
妊娠晚期	+0	+0	+30	—	+10	+75	—	+1.7	+4	+0.10	+0	—	+50	+0	—	+0.2	—	+0.2	—	+0	+0.7	+200	+0.4	+10
哺乳期	+0	+0	+0	—	+6	+85	—	+4.1	+15	+0.50	+4	—	+400	+0	—	+0.2	—	+0.4	—	+3	+0.2	+130	+0.6	+40

注：ᵃ 无月经；ᵇ 有月经。
"—"表示未制定。"+"表示在相应年龄阶段的成年女性需要量基础上增加的需要量。

附表 7　膳食矿物质推荐摄入量（RNI）或适宜摄入量（AI）

年龄/阶段	钙 (mg/d) RNI	磷 (mg/d) RNI	钾 (mg/d) AI	钠 (mg/d) AI	镁 (mg/d) RNI	氯 (mg/d) AI	铁 (mg/d) RNI 男	铁 (mg/d) RNI 女	碘 (μg/d) RNI	锌 (mg/d) RNI 男	锌 (mg/d) RNI 女	硒 (μg/d) RNI	铜 (mg/d) RNI	氟 (mg/d) AI	铬 (μg/d) AI 男	铬 (μg/d) AI 女	锰 (mg/d) AI 男	锰 (mg/d) AI 女	钼 (μg/d) RNI
0 岁~	200 (AI)	105 (AI)	400	80	20 (AI)	120	0.3 (AI)	0.3 (AI)	85 (AI)	1.5 (AI)	1.5 (AI)	15 (AI)	0.3 (AI)	0.01	0.2	0.2	0.01	0.01	3 (AI)
0.5 岁~	350 (AI)	180 (AI)	600	180	65 (AI)	450	10	10	115 (AI)	3.2 (AI)	3.2 (AI)	20 (AI)	0.3 (AI)	0.23	5	5	0.7	0.7	6 (AI)
1 岁~	500	300	900	500~700ᵃ	140	800~1 100ᵇ	10	10	90	4.0	4.0	25	0.3	0.6	15	15	2.0	1.5	10
4 岁~	600	350	1 100	800	160	1 200	10	10	90	5.5	5.5	30	0.4	0.7	15	15	2.0	2.0	12
7 岁~	800	440	1 300	900	200	1 400	12	12	90	7.0	7.0	40	0.5	0.9	20	20	2.5	2.5	15
9 岁~	1 000	550	1 600	1 100	250	1 700	16	16	90	7.0	7.0	45	0.6	1.1	25	25	3.5	3.0	20
12 岁~	1 000	700	1 800	1 400	320	2 200	16	18	110	8.5	7.5	60	0.7	1.4	33	30	4.5	4.0	25
15 岁~	1 000	720	2 000	1 600	330	2 500	16	18	120	11.5	8.0	60	0.8	1.5	35	30	5.0	4.0	25
18 岁~	800	720	2 000	1 500	330	2 300	12	18	120	12.0	8.5	60	0.8	1.5	35	30	4.5	4.0	25
30 岁~	800	710	2 000	1 500	320	2 300	12	18	120	12.0	8.5	60	0.8	1.5	35	30	4.5	4.0	25
50 岁~	800	710	2 000	1 500	320	2 300	12	10ᶜ / 18ᵈ	120	12.0	8.5	60	0.8	1.5	30	25	4.5	4.0	25
65 岁~	800	680	2 000	1 400	310	2 200	12	10	120	12.0	8.5	60	0.8	1.5	30	25	4.5	4.0	25
75 岁~	800	680	2 000	1 400	300	2 200	12	10	120	12.0	8.5	60	0.7	1.5	30	25	4.5	4.0	25
孕早期	+0	+0	+0	+0	+40	+0	—	+0	+110	—	+2.0	+5	+0.1	+0	—	+0	—	+0	+0
孕中期	+0	+0	+0	+0	+40	+0	—	+7	+110	—	+2.0	+5	+0.1	+0	—	+3	—	+0	+0
孕晚期	+0	+0	+0	+0	+40	+0	—	+11	+110	—	+2.0	+5	+0.1	+0	—	+5	—	+0	+0
哺乳期	+0	+0	+400	+0	+0	+0	—	+6	+120	—	+4.5	+18	+0.7	+0	—	+5	—	+0.2	+5

注：ᵃ 1 岁~为 500mg/d，2 岁~为 600mg/d，3 岁~为 700mg/d。
ᵇ 1 岁~为 800mg/d，2 岁~为 900mg/d，3 岁~为 1 100mg/d。
ᶜ 无月经。
ᵈ 有月经。
"—"表示未涉及；"+"表示在相应年龄阶段的成年女性需要量基础上增加的需要量。

附表8　膳食维生素推荐摄入量（RNI）或适宜摄入量（AI）

年龄/阶段	维生素A（μgRAE/d）RNI 男	维生素A（μgRAE/d）RNI 女	维生素D（μg/d）RNI	维生素E（mgαTE/d）AI	维生素K（μg/d）AI	维生素B₁（mg/d）RNI 男	维生素B₁（mg/d）RNI 女	维生素B₂（mg/d）RNI 男	维生素B₂（mg/d）RNI 女	烟酸（mgNE/d）RNI 男	烟酸（mgNE/d）RNI 女	维生素B₆（mg/d）RNI	叶酸（μgDFE/d）RNI	维生素B₁₂（μg/d）RNI	泛酸（mg/d）AI	生物素（μg/d）AI	胆碱（mg/d）AI 男	胆碱（mg/d）AI 女	维生素C（mg/d）RNI
0岁~	300（AI）	300（AI）	10（AI）	3	2	0.1（AI）	0.1（AI）	0.4（AI）	0.4（AI）	1（AI）	1（AI）	0.1（AI）	65（AI）	0.3（AI）	1.7	5	120	120	40（AI）
0.5岁~	350（AI）	350（AI）	10（AI）	4	10	0.3（AI）	0.3（AI）	0.6（AI）	0.6（AI）	2（AI）	2（AI）	0.3（AI）	100（AI）	0.6（AI）	1.9	10	140	140	40（AI）
1岁~	340	330	10	6	30	0.6	0.6	0.7	0.6	6	5	0.6	160	1.0	2.1	17	170	170	40
4岁~	390	380	10	7	40	0.9	0.9	0.9	0.8	7	6	0.7	190	1.2	2.5	20	200	200	50
7岁~	430	390	10	9	50	1.0	0.9	1.0	0.9	9	8	0.8	240	1.4	3.1	25	250	250	60
9岁~	560	540	10	11	60	1.1	1.0	1.1	1.0	10	10	1.0	290	1.8	3.8	30	300	300	75
12岁~	780	730	10	13	70	1.4	1.2	1.4	1.2	13	12	1.3	370	2.0	4.9	35	380	380	95
15岁~	810	670	10	14	75	1.6	1.3	1.6	1.2	15	12	1.4	400	2.5	5.0	40	450	380	100
18岁~	770	660	10	14	80	1.4	1.2	1.4	1.2	15	12	1.4	400	2.4	5.0	40	450	380	100
30岁~	770	660	10	14	80	1.4	1.2	1.4	1.2	15	12	1.4	400	2.4	5.0	40	450	380	100
50岁~	750	660	10	14	80	1.4	1.2	1.4	1.2	15	12	1.6	400	2.4	5.0	40	450	380	100
65岁~	730	640	15	14	80	1.4	1.2	1.4	1.2	15	12	1.6	400	2.4	5.0	40	450	380	100
75岁~	710	600	15	14	80	1.4	1.2	1.4	1.2	15	12	1.6	400	2.4	5.0	40	450	380	100
妊娠早期	—	+0	+0	+0	+0	—	+0	—	+0	—	+0	+0.8	+200	+0.5	+1.0	+10	—	+80	+0
妊娠中期	—	+70	+0	+0	+0	—	+0.2	—	+0.1	—	+0	+0.8	+200	+0.5	+1.0	+10	—	+80	+15
妊娠晚期	—	+70	+0	+0	+0	—	+0.3	—	+0.2	—	+0	+0.8	+200	+0.5	+1.0	+10	—	+80	+15
哺乳期	—	+600	+0	+3	+5	—	+0.3	—	+0.5	—	+4	+0.3	+150	+0.8	+2.0	+10	—	+120	+50

注："—"表示未涉及；"+"表示在相应年龄阶段的成年女性需要量基础上增加的需要量。

附表 9　膳食营养素降低膳食相关非传染性疾病风险的建议摄入量（PI‑NCD）

单位：mg/d

年龄/阶段	钾	钠	维生素 C
0 岁 ~	—	—	—
0.5 岁	—	—	—
1 岁	—	—	—
4 岁 ~	1 800	≤1 000	—
7 岁 ~	2 200	≤1 200	—
9 岁 ~	2 800	≤1 500	—
12 岁 ~	3 200	≤1 900	—
15 岁 ~	3 600	≤2 100	—
18 岁 ~	3 600	≤2 000	200
30 岁 ~	3 600	≤2 000	200
50 岁 ~	3 600	≤2 000	200
65 岁 ~	3 600	≤1 900	200
75 岁 ~	3 600	≤1 800	200
妊娠早期	+0	+0	+0
妊娠中期	+0	+0	+0
妊娠晚期	+0	+0	+0
哺乳期	+0	+0	+0

注：妊娠期、哺乳期女性的 PI‑NCD 与同年龄女性相同。

"—" 表示未涉及；"＋" 表示在相应年龄阶段的成年女性需要量基础上增加的需要量。

附表 10　膳食微量营养素可耐受最高摄入量（UL）

年龄/阶段	钙（mg/d）	磷（mg/d）	铁（mg/d）	碘（μg/d）	锌（mg/d）	硒（μg/d）	铜（mg/d）	氟（mg/d）	锰（mg/d）	钼（μg/d）	维生素 A（μg/d）	维生素 D（μg/d）	维生素 E（mg/d）	烟酸（mgNE/d）	烟酰胺（mg/d）	维生素 B$_6$（mg/d）	叶酸（μg/d）	胆碱（mg/d）	维生素 C（mg/d）
0 岁~	1 000	—	—	—	—	55	—	—	—	—	600	20	—	—	—	—	—	—	—
0.5 岁~	1 500	—	—	—	—	80	—	—	—	—	600	20	—	—	—	—	—	—	—
1 岁~	1 500	—	25	—	9	80	2.0	0.8	—	200	700	20	150	11	100	20	300	1 000	400
4 岁~	2 000	—	30	200	13	120	3.0	1.1	3.5	300	1 000	30	200	15	130	25	400	1 000	600
7 岁~	2 000	—	35	250	21	150	3.0	1.5	5.0	400	1 300	45	300	19	160	32	500	2 000	800
9 岁~	2 000	—	35	250	24	200	5.0	2.0	6.5	500	1 800	45	400	23	200	40	650	2 000	1 100
12 岁~	2 000	—	40	300	32	300	6.0	2.4	9.0	700	2 400	50	500	30	260	50	800	2 000	1 600
15 岁~	2 000	—	40	500	37	350	7.0	3.5	10	800	2 800	50	600	33	290	55	900	2 500	1 800
18 岁~	2 000	3 500	42	600	40	400	8.0	3.5	11	900	3 000	50	700	35	310	60	1 000	3 000	2 000
30 岁~	2 000	3 500	42	600	40	400	8.0	3.5	11	900	3 000	50	700	35	310	60	1 000	3 000	2 000
50 岁~	2 000	3 500	42	600	40	400	8.0	3.5	11	900	3 000	50	700	35	310	55	1 000	3 000	2 000
65 岁~	2 000	3 000	42	600	40	400	8.0	3.5	11	900	3 000	50	700	35	300	55	1 000	3 000	2 000
75 岁~	2 000	3 000	42	600	40	400	8.0	3.5	11	900	3 000	50	700	35	290	55	1 000	3 000	2 000
妊娠早期	2 000	3 500	42	500	40	400	8.0	3.5	11	900	3 000	50	700	35	310	60	1 000	3 000	2 000
妊娠中期	2 000	3 500	42	500	40	400	8.0	3.5	11	900	3 000	50	700	35	310	60	1 000	3 000	2 000
妊娠晚期	2 000	3 000	42	500	40	400	8.0	3.5	11	900	3 000	50	700	35	310	60	1 000	3 000	2 000
哺乳期	2 000	3 500	42	500	40	400	8.0	3.5	11	900	3 000	50	700	35	310	60	1 000	3 000	2 000

注："—"表示未制定。

附表 11　水的适宜摄入量*

单位：mL/d

年龄/阶段	饮水量		总摄入量^b	
	男性	女性	男性	女性
0 岁 ~	—		700^c	
0.5 岁 ~	—		900	
1 岁 ~	—		1 300	
4 岁 ~	800		1 600	
7 岁 ~	10 00		1 800	
12 岁 ~	1 300	1 100	2 300	2 000
15 岁 ~	1 400	1 200	2 500	2 200
18 岁 ~	1 700	1 500	3 000	2 700
65 岁 ~	1 700	1 500	3 000	2 700
妊娠早期	—	+0	—	+0
妊娠中期	—	+200	—	+300
妊娠晚期	—	+200	—	+300
哺乳期	—	+600	—	+1 100

注：^a 温和气候条件下，低强度身体活动水平时的摄入量。在不同温湿度和（或）不同强度身体活动水平时，应进行相应调整。
^b 包括食物中的水和饮水中的水。
^c 纯母乳喂养婴儿无需额外补充水分。
"—"表示未涉及；"+"表示在相应年龄阶段的成年女性需要量基础上增加的需要量。

附表 12　其他膳食成分成年人特定建议值（SPL）和可耐受最高摄入量（UL）

其他膳食成分	SPL	UL
原花青素（mg/d）	200	—
花色苷（mg/d）	50	—
大豆异黄酮（mg/d）	55^a	120^c
	75^b	
绿原酸（mg/d）	200	—
番茄红素（mg/d）	15	70
叶黄素（mg/d）	10	60
植物甾醇（g/d）	0.8	2.4
植物甾醇酯（g/d）	1.3	3.9
异硫氰酸酯（mg/d）	30	—
辅酶 Q_{10}（mg/d）	100	—
甜菜碱（g/d）	1.5	4.0
菊粉或低聚果糖（g/d）	10	—
β-葡聚糖（谷物来源）（g/d）	3.0	—
硫酸/盐酸氨基葡萄糖（mg/d）	1 500	—
氨基葡萄糖（mg/d）	1 000	—

注：^a 绝经前女性的 SPL；^b 围绝经期和绝经后女性的 SPL；^c 绝经后女性的 SPL。
"—"表示未制定。

参考文献

1. 中国营养学会. 中国居民膳食指南 2022 [M]. 北京：人民卫生出版社，2022.

2. 中国营养学会. 中国学龄儿童膳食指南（2022）[M]. 北京：人民卫生出版社，2022.

3. 贾君. 营养与配餐 [M]，北京：中国轻工业出版社，2022.

4. 唐振兴，王玉宝. 营养配餐员（高级）[M]，北京：中国劳动社会保障出版社，2021.

5. 杨月欣. 公共营养师（三级）[M]. 北京：中国劳动社会保障出版社，2020.

6. 杨月欣. 膳食设计和营养管理 [M]. 北京：人民卫生出版社，2022.

7. 杨月欣. 中国疾病预防控制中心营养与健康所. 中国食物成分表：标准版. 第一册 [M]. 6 版. 北京：北京大学医学出版社，2018.

8. 杨月欣. 中国疾病预防控制中心营养与健康所. 中国食物成分表：标准版. 第二册 [M]. 6 版. 北京：北京大学医学出版社，2019.

9. 中国营养学会. 中国居民膳食营养素参考摄入量（2023）[M]. 北京：人民卫生出版社，2023.

10. 王其梅. 营养配餐与设计 [M]. 2 版. 北京：中国轻工业出版社，2018.

11. 张钧，张蕴琨. 运动营养学 [M]. 北京：高等教育出版社，2007.

12. 杨月欣，葛可佑. 中国营养科学全书 [M]. 北京：人民卫生出版社，2019.

13. 孙长颢. 营养与食品卫生学 [M]. 8 版. 北京：人民卫生出版社，2019.

14. 樊平，李琦. 餐饮服务与管理 [M]. 2 版. 北京：高等教育出版社，2019.

15. 任顺成. 食品营养与卫生 [M]. 2 版. 北京：中国轻工业出版社，2019.

16. 颜忠，向芳. 营养配餐与设计 [M]. 2 版. 北京：中国旅游出版社，2021.

17. 朱向东，冯胜利. 实用中医药膳食疗学 [M]. 北京：中国中医药出版社，2020.

18. 樊新荣，荆志伟. 中医食养与药膳调理 [M]. 北京：中国中医药出版社，2021.

19. 金征宇. 食品加工安全控制 [M]. 北京：中国中医药出版社，2021.

20. 褚四红. 药膳 汤膳 粥膳 [M]. 北京：中医古籍出版社，2021.

21. 景录先，娄安良，胡乐仁. 食方在左药膳在右 [M]. 北京：中国医药科技出版社，2021.

22. 江涛. 实用中医药膳食谱 [M]. 南宁：广西科学技术出版社，2022.

23. 吴剑坤，于雅婷. 1000 种养生药膳 [M]. 南京：江苏凤凰科学技术出版社，2019.

24. 于健春. 临床营养学 [M]. 北京：人民卫生出版社，2021.

25. 聂宏，李艳玲. 医学营养学 [M]. 北京：中国中医药出版社，2021.